照护系列丛书

PHYSIOLOGICAL BASIS OF AGING

老年生理学基础

主　编　杨金宇　肖天骄　陈瑞美

副主编　吴　蕾　闫子璇　王艳艳

电子工业出版社

Publishing House of Electronics Industry

北京·BEIJING

图书在版编目（CIP）数据

老年生理学基础 / 杨金宇，肖天骄，陈瑞美主编
. -- 北京：电子工业出版社，2024.11

（照护系列丛书）

ISBN 978-7-121-37142-4

Ⅰ．①老…　Ⅱ．①杨…②肖…③陈…　Ⅲ．①老年人
—人体生理学—研究　Ⅳ．①R33

中国版本图书馆CIP数据核字（2019）第152391号

责任编辑：王梦华
印　　刷：北京启航东方印刷有限公司
装　　订：北京启航东方印刷有限公司
出版发行：电子工业出版社
　　　　　北京市海淀区万寿路173信箱　　　　　　邮编：100036
开　　本：787×1092　　1/16　　印张：15.75　　字数：300千字
版　　次：2024年11月第1版
印　　次：2024年11月第1次印刷
定　　价：168.00元

凡所购买电子工业出版社图书有缺损问题，请向购买书店调换。若
书店售缺，请与本社发行部联系，联系及邮购电话：（010）88254888，
88258888。

质量投诉请发邮件至 zlts@phei.com.cn，盗版侵权举报请发邮件到
dbqq@phei.com.cn。

本书咨询联系方式：QQ 375096420。

前　言

　　人类与地球上所有的生物体一样，都要经历发育成长和成熟以及老化这三个阶段直致死亡。在这个生命周期中，老化是人生的最后阶段。人的老化是个长短不一的过程，会经过细胞－组织老化的生物学过程和脏器－系统老化与功能上老化的生理学过程，随后也会经历社会参与能力的变化和工具性生活活动的变化以及日常生活活动变化的社会学过程。人老化的生物学和生理学过程对老年人群的健康以及寿命有重大影响。老化的社会学过程还涉及老年人群对社会造成的影响。近年来，世界卫生组织提出的积极老龄化和健康老龄化的倡议，就是应对由于老化引起的社会化老龄问题挑战的应对策略。

　　老化是每个人都必须面对的普遍性问题。老化是伴随老龄身体组织及各脏器的变化而进行的，这个过程包括了不可逆的、不可避免的进行性代谢异常，也包含了蓄积和产生能量的人体组织障碍发生以至组织功能完全停止。老化有其普遍的、内在的、进行性的、有害性的规律，伴随老化生理变化的自然现象，不可避免地会出现病态化现象（虽然并非全部老年人群）。老化的重要特征是抵抗能力、预备能力、适应能力和恢复能力等的体内平衡功能下降。老化也是疾病内因的共同生理因素，即影响健康的重要因素。近些年来，在老化过程研究中出现的终身发展的丧失与获得、老化悖论、选择性优化和补偿理论等抗老化理论，加深了对老化的认识。

　　在老化过程中，由于疾病和生活习惯以及遗传等因素，在65岁以上的老年人群中平均约有25%的老人有衰弱症状，而且随着老龄增加出现的概率也更高。近年来，人们又把衰弱分为了躯体型的身体性衰弱和认知能力型的精神性衰弱以及社会参与能力型的社会性衰弱。老年衰弱不仅严重影响人的生命质量和生活能力，还是生物学寿命和健康寿命的极端杀手。人的工具性生活活动能力和日常生活活动能力变化会受到人的生活方式和健康素养的影响，与其相关的废用综合征也越来越引起了老年医学等学界的重视。废用综合征是由于各种原因造成的人体不活动，以及安静卧床等因素造成全身功能失调，并可以引起二次性损害。虽然人体不活动以及安静卧床等因素是导致废用综合征的直接原因，但是造成人体不活动以及安静卧床等状态的各种原因（间接原因）更应该得到重视。废用综合征带来的二次损害主要归结为影响生命质量和日常生活，最终也会波及社会照护负担等社会问题。伴随人脑的老化和身体衰弱功能废用等原因，人体获取水、温度、饮食和控制排泄行走等生理需要的能力在下降；这些不仅影响了老年人群的生命质量和各种生活能力，还增加了依赖照护的健康风险。

综上所述，老化的生理特点、衰弱的生理机制、废用综合征的形成以及生理需要能力下降变化带来的健康风险等内容，是这本《老年生理学基础》的主要框架。因此，老年生理学是相对于静态性普通生理学的以老年生理为研究对象的动态性生理学，是学习老年医学和老年照护以及老年护理等老年相关学科的基础，也是门应用性较强的生理学分支学科。由于编者的水平和经验有限，书中难免存在不足之处，敬请读者不吝赐教和批评指正。

杨金宇

目 录

第一章 老化与老年生理学 ……………………………………………… 1

    第一节 老 化 ………………………………………………………… 1

    第二节 老化与老龄化 ……………………………………………… 5

    第三节 照护负担与长期照护 ……………………………………… 13

    第四节 健康老龄化 ………………………………………………… 17

    第五节 老年生理学概述 …………………………………………… 24

第二章 老化的生理学 …………………………………………………… 25

    第一节 老化的学说 ………………………………………………… 25

    第二节 人体组成变化 ……………………………………………… 37

    第三节 感觉系统 …………………………………………………… 44

    第四节 脑神经 ……………………………………………………… 52

    第五节 循环系统 …………………………………………………… 54

    第六节 呼吸系统 …………………………………………………… 56

    第七节 消化系统 …………………………………………………… 57

    第八节 内分泌、免疫和代谢系统 ………………………………… 60

    第九节 泌尿系统 …………………………………………………… 63

    第十节 生殖系统 …………………………………………………… 66

第三章 衰弱的生理机制 ………………………………………………… 69

    第一节 衰弱的概述 ………………………………………………… 69

    第二节 衰弱及肌少症 ……………………………………………… 83

    第三节 衰弱的健康风险 …………………………………………… 99

    第四节 衰弱的照护预防 …………………………………………… 104

第四章　废用综合征……………………………………………………115

　第一节　废用综合征的概念　………………………………………115

　第二节　废用综合征的形成机制　…………………………………122

　第三节　废用综合征的临床特征　…………………………………139

　第四节　废用综合征的临床评估　…………………………………147

第五章　生理需要与照护……………………………………………152

　第一节　生理需要与照护　…………………………………………152

　第二节　水　分　……………………………………………………155

　第三节　饮　食　……………………………………………………174

　第四节　排　泄　……………………………………………………188

　第五节　行走与 ADL 照护　………………………………………207

　第六节　自立支持照护　……………………………………………231

复习题………………………………………………………………242

参考文献……………………………………………………………243

第一章

老化与老年生理学

第一节　老　化

一、生命周期与老化

人的生命过程都会经历发育/生长期、成熟期和老化期三个阶段（图 1-1），也就是经历从发育生长到成熟，再到老化以至死亡的可见的时间序列的全程变化。由于人的遗传性基因的特征，绝大部分人的发育/生长期和成熟期所需要的时间基本相同。但是，人体内还存在着容易受外部影响的易感基因，这些易感基因在人的发育/生长和成熟过程中很容易受环境和个人生活方式等诸多因素影响而呈现出不同的表达形式。因此，人类的老化是人基于对环境变化的预知性推理做出反应的过程。与人类本能的依据环境控制自己老化期长短相比，人类更能根据自己的需要改变生存环境从而延长寿命。人的老化速度因人而异，表现为长短不一的老化期。

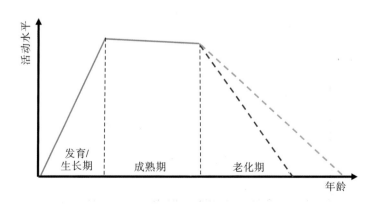

图 1-1　人的发育/生长期、成熟期和老化期

注：红色虚线表示快速的老化，绿色虚线表示缓慢的老化

老化是生物体生命周期中的最后一个阶段。老化是伴随生命过程普遍存在的生命现象，是伴随时间推移而出现在人体细胞组织、各脏器以及功能等生理形态和外在功能方面不断衰退、恶化以至死亡的过程。该过程包括了不可逆、不可避免的进行性代谢异常和蓄积，进而导致人体组织障碍的发生，以至人体组织功能完全停止。

人在老化的同时伴随着人体生理功能的老化，既而带来心理和精神的老化。生理的、心理的和精神的老化具有普遍、内在、进行性和有害性的性质。虽然伴随老龄的生理、心理和精神的变化是自然现象，是不可避免的，但是持续过程可快可慢，取决于遗传和生活方式以及环境等多重因素，特别是生活方式和环境会影响人体易感基因的表达。伴随着老龄的病态变化也会在大多数老年人群中出现，但不是全部老年人群都必然会出现这种病态变化。

二、老化过程

从人体组织及脏器呈现出来的人体老化现象而言，人体形态学上的变化也会影响人体功能的变化，从而影响我们的日常生活活动能力。对日常生活活动能力的评估，世界各国广泛使用世界卫生组织（World Health Organization, WHO）推荐的国际功能残疾和健康分类（International Classification of Functioning, Disability, and Health, ICF）作为评估工具，ICF 的评估方法是以第 1 部分的功能和残疾中的身心功能、身体结构等基本项目为框架的；其中身体结构用来评估细胞组织水平和脏器水平生理性变化，用身心功能来评估人体功能水平伴随年龄增大的生理性变化。因此，人体的老化过程按照细胞/组织水平→脏器/器官水平→身体功能水平的顺序描述，既符合人体老化规律，也便于按 ICF 国际标准予以评估；特别是功能的变化会直接引起社会参与能力和生活能力的下降（图 1-2）。

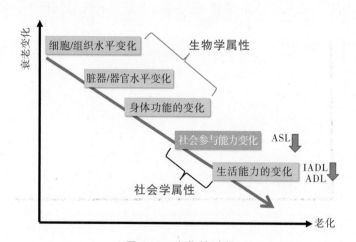

图 1-2　老化的过程

ASL：社会参与能力，ADL：日常生活活动能力，IADL：工具性日常生活活动能力

细胞 / 组织水平 – 脏器 / 器官水平 – 身体功能水平顺序的老化反映了人体生物学属性的变化，直接影响人的健康水平。而由生物学属性变化带来的社会参与能力降低和生活能力低下的变化则属于社会学属性，社会人口老龄化，如社会劳动力供给和社会抚养等则是社会问题。

基于人的老化的生物学属性到人的能力变化带来的社会影响来研究社会学属性人的老化过程中的逻辑，也会改变和推动其他相关学科的发展。例如，老化的生物学原理与传统分析死亡率的人口统计学的结合产生了人口生物统计学，并且可以用人口生物统计学来构筑预测人的长寿原因的模型。又例如，老化的生物学原理与传统社会学结合而产生了老年社会学，这种基于老化的生物学属性和社会学属性的老年社会学，可以构筑因老化而导致的疾病带来的社会医疗负担和因能力下降带来的社会照护负担的经济学模型，预测社会老龄化带来的挑战，并提供应对的策略。

三、老化的健康风险

1. 健康的定义

1948 年 WHO 刚成立不久，在其组织法里就对健康做了严格的定义：健康不仅仅是消除疾病或衰弱，而是一种身体、精神与社会（环境）适应的完好状态。因此，健康可归结为没有疾病、没有衰弱、适应能力以及友好环境四个方面（图 1-3）。

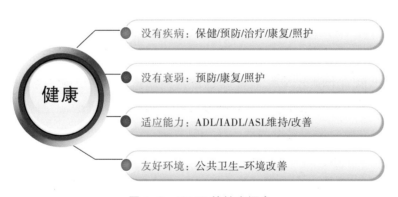

健康

- 没有疾病：保健/预防/治疗/康复/照护
- 没有衰弱：预防/康复/照护
- 适应能力：ADL/IADL/ASL维持/改善
- 友好环境：公共卫生–环境改善

图 1-3　WHO 的健康概念

因此，依据 WHO 对健康的定义，健康不是"疾病 – 非疾病"二元论的非疾病概念，而是内涵更广泛的大健康概念。

2. 老化与健康

老化（Senescence）作为疾病内因的共同生理因素，是所有人必须经历的人生阶段，也是老化生物学中阐述的作为生物学意义上的人经历了发育 / 生长期和成熟期阶段后与人寿命相关的重要阶段。在这个过程中，将发生细胞组织、脏器和功能的生理性老化，生理性老化又会引起老年人的社会参与功能和日常生活活动能力以及工具性日常生活活动能力的下降。世界平均寿命的变化见图1-4。

人类的健康首先要消除疾病的威胁。在医学中将疾病原因和分类划分为病因和病变两大类。

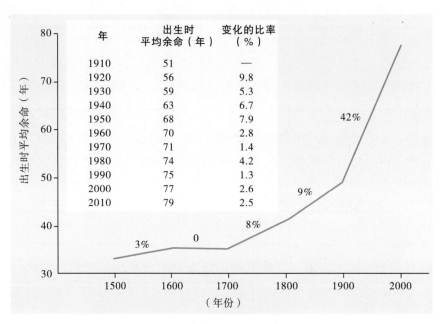

年	出生时 平均余命（年）	变化的比率 （%）
1910	51	—
1920	56	9.8
1930	59	5.3
1940	63	6.7
1950	68	7.9
1960	70	2.8
1970	71	1.4
1980	74	4.2
1990	75	1.3
2000	77	2.6
2010	79	2.5

图1-4 世界平均寿命的变化

（1）病因：病因包含了内因和外因以及医源性病因。内因的共同生理因素是老化和个体因素，个体因素又包括先天性（遗传、基因）和后天性（疾病和营养障碍等引起的抵抗力下降）因素 。外因包含营养性（蛋白质、维生素和脂肪摄入）和物理性（外伤、挫伤和放射）以及化学（中毒等）因素。医源性病因则是由于医疗行为引起的疾病，例如过度输液、滥用抗生素、老人多重服药等都会给患者带来健康风险，也是废用综合征的间接原因。

（2）病变：病变包含以下几种。

①退行性病变：如代谢异常引起的组织萎缩、坏死等。

②进行性病变：如高血压引起的心脏肥大等。

③循环障碍：如血液与淋巴液循环障碍。

④炎症：如人体组织对刺激的炎症反应。

⑤肿瘤和畸形：如各系统肿瘤和器官畸形等。

第二节 老化与老龄化

一、老化与长寿

老化是个生物学的概念，而老龄化是社会学的概念。目前，按照世界卫生组织的定义，超过 65 岁的人群为老龄人群。但是，随着社会发展和社会人均期望寿命与人均期望健康寿命的增加，老龄化的定义也会发生变化。近期世界卫生组织根据现代人的生命状况，提出了人生阶段年龄的新划分：44 岁以前为青年，45~59 岁为中年，60~74 岁为年轻的老年人，75~89 岁为老年人，90 岁以上为长寿老人。

按照达尔文的进化论，人的老化是个进化过程。考古学证据表明，从新石器时代（约公元前 5000 年）到启蒙运动时期（约公元 1600 年），人的平均寿命持续稳定在 30~40 岁；1500—1900 年西欧与美国的平均寿命在 35~45 岁；1900—1940年美国平均寿命为 45~60 岁，而在 1940—1970 年平均寿命为 60~70 岁，1970—2000 年人均预期寿命从 70 岁提高到了约 78 岁。

根据相关研究，1929—1931 年我国农村人口的平均寿命男性为 34.85 岁，女性为 34.65 岁；1935 年南京市人口平均预期寿命男性为 39.80 岁，女性为 38.22 岁；1950 年代初我国城市人口平均寿命在 50 岁左右；1985 年我国居民人口平均寿命已提高到 68.9 岁（其中男性为 67.0 岁，女性为 71.0 岁），比 1950 年代初增加了近 20 岁。

根据世界卫生组织的历年世界人口平均寿命的统计，发达国家与发展中国家均表现出人均寿命增加的趋势（表 1-1）。

表 1-1 近代世界人口平均寿命的变化（岁）

年份	世界平均		发达国家		发展中国家	
	男	女	男	女	男	女
1950—1955	46.0	48.4	62.0	68.7	41.6	43.2
1955—1960	48.6	50.9	65.4	71.2	44.6	46.2
1960—1965	50.9	53.4	66.6	72.8	47.5	49.2
1965—1970	52.8	55.3	67.2	73.8	50.2	51.9
1970—1975	54.6	57.1	679	74.7	52.3	54.0
1975—1980	56.3	58.8	68.4	75.7	54.2	56.6
1980—1985	57.9	60.5	68.8	76.2	56.0	58.0
1990—1995	60.8	63.9	69.8	77.0	59.5	61.9
2000 以后	63.8	67.2	70.7	77.9	62.8	65.7

二、人口老龄化

人口老龄化是一种生物学过程导致的社会现象。老年社会群体的存在与发展，实际上是这种社会现象的产物。人口老龄化过程涉及社会的各个方面，同时也影响了老年社会群体的各种社会特征与活动规律。国内将老龄化过程中产生的问题归纳为老有所养、老有所医、老有所依、老有所为、老有所学和老有所乐等社会问题。

1. 中国人口老龄化

进入 21 世纪，中国人口的老龄化进程正在加速发展。根据世界卫生组织 2016 年发布的《中国老龄化与健康国家评估报告》，1950—2050 年中国人口的期望寿命稳步提高（图 1-5）。在中国，出生时平均期望寿命已经从 1950 年的 44.6 岁上升到 2015 年的 75.3 岁，而在 2050 年有望达到约 80 岁。重要的是，中国人口老龄化是在未富先老的情况下到来的，其老龄化进程要远远快于很多中低收入和高收入国家。在以后的 25 年里，中国 60 岁及以上老年人在全人口中的构成比预计将增加一倍以上，从 2010 年的 12.4%（1.68 亿）增长到 2040 年的 28%（4.02 亿）。在不远的将来，60 岁及以上的中国老年人有望比他们的父辈寿命更长。2013 年，中国 80 岁及以上老年人有 2260 万；到 2050 年，该数字有望达到 9040 万人——成为全球最大的高龄老年人群体。中国女性比男性的寿命更长。1950 年中国人出生时的平均期望寿命为 44.6 岁，到 2030 年中国女性的出生时平均期望寿命将达到 79 岁，而男性为 76 岁。

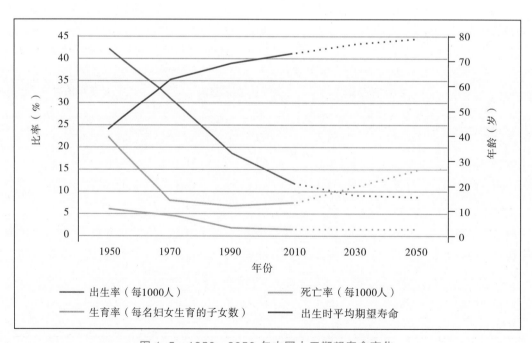

图 1-5　1950—2050 年中国人口期望寿命变化

2. 老龄问题社会化

人口老龄化是人的老龄化作用于社会的一种结果，同时又是社会人口发展的必然趋势和优化状态。老龄化作用于社会带来的影响有诸多方面（图1-6）。

（1）由于人的老化等原因，逐渐丧失了为社会提供劳动的能力，这涉及了劳动就业、劳动生产率和劳动人口的关系、对消费市场的影响、对建设计划的影响等。同时，由于老年人群丧失劳动的能力导致收入减少，产生了个人和家庭以及社会供养（赡养）负担，即老有所养的社会供养保障问题。

（2）由于老化、衰弱、失能等原因，老年人群的患病率和健康风险要高于其他人群，社会老年医疗支出成为重大社会负担，即老有所医的社会老年医疗保障。

（3）伴随着老年人群老化和疾病等原因导致的生活能力下降的失能和半失能风险，带来的社会照护负担，即老有所依的社会照护保障。

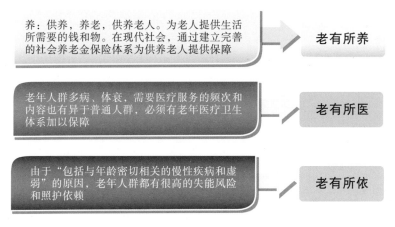

图 1-6　老龄化社会的老有所养、老有所医、老有所依

3. 老龄化挑战

目前我国人口老龄化进程面临的巨大挑战是空巢化、失能化、慢病化、失智化等四化现象（图1-7）。我国城市空巢家庭已达到49.7%，农村空巢和类空巢家庭也达到了48.9%，并且这一数字还在持续增长。

2012年全国部分失能和完全失能老年人约有3300万人，其中完全失能老年人约为1080万人。到2015年，我国部分失能和完全失能老年人超过了4000万人，其中完全失能老年人口超过了1200万人。失智化现象更不容乐观，2017年中国现有老年认知症患者598万人，2020年达到了1020万人。我国老年抑郁症的平均患病率为3.86%，抑郁症是导致老年人疾病残疾的第八个常见疾病，是老年人自杀的主要危险因素。

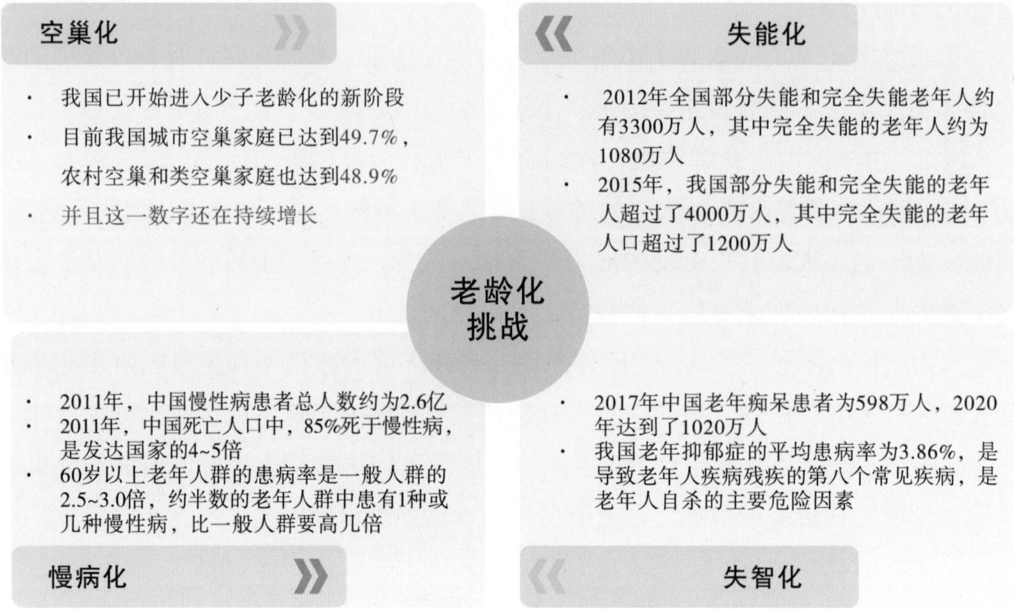

空巢化 》》

· 我国已开始进入少子老龄化的新阶段
· 目前我国城市空巢家庭已达到49.7%，农村空巢和类空巢家庭也达到48.9%
· 并且这一数字还在持续增长

《《 **失能化**

· 2012年全国部分失能和完全失能老年人约有3300万人，其中完全失能的老年人约为1080万人
· 2015年，我国部分失能和完全失能的老年人超过了4000万人，其中完全失能的老年人口超过了1200万人

老龄化挑战

· 2011年，中国慢性病患者总人数约为2.6亿
· 2011年，中国死亡人口中，85%死于慢性病，是发达国家的4~5倍
· 60岁以上老年人群的患病率是一般人群的2.5~3.0倍，约半数的老年人群中患有1种或几种慢性病，比一般人群要高几倍

· 2017年中国老年痴呆患者为598万人，2020年达到了1020万人
· 我国老年抑郁症的平均患病率为3.86%，是导致老年人疾病残疾的第八个常见疾病，是老年人自杀的主要危险因素

慢病化 》》

《《 **失智化**

图 1-7 老龄化中的四化现象

三、老龄化与疾病负担

1. 疾病谱变化

疾病一直是危及人类社会健康发展的重要因素。1950年代前，威胁人类健康的主要疾病是天花、麻风病、结核等传染性疾病。随着抗生素和先进医疗技术以及疾病防控公共卫生体系的建立和完善，传染性疾病对人类健康的威胁转为次要原因。但同时，由于全球经济快速发展和社会形态的多元化，特别是全球老龄化时代的到来，带来如快餐、生活节奏快、体力活动减少等生活方式的变化，使得高血压、高血脂、恶性肿瘤等慢性疾病发病率升高，并且取代了传统的传染性疾病，成为威胁人类健康的第一杀手（图1-8）。

2. 疾病负担

改革开放以来，随着国民生活水平的普遍提高、医疗卫生体系的逐步完善以及吃多动少等快节奏的现代生活，使得我国的高血压、糖尿病、恶性肿瘤等慢性疾病（慢病），已然成为威胁公众的主要疾病负担，慢病已经成为中国的头号健康威胁。每年约1030万各种因素导致的死亡中，慢病所占比例超过80%。此外，慢病在疾病负担中所占比重为68.6%。

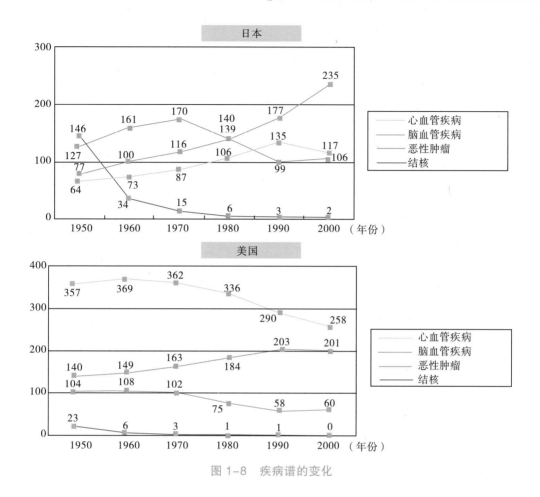

图 1-8　疾病谱的变化

在中国，主要慢病包括心血管疾病、糖尿病、慢性阻塞性肺疾病和肺癌等。这些疾病构成了慢病的主要病种，且这些疾病拥有一些相同的行为学及生物学危险因素。伤残调整寿命年（Disability Adjusted Life Years, DALYs）被视为一个健康寿命年的损失。人口 DALYs 的总和，或者说疾病总负担是衡量健康现状与理想健康状况（即全人口均可以无病、无残障地生活至高龄）之间的差距的方法。某种疾病或健康状况的 DALYs 的计算方法是人口中由于早亡所导致的寿命损失年和因健康问题或相关后遗症所损失的健康寿命年之和。

根据 2012 年世界卫生组织《全球疾病负担》的评估报告，中国 45% 的人口伤残调整寿命年是由 60 岁及以上老年人的健康问题所导致的（图 1-9）。全球范围内高收入国家的这一比例为 49.2%，中低收入国家则为 19.9%。

在中国存在的各种健康问题中，造成中国老年人疾病负担的主要健康问题包括以下几点：①脑卒中（3590 万 DALYs，占 60 岁及以上老年人疾病总负担的

27%）；②恶性肿瘤（3000万DALYs）；③缺血性心脏病（2260万DALYs）；④呼吸系统疾病（1600万DALYs）；⑤糖尿病（560万DALYs）；⑥心理健康状况如抑郁、自杀和阿尔茨海默病等（530万DALYs）；⑦高血压性心脏病（360万DALYs）；⑧跌倒（300万DALYs）。

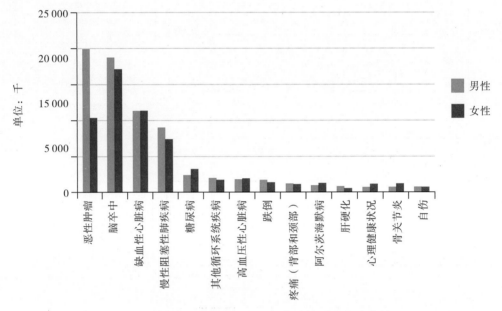

图1-9　2012年中国60岁及以上老年人分性别不同疾病的DALYs

3. 慢性疾病挑战

（1）生活方式与慢病：在过去的20多年里，收入增加、充足的食物供应和食物种类多样化显著降低了营养不良的发生，促进了人们健康水平的提高。与此同时，饮食习惯改变、不健康行为增加以及城市化所带来的污染加剧造成了慢病危险因素的快速增加。在低收入人群和流动人口中，这种增加尤为明显。

食盐摄入过量是最普遍的慢病危险因素。我国居民的食盐摄入水平一直居高不下。中国人的日均食盐摄入量超过了12g，是世界卫生组织推荐每日食盐最高摄入量的两倍。

中国15~69岁的男性公民吸烟率约为54%，位居全球前列。尽管目前女性吸烟率相对较低（约为2.1%），但年轻女性吸烟率正在上升。男性中高吸烟率与受教育程度低（初中以下学历吸烟率约为63.2%，大学及以上学历约为36.8%）和居住区域（农村人口吸烟率约为56.1%，城市约为43.9%）以及东西部地区（西部吸烟率约为60.1%，东部约为39.9%）等因素有关。

目前，尽管中国与膳食相关（如饱和脂肪摄入多、食盐摄入多、蔬菜和水果摄入少、植物油和鱼油摄入少）的高血压、糖尿病、超重（肥胖）和高血脂的患病率相对低于发达国家，但近年来一直在快速上升。据调查，1975—2004 年，18 岁以上的中国公民的高血压患病率已由 7.5% 攀升至 18.1%。糖尿病的患病率上升速度惊人：1980 年代为 0.67%，1994 年为 2.5%，2001 年为 5.5%，而 2007 年则达到了 9.7%。

1992—2002 年，中国人超重和肥胖率分别达到了 22.8% 和 7.1% 的水平。据估计，目前有超过 2 亿中国人为超重或肥胖状态。另外，超重和肥胖在未成年人中的增速也令人关注。中国北方沿海城市地区 7~18 岁男性和女性未成年人中，超重和肥胖率分别为 32.5% 和 17.6%，这一水平已经达到甚至超过了欧洲国家同龄男性和女性的水平。

身体活动减少导致的日均能量消耗降低、通过快餐食品和富含糖分的软饮料摄入过多的脂肪和能量是造成中国肥胖人群增多的元凶。中国传统饮食中的脂肪含量仅占 15%，而糖的含量几乎可以忽略。1982—2002 年，中国城市人口饮食中，人均脂肪消耗比重已从 25% 提高到了 35%，而农村人口则由 14.3% 上升至 27.7%。

（2）老年性慢性病：需要特别指出的是，与人口老龄化密切相关的是健康状况和流行病学方面的变化；其中，包括了疾病负担逐渐从妇幼卫生问题和传染性疾病向慢性非传染性疾病转变。与人口老龄化相关的主要问题之一就是慢病疾病负担随之增加。2013 年，中国 2.02 亿老年人口中有超过 100 万人至少患有一种慢性非传染性疾病。很多人同时患有多种慢性病。

随着人口老龄化程度加剧，与年龄密切相关的疾病如缺血性心脏病、癌症、脑卒中、关节炎和老年痴呆症等慢性非传染性疾病所累及人口的绝对数字将持续增加。这种疾病谱的转换正在逐步加速：2012 年，中国 60 岁及以上人口中有近80% 死于上述慢性非传染性疾病（图 1-10）。

（3）慢病干预策略：世界卫生组织 2005 年和 2006 年相继发布了《预防慢病：一项至关重要的投资》（图 1-11）和《艰难的抉择：投资卫生领域，促进经济发展》的报告。2011 年世界银行也发布了《创建健康和谐生活，遏制中国慢病流行》报告，对慢病在世界范围的泛滥提出了警告。这些报告都指出，如果及早采取行动会取得健康和经济以及社会的巨大效果，主要效果如下：①成人健康状况的改善会使工作小时数增加 16%，个人收入提高 20%；②卫生与健康的进步对经济增长产生正面影响，人口预期寿命每增加 10%，人均 GDP 平均年增长 1.1%；③改善基本卫生干预的投资会带来 6 倍的回报。不采取行动会带来巨大损失；④每年新增 1000 万慢性病患者；⑤ 10 年损失 5580 亿美元，8000 万人死于慢性病。

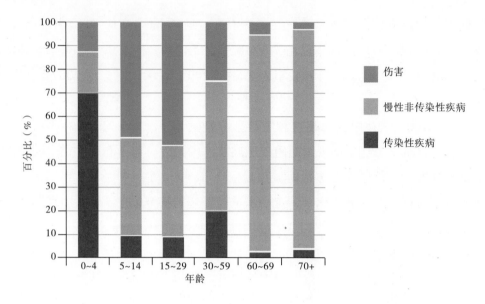

图 1-10 中国传染性疾病、慢性非传染性疾病和伤害所致死亡

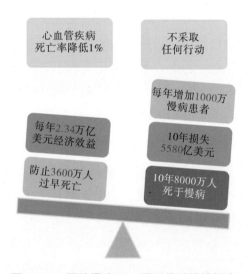

图 1-11 预防慢病：一项至关重要的投资

（4）人类健康寿命的相关因素：人类疾病的慢病化倾向是现代社会的产物，与生活方式有很大关系，如抽烟、饮酒、脂肪和食盐摄入过多、运动过少等。所以慢病也被称为生活习惯病。世界卫生组织的全球调查报告指出，人类健康寿命的相关因素（图 1-12），个人行为与生活方式占 60%，遗传基因占 15%，生活环境占 17%，医疗服务占 8%；也就是说，集中一流的设备和人才以及 100% 的费用只能起到 8% 的效用。世界卫生组织在 1992 年的《维多利亚宣言》中提出的健康四大基石，即合理膳食、适量运动、戒烟限酒和心理平衡，都与人的生活方式有关。因

此干预人的生活方式是实现健康的最有效手段。

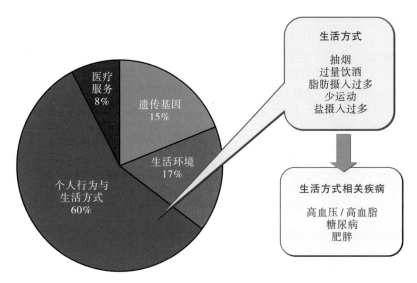

图 1-12　人类健康寿命的相关因素

第三节 照护负担与长期照护

一、老年衰弱

在生命过程的老化期，伴随着细胞组织、脏器和功能的生理性老化，在相当比例的老年人群中会出现以体重减少、肌力减弱、活力低下、行走缓慢和运动较少为生理特征的衰弱症状，而且年龄越大出现衰弱症状的比例越高（图 1-13）。70~74岁男性的衰弱发生率为 19.5%，女性则为 15.9%；80~84 岁男性的衰弱发生率为35.7%，女性达到了 39.4%；而 85 岁以上男性的衰弱发生率高达 54.5%，女性则高达 64.8%。

老年人罹患衰弱的原因既有人体老化的生理原因，也有病理原因，如急性疾病或创伤（手术、外伤、急性感染等）带来的侵袭性衰弱。

近 20 年来，日本和欧洲等国和地区相继进入了高度老龄化社会，大量老年人群由于衰弱引发的健康风险的临床案例逐渐增多，老年衰弱的研究也日益得到了重视。研究表明，老年衰弱增加了老年人群的死亡、失能、谵妄及跌倒等一系列负面的风险：①平均死亡风险增加 15%~50%。衰弱者的生存曲线（图 1-14）表明，衰弱者比健康者 84 个月的生存率低约 25%，比普通人群的生存率也要低约 20%。

②衰弱是尿失禁、跌倒、谵妄和抑郁等老年综合征的共同危险因素。③衰弱是失能的前兆，严重影响老年人的生活质量。④未识别衰弱状态的常规医疗干预，对衰弱老年人可能会有风险甚至危害。

所以，衰弱也是危及健康的重要原因，健康管理应该包含衰弱这个重要因素。

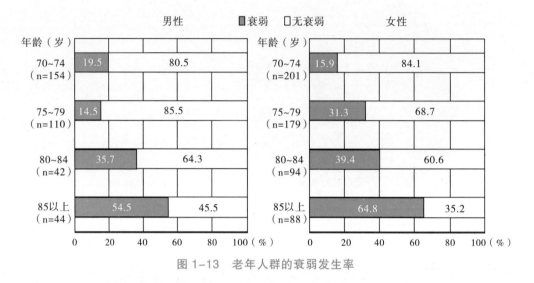

图 1-13　老年人群的衰弱发生率

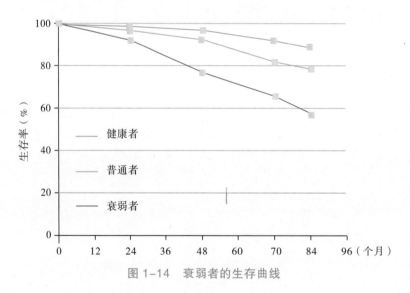

图 1-14　衰弱者的生存曲线

二、照护依赖

老年人群由于与年龄密切相关的慢性疾病（尤其是脑卒中和老年痴呆症）和衰弱等因素，其社会参与功能（Activities of Social Living, ASL）和日常生活活动能力（Activities of Daily Living, ADL）以及工具性日常生活活动能力（Instrumental

Activity of Daily Living, IADL）都会下降，因此会产生很高的失能风险和照护依赖，这就是老年社会的老有所依问题。

2013 年，据日本厚生劳动省的《国民基础生活调查》报告，认知症（16.4%）和身体功能衰退（13.9%）等老年性疾病是需要老年照护的主要原因（图 1-15）。

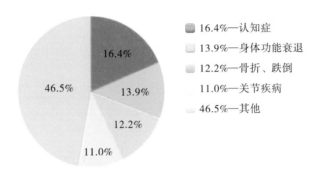

图 1-15　日本造成老年照护需要的主要原因

世界卫生组织在 2016 年的《中国老龄化与健康国家评估报告》中首次提出了照护依赖和依赖率的概念。依赖被定义为频繁地需要他人的帮助和照护，超出了健康成人的正常需求。与人口特征和疾病谱相关并导致的最终结果是中国依赖照护的老年人的数量将显著增加。报告还预计，到 2050 年，中国不同年龄组需要日常照护人数的比例要比 2010 年大幅度增加（图 1-16）。

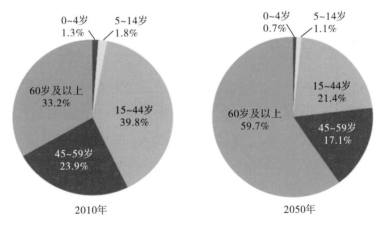

图 1-16　2010 年和 2050 年中国不同年龄组需要日常照护人数比例

根据 2012 年世界卫生组织估计，中国男性和女性出生时的健康期望寿命分别为 67 岁和 69 岁。相应损失的健康寿命男性为 7 年，女性为 8 年。这种健康期望寿命的损失意味着对照护的需要。2010 年，中国需要日常照护的人数为 7620 万；除了残障人士外，其中 100 万（2%）为 15 岁以下的儿童，2530 万（33%）为 60

岁及以上的老年人。到 2050 年，中国需要日常照护和帮助的老年人总数将增加约 60%。

我国老年人群的行动能力、视力、听力和认知功能受损以及尿失禁比慢性疾病的患病率更高，且更为常见。据估计，2016 年有 2530 万 60 岁及以上的老年人需要他人进行日常照护。照护依赖是双重负担：一方面，它影响着老年人的生活质量；另一方面，如果照护人员为照顾老年人而需要减少有偿工作和参与其他活动，整个家庭的经济水平和生活质量也会受到影响。

三、长期照护

1. 长期照护的定义

为了应对老年照护依赖带来的挑战，世界老龄化先行国家和世界卫生组织都提出了必须建立包括长期照护保险和照护服务等的长期照护（Long Term Care）保障制度予以应对。

2000 年，世界卫生组织在《建立老年人长期照护政策的国际共识》中定义：长期照护是由非正式照护提供者（家庭、朋友或邻居）和 / 或专业人员（卫生、社会和其他人员）开展的活动系统，以确保缺乏完全自理能力的人能根据个人情况优先选择保持最高可能的生活质量，并享有最大可能的独立、自主、参与、个人充实和人的尊严，以及需要长期照护的老年人还应获得其他的如经济、社会服务、法律支持和紧急医疗和精神卫生保健等方面的支持。同时，非正式照护提供者也应获得支持服务，这些服务可包括在获得帮助方面的信息和协助，提供照护培训以及短期照护等。

与疾病的治疗（Cure）相比，长期照护（Care）更有利于老年人群衰弱的延缓和能力的维持及改善。Kane 指出，长期照护是针对身心功能障碍者，在较长一段时间内，提供一套包括长期性的医疗、护理、个人与社会支持的照护；其目的在于促进或维持身体功能，增强独立自主的正常生活能力。Evashwick 则指出，长期照护是为失能的人提供长时期、正式或非正式的健康及健康相关支持服务，以达到使个体能维持最高独立性的目标。因此，建立长期照护系统是实现健康老龄化的最佳也最普遍的政策选择。

2. 长期照护系统

1998 年，德国建立了基于以照护保险为筹资支付体系的社会化长期照护体系，2000 年日本和 2008 年韩国等也相继建立了社会化长期照护体系。数十年来，老龄化先行国家通过建立长期照护体系来应对老龄化挑战，缩小了人均预期寿命与人均预期健康寿命的差距，逐步实现了健康老龄化。这些实践证明在 21 世纪，没有任何一个国家能够负担得起缺乏综合性系统的长期照护的后果。长期照护系统对功能已丧失或有严重丧失风险的老年人来说，维护改善了其功能，确保了尊重老年人的基本权利、自由与尊严。世界卫生组织发布的《建立老年人长期照护政策的国际共识》中，还规定了长期照护系统建设的准则。

（1）建立长期照护系统所需的条件基础：①将长期照护视为一项重要的公共福利；②针对长期照护系统的发展，明确职权分工并制定实施规划；③为长期照护系统建立公平的、可持续的财政机制；④确定相关的政府职责并明确相应的工作任务。

（2）建设和维护训练有素且可持续的人力队伍：①针对关键问题制定并发布照护服务规范或指南；②建立照护服务及专业照护者认证机制；③正式建立医疗卫生服务的协同机制（包括长期照护与医疗卫生服务之间的协同）；④建立质量管理系统，将功能的发挥及改善作为工作重点。

（3）保证长期照护的质量：①满足自身基本需求的能力；②学习、成长和决策能力；③保持活动的能力；④建立和保持各种关系的能力。

长期照护系统除了使依赖照护的老人获得有尊严的生活之外，还带来诸多潜在的益处，包括减少对急性医疗服务的不当使用、帮助家庭避免高昂的医疗费用以及将妇女解放出来去承担更多的社会职能等。通过分担长期照护的风险与负担，长期照护体系能够帮助构建社会凝聚力。

第四节 健康老龄化

一、健康期望寿命

中国人口快速老龄化的重要特点之一是代表人口老龄化长寿指标的平均期望寿命提高的同时，代表人口健康指标的健康期望寿命（Health-Adjusted Life Expectancy，HALE）也随之有所提高，平均期望寿命和健康期望寿命之间的差距在增大。2000—2012 年，男性和女性的期望寿命和出生时 HALE 均有明显增长（分别增加了 4 岁和 3 岁）。但是，HALE 和平均期望寿命之间的差距却随年龄的增长而迅速增大，女性的这一差距比男性更为显著。相应地，男性损失的健康期待寿命（即期望寿命减去 HALE）为 7 岁，女性则为 8 岁（图 1-17）。

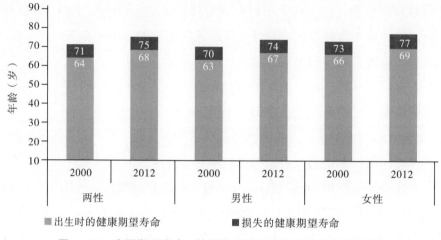

图 1-17　中国期望寿命 / 健康期望寿命 / 损失的健康期望寿命

HALE 指一个人在某个年龄不受疾病、死亡和功能障碍的影响，有望在健康状态下生活的年数。根据 2012 年世界卫生组织对中国的估计，中国男性在出生时健康期望寿命是 67 岁，女性为 69 岁。因此，实现长寿并健康生活的健康老龄化是人类追求的理想。2015 年世界卫生组织在《关于老龄化与健康的全球报告》中提出了健康老龄化的概念、实现目标及政策的建议。

二、健康老龄化

1. 健康老龄化的定义

世界卫生组织将健康老龄化定义为发展和维护老年健康生活所需的功能发挥和过程。功能是人的内在能力，指个体在任何时候都能动用的全部体力和脑力的组合。但是，内在能力只是决定老年人能做什么的因素之一。另外一个因素是老年人居住的生活环境以及老年人与生活环境的相互关系。对于能力处于不确定水平的老年人来说，能否完成自己认为重要的那些事情，最终要取决于其生活环境中存在的各种资源和障碍。所以即使老年人内在能力有限，如果能够得到抗炎药物、辅助器材（如拐杖、轮椅、助力车），或者居住在可负担的、易用的交通设施附近，他们仍然能够去商场购物。这种个体与环境的结合及其相互关系就称为功能发挥，功能发挥也是为使个体能够按照自身观念和偏好来生活和行动的健康相关因素。

在健康老龄化的定义中，"内在能力"和"功能发挥"二者都不是恒定不变的。尽管二者都会随年龄的增长有所降低，但生命过程中不同时间点的人生选择和干预措施将决定每个个体的具体轨迹。

实现健康老龄化迫切需要针对老龄人群建立综合性的公共卫生体系。促进健康老龄化干预措施可以有多种政策选择，但共同的目标是尽可能改善功能发挥。这可以通过两种方式达成：一是增强和维护内在能力，二是使功能衰减的个体能够做其认为重要的事情。

图1-18中描绘了生命过程中改善功能发挥和内在能力的各个重要行动时机。图中涉及三类老龄人群：能力强而稳定的人群，能力衰退的人群和严重失能的人群。这三类人群的界定并不严格，而且也并不代表每一老龄个体的整个生命过程。但是，通过对这些人群的具体需求提供支持，使大多数老龄个体都能获得功能发挥的改善。

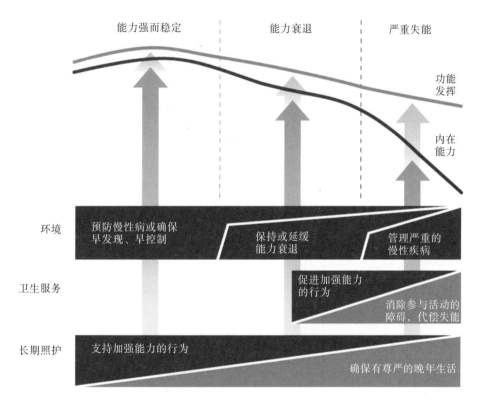

图 1-18　健康老龄化的定义

为此，可以在下述四个方面优先采取行动：①卫生系统应面向老龄人群提供有效服务；②建立长期照护系统；③创建关爱老龄人群的环境；④提高衡量、监测及认识水平。

2.健康老龄化评价方法

目前有关老龄化领域评价用的计量方式和方法十分有限，这阻碍了对健康老龄化主要方面的正确而充分的了解。为了就健康老龄化最适宜的评价方式和方法达成一致，需要广泛汲取各领域的经验并进行比较，分析各国、各地区、各部门所收集的数据的潜在联系。

开发与健康老龄化相关的主要概念的计量方法、衡量策略、有关工具、测试方法和生物标记物，并应就此达成共识。这些概念包括老年人功能发挥、内在能力、主观幸福感、健康状况、个人特征、基因遗传、多种疾病并存的情况以及对服务和护理的需求等。

评价用的计量和衡量方法伴随着生命进程而发展变化，对这一过程的评估和解释方法应达成一致。这对于将所得信息用于为政策、监测、评估、临床或公共卫生决策服务是十分重要的。

制定和实施更好的方案来测试临床干预措施，应考虑到老年人的各种生理状况和多种疾病并存的情况。

健康老龄化的评价指标中，慢性病危险因素是重要的指标之一。2010 年以来，世界卫生组织的多项研究报告都涉及了这个指标，如《中国慢性病及其危险因素监测报告 2010》《2012 全球疾病负担报告》《全球老龄化与成人健康研究》等。

据世界卫生组织估计，中国近 80% 老年人的死亡归因于饮食风险（营养过剩或营养不良）、高血压、吸烟、空腹血糖升高、空气污染（室内及室外）和缺乏锻炼。中国 60 岁以上老年人的死亡，超过 50% 可归因于饮食风险和高血压。《中国慢性病及其危险因素监测报告 2010》的数据显示，与老年女性相比，慢性病危险因素在 60 岁以上的男性中更为常见，尤其是男性吸烟率和饮酒率远高于女性（图 1-19）。在营养和体重方面，超过 50% 的老年人缺乏锻炼且膳食纤维摄入量不足，而近 30% 的老年人体质指数（Body Mass Index，BMI）偏高。

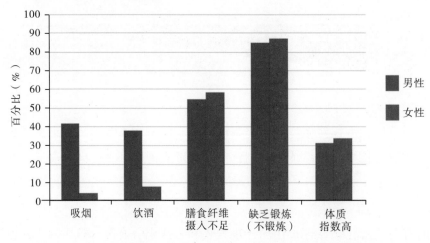

图 1-19　2010 年中国 60 岁及以上老年人分性别慢性病危险因素流行率

因此，健康老龄化并非由功能或健康的某一水平或阈值来界定，而是定义为一个因每个老龄个体不同而具体情况不同的过程，因为每个个体的轨迹都会受到不同因素的影响，从而随时发生变化。例如，患有老年痴呆或心脏病的老年人，若能有可负担的医疗卫生服务帮助改善他们的能力，或能从周围环境获得支持，其健康老龄化轨迹就能得到相应的改善。

三、老年人内在能力减退干预

2017年10月23日由世界卫生组织、德国联邦卫生部和日本卫生劳动福利部联合主办的"老年人综合照护全球峰会"在德国柏林召开，世界卫生组织发布了关于老年人的综合照护指南，提供了基于循证医学证据的预防、延缓或逆转老年人体能及智力下降的建议。

1. 改善骨骼肌肉功能，增强行动能力和整体活力

（1）应建议体力（根据走路速度、握力以及其他身体指标判断）下降的老年人进行多种方式的锻炼，包括力量抗阻训练和其他运动（平衡、灵活性和有氧锻炼）。

（2）应建议营养缺乏的老年人服用营养补充剂并向其提供饮食指导。肌肉质量和力量的丧失、灵活性的降低以及平衡问题都会影响行动能力。伴随老化产生的生理变化也可能会影响营养状况，进而影响整体活力和行动能力。与照护计划结合采取干预措施，改善营养和鼓励锻炼身体，可以减缓、阻止乃至逆转内在能力的下降。

（3）老年人应在初级保健设施中接受视力障碍的常规筛查，并及时获得综合性眼部保健。

（4）应及时识别和处理听力损失问题，提供听力筛查和相应的助听设备。

2. 预防发生严重的认知障碍，促进心理健康

（1）不管是否已有认知障碍的正式诊断，可以对有认知障碍的老年人采取认知刺激措施。

（2）根据世界卫生组织的《精神卫生差距行动规划干预指南》，由熟悉老年人精神卫生保健服务的专业人员对有抑郁症状的老年人采取短期和系统化的心理干预措施。认知障碍和心理问题往往会同时发生，它们影响着人们处理日常事务（如理财和购物）的能力以及社会功能。认知刺激疗法极为重要，可以通过开展各种主题活动和简单的心理干预措施，预防脑力严重衰退，防止在老年期依赖照护。

3. 管理尿失禁等老年问题

（1）为了管理尿失禁的问题，可对有认知障碍的老年人进行排尿提示。

（2）应建议存在尿失禁（急迫性、压力性或混合性尿失禁）问题的老年妇女

进行盆底肌肉训练，可以单独或连同膀胱控制手段和自我监测进行此项训练。

4. 预防跌倒

（1）对有跌倒风险的老年人建议进行药物评估和停用（不必要或有害的药物）。

（2）对有跌倒风险的老年人建议进行多种方式的锻炼（平衡、力量、灵活性和功能训练）。

（3）对有跌倒风险的老年人建议在专家评估后，对其住所进行适老化改造，消除可能导致其跌倒的环境隐患。

（4）建议采取多因素干预措施，在评估后采取有针对性的干预行动，降低老年人跌倒的风险和发生率。

（5）应向需要照护的老年人的家庭成员和其他非正式照护人员提供心理干预、培训和支持，特别是在照护需求较为复杂和/或照护人员压力较大的情况下提供此种支持。

四、适老化环境

世界卫生组织将内在能力定义为个体的全部体力和脑力的组合，功能发挥则指内在能力与个体所处环境的结合和相互影响。对老年人群友好的适老化环境是健康老龄化的重要组成部分。

1. 跌倒伤害

根据世界卫生组织2016年发布的《中国老龄化与健康国家评估报告》，在中国，意外伤害在老年人的常见死因中位居第四，紧随心脑血管疾病、肿瘤和呼吸系统疾病之后。跌倒是导致老年人严重伤害的主要原因。

伤害最有可能发生的地点是家里，这类伤害占所有伤害的49.3%；对65岁及以上的老年人而言，6.2%的伤害会导致残障。老年人随着年龄增大引起跌倒的原因包括疾病、药物和环境因素。随着年龄的增加，老年人的平衡能力、步态的稳定性、身体的反应能力以及骨骼的强韧度和肌肉的力量都会下降，导致平衡力下降，跌倒的风险就随之增高。人体的平衡力从60岁则开始下降，每10年平衡力会下降16%。老年人跌倒的前三位原因是脑卒中、衰弱和骨折（图1-20）。

60~65岁的老年人要特别注意预防跌倒的问题。70岁的老年人30%的平衡能力会丧失或者减退。老年人跌倒，如果骨折要进行手术治疗的话，难免需要卧床，就会造成诸如感染、心脑血管病、压疮、下肢静脉血栓等并发症。在一半跌倒的老年人中，10%~20%属于严重的损伤，即使经过手术治疗基本上生活也不能自理，还有20%的老年人会导致死亡。一项研究的统计数据表明，65岁以上老年人跌倒骨折后 3 个月病死率达 20% 以上。安全且适合老年人生活的适老化环境也是友好环境的重要内容。

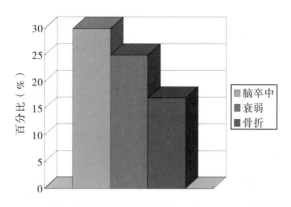

图 1-20　老年人跌倒的主要原因（日本 SFR 研究会资料）

2. 适老化环境

适老化环境的创建对于预防老人跌倒是重要的考量因素。同时实现适老辅具产品的系列化（比如不同类别、不同环境使用、不同人群使用），服务功能体系化（将失能老人潜能、生活空间、适残辅具、护理者相统一的配置服务），安装无工程化（安装简单方便，易于移动且不破坏的居住环境）和家具化（尽量做到与家居环境协调，达到失能老人居室标配，并可增加生活提示、健康护理、视频沟通、夜间照明等功能）。

3. 照护机构的环境

（1）安全：照护机构适老化环境旨在提高老人独立生活能力，应用适老辅具及适老辅助技术设置的防止老人跌倒、跌倒后不受伤害、跌倒后及时被发现救治的具有平衡功能的环境。居家适老化环境是由老年人居家生活空间、老年人功能障碍潜能、居家适老辅具、护理者的能力构成的具有补偿、代偿、适应型的预防老人跌倒、跌倒后不受伤害、跌倒后及时被发现救治的功能性居养环境。

（2）辅助：适老化环境还应包含适合失能老人在一定环境下使用的辅助失能老人克服特定环境障碍的器具、发挥失能老人潜在功能的器具等适老辅具。其主要功能是对失能老人环境安全具有代偿作用和对护理者的护理能力具有补偿作用以及提高老人的独立生活能力。适老辅具主要分为环境辅助类、护理辅助类、移动辅助类、移位辅助类、自我辅助类、沟通辅助类。这里的"适老"理解为"适合、适应、适用失能老人"，"辅助"理解为"从旁帮助"。

第五节　老年生理学概述

　　普通生理学是研究生物机体／生命现象的规律和机制的科学，主要研究呼吸、消化、循环、生殖、泌尿、肌肉运动等运行原理和活动规律。生理学从生理角度诠释了新陈代谢、生殖、兴奋性和适应生命的四大基本特征。生理学研究的生理功能及机制，从细胞－分子水平、器官－系统水平以及整体功能水平的三个维度着眼，并且研究是相互联系和相互补充的。人体生理内环境的相对稳定性及机体对外环境变化的应答反应都是调节的结果，调节方式有神经调节和体液调节以及自身调节。

　　老年生理学是研究伴随年龄增加人体进入老化期在细胞－分子、器官－系统和整体功能水平的生理变化机制和特征以及在该过程中对人的健康风险。这些生理变化包含了人体老化、功能衰弱、废用综合征以及生理需要不足等。因此，老年生理学包含了老化生理学，衰弱的生理机制，废用综合征的生理机制，生理需要不足的照护生理学等内容（图1-21）。老年生理学是相对于静态性普通生理学的以老年生理为研究对象的动态性生理学，也是门应用性较强的生理学。

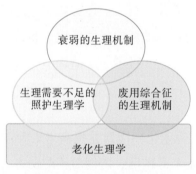

图 1-21　老年生理学架构

第二章

老化的生理学

第一节　老化的学说

迄今为止关于老化研究，还没有一个学术上公认的理论用以解释人类老化的发生机制。具有代表性的学说见表 2-1。

表 2-1　部分具有代表性的老化学说

学说	观点
遗传基因控制过程说	由遗传基因控制老化过程
DNA 伤害说	由于 DNA 伤害的修复速度低下引起变异 DNA 的蓄积
蛋白质变异说	由于蛋白质的化学修饰和结构变化使得功能低下
自由基说	由于氧化侵蚀，伤害人体的组织成分
生物膜老化	由于细胞膜功能的变化使细胞功能低下
体细胞废弃说	通过非分裂型细胞的死亡而丧失细胞
系统功能变异	由于神经系统、内分泌系统、免疫系统、循环系统等失去恒常性，身体功能发生改变
美拉德反应老化说	许多与衰老相关的生理功能衰退可能是与人体受热后美拉德反应过程的蛋白质生化重组所引起的。美拉德反应会导致人体动脉硬化、关节活动度减少、晶状体增厚等老化现象，并引起其他许多不会危及生命的机体变化

一、老化的外观和功能变化

老化过程中最引人瞩目的是人的外观变化。老化过程给人体带来的显著变化是皱纹、毛发、皮肤以及身体姿态等外观上的变化。例如外表会出现白发增多、发量减少、皮肤上出现皱纹和老年斑等。在身体姿态上，腰部、背部、膝部会出现弯曲。同时，上肢和手容易麻木，负重能力下降，关节活动区域会受限；下肢和膝活动受限，步幅变窄，容易跌倒等。老化的影响也使得感觉器官老化导致听觉、视觉、温度觉和痛觉等感觉功能下降（图2-1）。

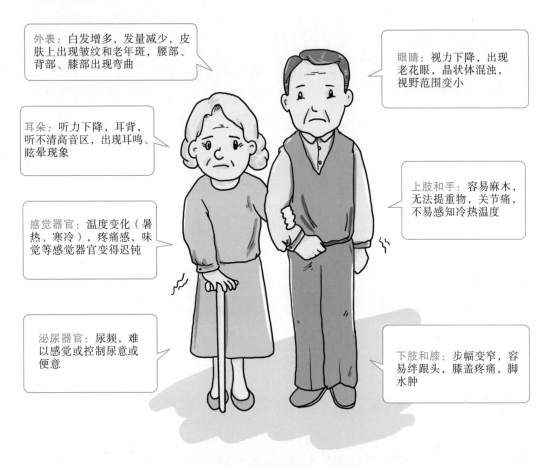

图 2-1　老化的外观和功能变化

外表皮肤出现皱纹是老化最为直观的结果之一，所有的人以及所有的皮肤都会出现皱纹。皱纹形成的原因在于真皮层产生的皮肤细胞减少，皮肤细胞功能发生改变，以及皮下脂肪减少。由衰老引起的皮肤细胞数量的减少最终导致皮肤表皮变薄。皮肤细胞数量的减少是由于端粒缩短而引起的细胞分裂变慢造成的。同时，一些研究发现，基底层中有丝分裂细胞的数量也会随着年龄的增长而减少，造成皮肤逐渐失去弹性。胶原蛋白及弹性蛋白的产生随着细胞的减少而减少，导致皮肤逐渐失去弹性。另外，胶原蛋白非酶依赖性交联的增加也会使皮肤弹性下降，随着每一次的交联，蛋白质的弹性降低，真皮也会变得更为扁平。由于失去弹性，表皮不再光滑，使其下面的真皮和皮下脂肪的不平整显露无遗（表2-2）。

表 2-2 老化的外观表现

外观	特征
皱纹	前额、眼睛、嘴周围出现皱纹，眼睑、脸颊、下巴显著下垂
毛发	头发从头顶开始减少（谢顶）、变薄，白发增多、体毛减少
皮肤	皮脂腺和汗腺分泌减少，容易干燥，瘙痒感增强（易出现老年白斑）
眼睛	眼圈的皮肤色素沉积，结膜发白
耳	由于软骨变长，耳朵变长，耳道变形，耳毛常常会增加
鼻	由于软骨变长，鼻子变大，鼻毛变长而硬，鼻腔的前庭很容易干燥，也容易感染
口唇	黏膜和皮肤变薄
身体姿态	身体前屈

皮肤随着年龄而变得不平整的重要原因在于皮下脂肪层储存的脂质减少。一般来说，成年人体内的大部分脂肪储存在皮下脂肪层。年龄在 20~40 岁的成年人身体储存的脂肪分布相对均匀，但年龄超过 60 岁的男性，脂肪往往会更多地储存在腰部，而女性则储存在胯部，臀部脂肪则男女分布基本一样。此外，脸部、手臂和腿部的皮下脂肪也会减少，但目前原因尚不清楚。随着年龄的增加，这些部位的皮下脂肪减少，并被相对无弹性的表皮所覆盖，从而导致皮肤不平滑和皱纹形成。皮肤的皮脂腺和汗腺活动减少，容易干燥，瘙痒感增强，易发生老年白斑等，这些变化会影响老年人的代谢水平和排泄。

另外，身体姿态的变化如上身前屈会影响人体的平衡，增加跌倒风险和有吞咽障碍时的误咽风险。

二、异常蛋白质蓄积

异常蛋白质蓄积的老化学说，是指伴随年龄增长导致的 DNA 伤害的修复速度低下，从而引起 DNA 变异的异常蛋白质不断蓄积，最终导致了人体的老化。

动物实验发现，随着动物的年龄增长，在分解细胞蛋白质能力衰减的同时，合成细胞蛋白质的能力也会低下，引起代谢循环缓慢。在老年实验鼠与年轻实验鼠的肝脏里导入外来的蛋白质（鸡蛋白溶菌酶），比较其分解的半衰期。结果显示，老年实验鼠原来的细胞分解半衰期延长了；年轻实验鼠的经过氧化修饰的鸡蛋白溶菌酶半衰期缩短了，并且变得容易分解。一般异常化的蛋白质容易分解，而高度异化蛋白质很难分解。老龄实验鼠的经氧化修饰的蛋白质（鸡蛋白溶菌酶）不易分解，因此老龄的异化蛋白质容易蓄积。这样的异化蛋白质或者不必要的蛋白质导致代谢循环缓慢并长期滞留在体内，有可能对细胞功能造成不良影响（图 2-2）。

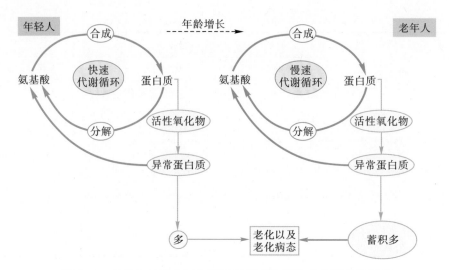

图 2-2　伴随年龄增大蛋白质代谢循环低下和异常蛋白质蓄积

蛋白质的分解效率与氧化分解的活跃度有关。异常蛋白质一般是由被称作蛋白酶体的蛋白质分解氧化复合体进行分解的。这种分解氧化复合体是由能分解各种蛋白质的拥有各种氧化活跃度和其他功能的蛋白质形成的巨大复合体（平均重量是蛋白质的 100 倍以上）。在任何细胞里都存在着两种不同蛋白酶体（20S 型和 26S 型），都会使老龄动物的活跃度降低。老龄动物与年轻动物相比，蛋白质的合成活跃度和分解活跃度都会有较明显的减弱。因此，随着年龄增加代谢循环会变得缓慢。异常化的分子滞留在细胞内或细胞外会影响细胞功能。因年龄增加导致的蛋白质代谢循环或蛋白酶体功能下降，在高龄期限制摄入热量，可以使其恢复到年轻时的水平。限制热量摄入可能是一种有效的抗衰老方式。

在代谢循环中，细胞会将胞内成分包裹在膜中形成囊状结构即自噬体，并运输到负责回收利用的溶酶体内降解这些成分。这一过程就是自噬，可为细胞提供自我更新所需要的营养和材料。自噬也有利于蛋白质的代谢循环。因为其活跃度随年龄增加而降低，异常化的线粒体等细胞器会增加细胞功能的损害。自噬也会通过限制热量而活化。

三、美拉德反应老化说

1.美拉德反应

众所周知，有些食物加热后会变成棕色。许多与衰老相关的生理功能的衰退可能是与此过程的蛋白质生化重组所引起的。导致食物变色的生化通路被称为美拉德反应，是以该通路发现者 Louis Camille Mailard 的名字命名的。美拉德反应会导致人体的动脉硬化、关节活动减少、眼睛内的晶状体增厚，并引起其他许多不会危及生命的机体变化。因此，美拉德反应也会影响人类的老化。

2.美拉德反应与晚期糖基化

美拉德反应分为三步：①葡萄糖或果糖分子与氨基酸反应生成席夫碱，即由氨基中的氮原子与果糖或葡萄糖中的碳原子双键连接形成的有机化合物。席夫碱在酶催化合成和正常分解的生化反应中起着重要的合成和信号作用，而且该过程受到严格的调控。但是，席夫碱在不受调控的非酶催化过程中也能形成，并能导致不可分解的细胞代谢产物的积累。②席夫碱通过非酶参与的重组过程形成阿玛多利产物。阿玛多利产物比席夫碱更为稳定，并且能够在细胞内聚积。③晚期糖基化终末产物（Advanced Glycation End Product, AGE）形成。晚期糖基化终末产物由两个阿玛多利产物连接在一起的蛋白质分子构成。这些被称为交联的连接物，改变了蛋白质的结构和功能。晚期糖基化终末产物不能溶解而且难以分解，在加热后会引起棕色反应。

3.晚期糖基化与蛋白失活

晚期糖基化终末产物与正常的、由酶催化产生的交联产物不同，可能导致与年龄相关的生理功能的丧失。例如，胶原蛋白占人体蛋白总重量的25%以上，是聚集细胞的细胞外基质的主要成分。胶原蛋白的原纤维是由3条α链扭成一束，并由氢键联系起来呈三螺旋结构。在翻译过程中，随着胶原蛋白纤维的合成，赖氨酰氧化酶催化蛋白质赖氨酸残基与果糖或葡萄糖等醛糖中的醛基反应生成糖基化赖氨酸残基。多个胶原蛋白原纤维的糖基化赖氨酸残基结合在一起形成胶原蛋白纤维，胶原蛋白纤维缠绕在一起形成胶原束。在酶的催化下，原纤维相互黏合使胶原蛋白有了独特的韧性和弹性。

胶原蛋白形成的过程中交联使其具有足够韧性而又富有弹性（如果把皮肤从下面的肌肉拉开，由于胶原蛋白的弹性它会自动地回到原来的位置）。由于转化速度极慢，很多器官在发育过程中形成的胶原蛋白在人的一生中几乎保持不变，这一特性使胶原蛋白易受到随机的、未受控制的非酶依赖性糖基化和晚期糖基化形成的终末产物的影响。胶原蛋白原纤维内的非酶依赖性交联在增加胶原蛋白强韧度的同时降低了其弹性。

在使蛋白失活的过程中，AGE的作用非常重要。由于AGE没有分解代谢的途径，这个产物的积累可能导致细胞及生理功能的异常。非酶依赖性交联及AGE的形成很可能是导致与衰老相关生理功能衰退的原因。

4.美拉德反应和晚期糖基化终末产物的非酶依赖性形成

氨基酸（如赖氨酸）与醛糖（如果糖）通过双键连接成席夫碱。席夫碱经过重新排列组合形成更加稳定的酮，即阿玛多利产物，亦称果糖酰赖氨酸。与席夫碱不同的是，阿玛多利产物能够在细胞内蓄积。随着时间的迁移，黏附在一个蛋白质分子或蛋白质亚基上的阿玛多利产物连接第二个蛋白质分子，从而产生交联并最终形成 AGE。AGE 的形成是不可逆的，可能会导致蛋白质失活。

5.胶原纤维的酶催化交联

（1）胶原蛋白纤维是胶原蛋白最基本的单位，通过氢键结合在一起的 3 条 α 链扭成一条螺旋结构。赖氨酰氧化酶催化的 α 链赖氨酸残基与果糖或葡萄糖中的醛基反应，产生糖基化赖氨酸残基。

（2）糖基化赖氨酸残基与其他糖基化赖氨酸残基相粘连形成胶原蛋白纤维之间的交联。

（3）多条相互交联的原纤维形成胶原蛋白纤维。

（4）胶原蛋白纤维合在一起形成最终产物——胶原束。

四、生理性老化与病理性老化

伴随着年龄增加，人体会出现生理学和病理学两方面的变化。生理学变化是指随着年龄的增长，机体必然发生的分子、细胞、器官和全身的各种退行性改变，如听力下降、视觉减退、骨质疏松、排尿困难、排便困难、关节活动受限、活动后气短等，这些变化是正常的，称为生理性老化。病理性变化是指由生物、物理或化学因素所引起的老年性疾病变化，如心脑血管疾病、肿瘤、骨折、内分泌代谢疾病、脑缺血性认知障碍等，这些变化是异常的，属于病理性老化（表 2-3）。

表 2-3　生理性老化与病理性老化

方式 / 模式	生理性老化	病理性老化
发生频次	全部	仅部分（患者）
发生时期	20~30 岁开始	伴随发病
进行模式	不可逆、不可避免	通过治疗可逆
进展速度	缓慢	较快
临床分类	健康人群	患者
对应	预防对应、生活习惯改善	疾病治疗

生理性老化与病理性老化在老化模式上，其发生频次、发生时期、进行模式、进展速度临床分类和对应等特征上各不相同。特别是生理性老化一般不可逆，而病

理性老化经过治疗可以恢复。

因此，掌握老化的特点，正确解读老年人实验室检查数据，确认实验室检查值异常是生理性老化还是病理性改变所致，可避免延误诊断以及不必要的过度治疗。

老年人对外界和内在的感受随年龄的增加而降低，加之常并发多种疾病，因而发病后往往没有医学上常见的典型症状和体征，称为非典型性临床表现，这是由于老化所致的。

生理性老化与病理性老化在很多情况下是互为因果关系的。单纯的生理性老化对老人的健康和生命质量（Quality of Life, QOL）的影响较为缓慢。但是，如果生理性老化与病理性老化叠加，则严重危及老人的健康和 QOL，会大大减损健康寿命并增加照护依赖（图 2-3）。

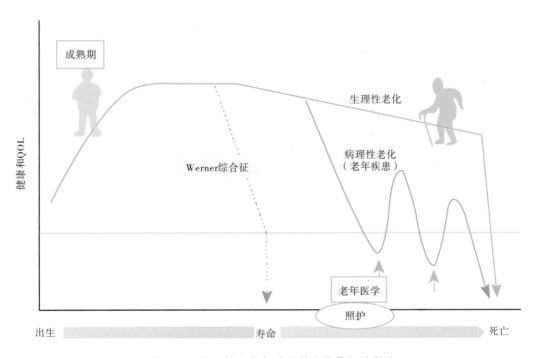

图 2-3　生理性老化与病理性老化叠加的影响

五、生物分子的损伤积累

复制衰老的机制尚不明确，仅仅停留在理论水平上，依据衰老发生的过程和进化理论，可以将复制衰老的成因概括为两方面。如果随着年龄的增加发生细胞功能衰退是主要原因，那么复制衰老就是由若干随机事件组成的；如果细胞寿命有限是主要原因，那么就会有基因或既定的程序导致细胞死亡。下面从导致细胞衰老的随机事件（氧化应激和细胞衰老）和衰老的程序性理论（端粒缩短和复制衰老）两方面来进行讨论。

细胞内损伤蛋白的积累会导致细胞衰老的理论已被多数生物学家所认同。本章我们将讨论损伤生物分子在细胞内积累的原因，以及在该过程中如何控制细胞衰老。

1. 生物分子服从热力学定律

与宇宙其他事物一样，分子生物学也遵循热力学定律（Law of Thermodynamics），该定律将功、能量、热量联系起来。热力学第一定律（First Law of Thermodynamics）是能量从一个物质转移到另一个物质，在转移前后能量的总量保持不变，也就是说能量既不会产生也不会消失。而热力学第二定律是在能量转移定律的基础上被提出的，即能量转移的效率无法达到100%，有些能量无法利用。在不从外界获得能量补给的情况下，系统会向无序的状态即熵增的状态演化；而在生物体内，这种演化会引起损伤蛋白的累积而导致衰老。

生物过程中的全部能量可用焓（enthalpy, H）来表示，其与可用的自由能（free energy, G）和不可用的熵（entropy, S）之间的关系可用以下公式描述。

系统中的全部能量：

$$H = G + TS$$

其中，H 是焓，为系统中的能量总和；G 为可用能量，或称为自由能；S 为不可用能量，或称为熵；T 为系统的温度。

由于能量储存于分子间的键能中，生命体中的 H、G 和 S 无法直接测量，但是只要反应发生的温度是可知的，就可以测量其改变量，用希腊字母 Δ 表示。

首先要测量反应是释放能量还是消耗可用能量，也就是计算：

$$\Delta G = G_{产物} - G_{反应物}$$

如果反应是增加可用能量，那么 ΔG 是正值；如果反应是减少可用能量的，那么 ΔG 是负值。依据热力学第一定律，反应体系的总能量不会发生变化，G 的改变会引起 H 和 S 发生与之对应的负向变化；但是 H 无法测量，可以通过测量 ΔG 和 ΔS 来计算 ΔH 公式。

反应中可用能量的改变：

$$\Delta G = \Delta H - T\Delta S$$

其中，ΔG 为反应前自由能的改变（$G_{产物} - G_{反应物}$）；ΔH 为系统在反应前后能量的增加或释放的总量；ΔS 为熵的改变；T 为系统的温度。

2. 生命需要持续地保持秩序与自由能的稳定

生命的过程如繁殖、生长和损伤修复都需要高度有序的反应来提供能量。依据热力学第二定律，在反应的过程中会释放不可用的能量，导致可用能量减少。为解决该问题机体需要额外的生物化学反应来维持生命活动。依据热力学第一定律，随着可用能量的减少，熵和不可用能量增加，机体必须持续供给新的能量来弥补。下面将以肌肉的收缩为例，来探讨生物过程中的热力学原理。

肌肉细胞（肌纤维）能够将来自三磷酸腺苷（Adenosine Triphosphate，ATP）的化学能转化为肌肉收缩的能量。当 ATP 转化为 ADP（二磷酸腺苷）+ Pi（无机磷）时，会释放可用能量用于肌肉的收缩（图 2-4）。依据热力学第二定律不可用能量会以热量的形式释放，事实上，打破磷酸键释放的能量 80% 都以热量的形式释放。肌纤维的每一次收缩都伴随着熵和无序性的增加及可用能量的减少。如果系统可以提供弥补可用能量损失的机制，便可以使 ADP 向 ATP 转换（获得更多的键能，更多的可用能量和更多的有序性）。相反，如果能量损失无法弥补，肌纤维将维持在收缩状态，导致缺氧并且细胞开始死亡。如果永远失去额外的自由能补给，也就是说在机体死亡的情况下，那么热力学定律便完成了使命而肌纤维获得了能量的平衡。

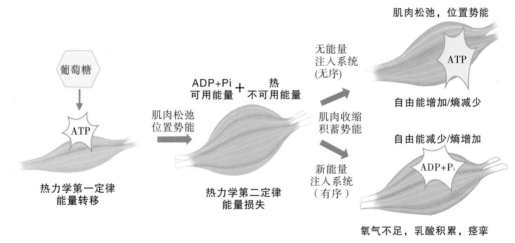

图 2-4　生物过程中的热力学原理

依据热力学第一定律，肌肉细胞能够将来自葡萄糖的能量转换为 ATP 用于肌肉收缩。ATP 向 ADP 和 Pi 的转换释放可用能量；依据热力学第二定律，在此过程中，伴随热量的释放，如果有更多的葡萄糖进入该系统，弥补收缩过程的能量损失，那么肌肉就可以放松并为下一次收缩做准备。如果没有可用的葡萄糖来转换为 ATP，那么肌肉将维持在收缩状态。

3. 衰老的基本机制是分子保真度的丧失

结构和功能存在密切联系，分子中的一个原子的结构会决定其功能，而蛋白质中的某一氨基酸序列的错误也会导致蛋白质生物学活性降低。保持分子的合理结构，我们称之为分子保真度（Molecular Fidelity）。分子保真度对于有机体的生存非常重要，换句话说，有机体长时间与熵做斗争，能够赢得这场战争，保持分子保真度才是成功的有机体。

机体保持自由能不以熵的形式丧失，同时维持机体秩序直到繁殖年龄需要投入大量资源。成功存活至繁殖年龄仅代表基因已经被筛选来维持蛋白质的分子保真度。然而在繁殖年龄过后，就不会再有资源大量注入的繁殖优势了。宇宙法则最终统治一切，依据能量平衡原理，此时机体内分子保真度会降低，造成细胞内秩序的下降、细胞功能降低、损伤蛋白积累，即熵增加。

4. 衰老反映了细胞内受损的生物分子的积累

有大量证据证实，随着细胞传代的进行，细胞内的分子结构会发生变化，但其变化机制尚不明确。在性成熟之后，细胞内损伤分子积累的速率增加。由于结构决定功能，衰老细胞对于自身的控制能力下降，细胞衰老依据分子保真度（有序）和熵（无序）之间的平衡（图 2-5）。

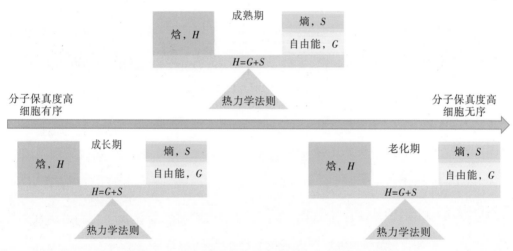

图 2-5　生命过程中分子保真度变化与能量守恒

依据自然选择学说，基因在发育期间被选择使其能够保持高效、准确的细胞功能。随着传代时间的延长，细胞发生衰老并引起生物分子的损伤，这与一次性细胞理论一致。此时，帮助维持分子保真度、由于修复或替换受损生物分子的蛋白质功能下降，导致细胞内受损的生物分子积累。当熵增加的速率快于分子保真度维持的速率时，细胞便无法再保持正常的功能，最终导致细胞死亡。

在不同的细胞导致细胞衰老的损伤类型和形式都是不同的，因此不能将某种损伤类型定义为细胞衰老的主要原因。例如，在本章中，我们用氧化中心自由基对细胞的损伤作为损伤积累进而引起细胞衰老的随机事件来进行讨论，在其他章节中也描述了糖基化（Glycosylation）如何改变蛋白质结构进而引起损伤积累。

图 2-5 中讨论的重点并不是引起损伤积累的类型，而是想说明细胞内损伤物质的积累同样遵循宇宙基本法则。和宇宙中的其他物质一样，人们也无法去更多地控制衰老，但是也许可以阻止某种损伤类型；但发现又会有新的损伤类型出现，这种循环会持续下去直到细胞符合了热力学第二定律为止。当机体中有足够的细胞由于分子保真度的下降而停止发挥功能时，机体会发生死亡。在一些研究报告中讨论到，有很多方式可以使人体减缓老化的脚步，活的更长、更健康，但衰老最终仍会发生。

图 2-5 表示了生命过程中分子保真度变化与能力平衡。分子保真度和细胞内的秩序在繁殖年龄之前（发育过程中）都可以保持得很好。可用自由能的供给速率比能量向熵发生损伤的速率快。在繁殖年龄过后（成熟期）逐渐发生衰老，熵的增加使得分子保真度下降并发生损伤蛋白积累。衰老发生时，分子保真度很低，细胞内无序性增加，且熵增加的速率比可用自由能摄入的速率快。

六、氧化应激与细胞老化

25 亿 ~30 亿年前，蓝藻开始利用太阳能将大气中的二氧化碳（CO_2）转化为葡萄糖。在这个被称为光合作用的过程中，氧气（O_2）被释放到大气中。随着 O_2 的积累，生命开始出现两种不同的形式。首先，太阳的辐射能将 O_2 转化为臭氧（O_3），O_3 在大气层积累可以捕捉有害的紫外线，生命可以离开海洋的保护开始在陆地上生活。需要 O_2 进行的代谢称为需氧代谢（Anrobic Metabolism），这种代谢形式比不需要氧气进行的厌氧代谢（Anaerobic Metabolism）具有更高的效率。进行需氧代谢的单细胞生物较大且能更好地利用外界环境的资源，而需氧代谢的单细胞生物的这种优势也导致了其向多细胞生物的进化。

1. 氧化应激理论

对于很多有机体来说，O_2 在大气中的积累是致命的。O_2 分子结构使其对于不能将含氧量的副产物转化成水的生物体有极端的毒性，使得不能保护自己免受氧化损伤的有机体很快死亡。也就是说，最能够适应此时环境的就是能够使 O_2 对自己有利的生物体。

1956 年，Denham Harman 提出氧化中心自由基（Oxygen-Centered Freeradical）产生了细胞衰老理论。氧化代谢会产生一个或多个孤电子，孤电子从正常的代谢途径脱离并引起生物分子损伤，损伤的生物分子在细胞内积累进而引发细胞衰老。氧化应激理论（Oxidative Stress Theory）曾被认为是衰老的主要机制。现在我们知道，氧化应激仅是引起细胞衰老进而导致相关功能紊乱的原因之一，但是氧化应激引起生物分子损伤是在生物衰老领域研究的重点。氧化应激造成细胞损伤过程中包含大量信息，我们将其作为细胞损伤积累过程中随机事件的代表，但该过程并不是导致细胞衰老的唯一原因。

2. 氧化代谢产生活性氧

在解释氧化自由基原理前，我们需要简要回顾一下，将有机燃料转化为细胞能量的氧化还原反应。电子从一个物质向另一个物质的流动形成了我们将摄取的脂肪、碳水化合物（Carbohydrate）和蛋白质转化为可用细胞能量的基本原理。当物质失去一个或多个电子的时候，该物质被氧化；当其得到一个或多个电子的时候，该物质被还原。当反应涉及电子流动时，氧化反应与还原反应是同时发生的。一个物质失去电子（被氧化）时，就有其他物质得到电子（被还原）。氧化产物具有更高的活性，因为它们更加倾向于从其他物质得到电子从而使自己的电子结构更加稳定；还原产物相对于氧化产物来说更加稳定，因为它们的电子结构更接近于基态。

生物学过程中的氧化还原可以描述为氧原子或氢原子的得失。如果一个化合物得到氧原子或失去氢原子时，它被氧化（Oxidized）；当其失去氧原子或得到氢原子时它被还原（Reduced）。在生化反应中，氧还原过程中会涉及 3 个分子，被称为氧化还原偶联反应。图 2-6 描述的氧化还原偶联反应中涉及丙酮酸和乳酸，当烟酰胺腺嘌呤二核苷酸（Nicotinamide Adenine Dinucleotide, NAD^+）得到氢还原变为 $NADH + H^+$ 时，乳酸被氧化为丙酮酸（失去氢原子）；相反，当 $NADH + H^+$

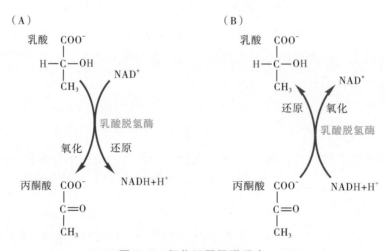

图 2-6 氧化还原偶联反应

注：氧化还原偶联反应中涉及丙酮酸和乳酸。（A）在乳酸氧化为丙酮酸的过程中，两个氢原子（红色）被剥离，使得氧化状态的烟酰胺腺嘌呤二核苷酸（NAD^+）还原为 $NADH + H^+$。（B）相反，在丙酮酸被还原为乳酸时获得从 $NADH + H^+$ 转化为 NAD^+ 过程中释放的两个氢原子

被氧化为 NAD⁺ 时丙酮酸被还原为乳酸。

氧化还原反应的描述可以帮助更好地理解抗氧化剂在自由基化学中的重要概念。氧化产物比还原产物含有较少的电子，使得它们更加活跃。抗氧化剂就是可以将电子捐赠给氧化分子，使其被还原并降低其活跃程度的化合物。在本章中将探讨抗氧化剂如过氧化氢酶、维生素 E 及维生素 C 如何保护细胞免受氧化产物及氧化残基的损伤。

氧化自由基也被称为活性氧（Reactive Oxygen Species, ROS），包括超氧自由基（·O_2^-），过氧化氢（H_2O_2）及羟自由基（·OH）。尽管处于基态的二价氧气（O_2）也被划分为自由基物质，但它仅温和地发生反应。O_2 含有两个孤电子，它们在不同的平面上形成旋转配对，因此氧气尽可以和也含有两个相对旋转的孤电子的物质发生反应，这在自然界中很少发生。因此，O_2 的还原这一 O_2 代谢中的重要过程，每次只发生一个电子反应。O_2 的单电子还原形成了一个具有高度活性的产物——超氧自由基（·O_2^-），该物质仅有一个孤电子环绕。除此以外，单电子还原还会产生同样具有破坏作用的 H_2O_2 分子。有氧代谢的机体已经建立了酶促体系使得氧气完全还原为无伤害的物质，如水分子（图 2-7）。活性氧的产生可以发生在细胞的不同位置，如线粒体、细胞核和细胞质。

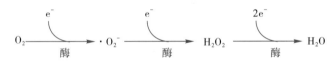

图 2-7 氧化还原为水的反应

注：氧化还原为水的反应。在多数氧化代谢过程中，O_2 发生单电子还原为超氧自由基（`$O_2$`）。乳酸氧化为丙酮酸的过程中，两个氢原子（红色）被剥离，使得氧化状态的烟酰胺腺嘌呤二核苷酸（NAD+）还原为 NADH + H⁺。相反，在丙酮酸被还原为乳酸时获得从 NADH + H⁺ 转化为 NAD+ 过程中释放的两个氢原子。但是酶促反应会将 `$O_2$` 转化为氧化氢（H_2O_2）。之后，其他的酶催化 H_2O_2 发生两电子还原成为 H_2O。

第二节　人体组成变化

一般来说，人的体型和身体组成反映的是体内四大基本组成成分，即水分、蛋白质、脂肪和骨骼之间的数量关系。尽管机体的组成主要受个人生活方式和饮食习惯的影响，蛋白质、脂肪和骨骼的含量同样也与年龄相关（但是在人一生中体内水分的比例非常稳定）。

从婴儿期到青春期，体内器官、骨骼和免疫细胞的发育，是身体生长发育的重心。在此期间，蛋白质积累的速率和数量达到一生中的最高水平。青春期以前，两性之间的人体形态和组成成分无明显差异。随着青春期的开始，两性的特征不断地凸显。男性肌肉的发育超过了女性，女性脂肪的积累则多于男性。不论是男性还是女性，其骨质都有显著的增长并与其最终的身高成一定的比例。毋庸置疑，遗传对人体在生长发育中的形态和组成有着极大的影响，但环境影响也起着重要的作用，如现下儿童肥胖流行。

大多数情况下，生长发育是从幼年到25~30岁之间的某个节点后停止，这时人的身高、体型和体重反映出我们所能直接控制的因素。每一个正常、活跃、发育成熟的个体都会经历由肌肉健硕、丰腴到因衰老而引起的肌肉丢失。骨骼和脂肪的储备在人一生中都处于动态变化，其增长与否取决于营养的摄入和锻炼的情况。在临近人生的终点时，身体各部分组织的衰老会加速。

进入老化期，人体最重要的内在表现是解剖生理学上人体组织构成比例的变化（图2-8）。老龄人群与成年人相比较，人体脂肪量会相对增加外，人体肌肉量和骨量会显著下降，肌肉从17%下降到15%，骨量从6%下降到5%。特别是人体体液的占比也会从成年人的约60%显著下降到约50%，其中细胞外液几乎不变，但细胞内液的比例会较大幅度地从42%下降到30%。

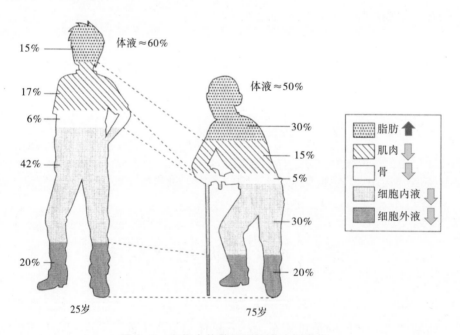

图2-8 老化人体的组织构成比例变化

一、人体体液的变化

1. 细胞和脏器功能水平的变化

（1）体液分布 = 细胞内液 + 细胞外液（血液中血浆 + 血管外间质液或组织液）。

（2）血浆量降低，导致血液量降低（图 2-9）。

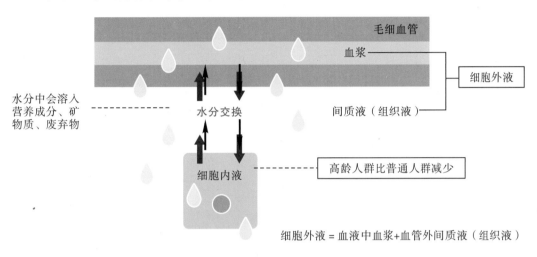

图 2-9　老化人体的体液分布

（3）造血功能降低：骨髓容积减少，造血组织减少，血红蛋白、红细胞数量减少，容易导致疲劳。

（4）红细胞的柔韧性降低、数量减少、对渗透压的抵抗弱化，容易导致疲劳。

（5）血小板凝集能增加，纤维素溶解力降低，导致凝固力上升。

（6）淋巴细胞减少，导致免疫力减退。

2. 体液组成的变化

人体体液的占比也会从成年人的约 60% 显著下降到约 50%，其中细胞外液几乎不变，但细胞内液的比例会较大幅度地从 42% 下降到 30%（表 2-4）。

表 2-4　老化人体的体液变化

成人	体重的 60%（其中 40% 在细胞内，20% 在细胞外）
幼儿	80%
老年人	50%（30% 在细胞内，20% 在细胞外）

这些人体组织构成比例的变化会直接影响老年人群的生命活动和生存质量。例如，老年人群体内的体液减少，在水分补充稍微不足时就容易引起脱水。

3. 功能的变化

（1）血压有一定的上升，收缩期血压上升，脉压增加。

（2）动脉硬化，动脉失去弹性、变硬。

（3）左心室等容收缩期与舒张时间延长，心室舒张缓慢，左心室硬化。

尽管出现心脏血管硬化的现象，但心脏仍能维持正常的心排出量。安静时心搏数基本没有变化，而运动时最大心搏数、心排出量（图2-10）和最大耗氧量等都会随年龄每增长1岁约减少1%。

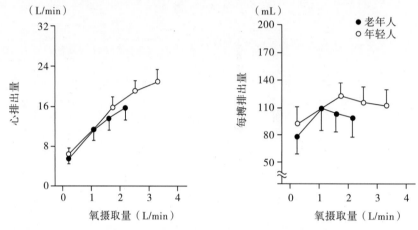

图2-10　老年人与年轻人使用跑步机行走时心排出量的比较

（4）压力感受器（血压调节）的感受性降低，导致直立性低血压。

（5）毛细血管壁基底膜增厚，导致血管组织间营养素、血管中的废物交换和排出困难。

（6）轻度的心脏肥大。

（7）动脉硬化使末梢血管阻力增加，导致各脏器的血流减少（对肾脏、肝脏等腹部脏器以及手指的影响较大）。

二、肌肉系统的变化

1.肌肉重量的变化

（1）肌肉纤维数量和横断面积都减少，全身脏器及组织发生萎缩，肌肉轮廓变得明显，不溶性色素在组织中沉着，脂肪堆积。

（2）肌肉周围毛细血管的密度减少。

（3）手部肌肉组织的再生能力降低最为显著，手部肌肉变得细而松弛。

（4）人体的肌肉含量显著下降，从17%下降到15%。

（5）随着年龄增加，20岁以后无论男女，肌肉含量按躯干、上肢、下肢的顺序依次下降，其中下肢肌肉含量下降最快（图2-11）。

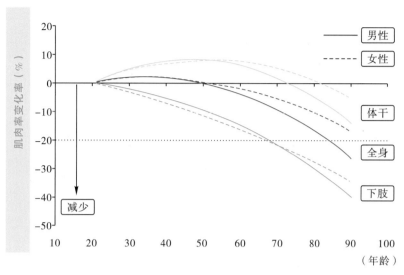

图 2-11　20 岁以后的人体肌肉量变化率

（6）随着年龄增加，反映人体肌肉含量和力量的慢肌纤维（Ⅰ型）和快肌纤维（Ⅱ型）长度会随之下降，其中快肌纤维的长度下降得更快（图 2-12）。

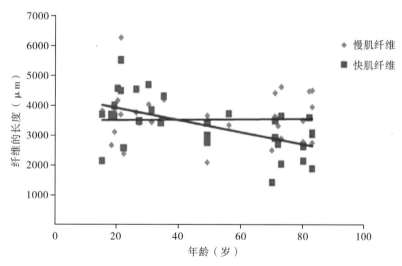

图 2-12　人体慢肌纤维和快肌纤维随年龄增长的变化

2. 肌肉功能的变化

（1）运动时动作缓慢：肌肉组织运动单位的收缩时间、潜伏时间和松弛时间均延长，椎体系功能障碍（瞬时运动困难、脸上缺乏表情或表情减少），关节屈曲（渐变性），脊柱韧带、关节的强直（挛缩），肌肉腱膜的萎缩与硬化，锥体外系的变性等，均可导致运动时动作变得缓慢。

（2）不随意运动：可出现静止震颤（四肢、头部、颈部等），锥体外系障碍（药物副作用、神经系统疾病等），肌纤维挛缩（眼睑、手、足肌肉变细、痉挛）等。

（3）等张运动：肌肉的强度降低（下肢明显），快肌纤维（Ⅱ型）粗细变小以及数量减少，因此收缩强度与持久力降低。

（4）反射：肌肉和腱膜萎缩、痉挛→反射降低（腱反射降低在足部比较明显）。

（5）代谢能力：人体肌肉量的减少会降低血液中葡萄糖的分解能力，从而使血糖升高，增加了患糖尿病的风险。

同时，人体肌肉量过度减少还会引起肌少症和衰弱，患有衰弱的老年人群的死亡率高于非衰弱人群约 20%。肌少症和衰弱还是老年 ADL 失能风险的最重要原因。

3. 肌少症

肌少症是指个体成年后开始发生的肌肉量随着年龄的增加而出现减少的一类综合征。这种肌肉减少不受能够增加肌肉量的因素如体育活动的影响。肌肉组织随着年龄增加而减少包括肌肉细胞数量和肌肉细胞大小两方面，并且男性比女性减少更为明显。肌肉细胞数量和大小同时减少，使肌少症有别于因废用引起的肌肉质量的减少，因为后者只有细胞大小的改变。一系列的横向与纵向研究显示，在 40 岁以后，男性和女性肌肉质量分别以每 10 年 2%~3% 和 1%~2% 的速度减少。

关于肌肉减少原因的研究发现了一些常见变化，但是其确切的机制尚不明了。脂肪堆积和结缔组织代替了肌肉中的收缩成分。因为只有肌细胞或肌纤维能够产生肌张力，增多的脂肪和结缔组织则会减弱肌肉的力量。

肌少症影响肌纤维的类型具有选择性。根据收缩肌球蛋白亚型的不同，肌细胞可以分为以下几类：拥有高丰度的、引起慢性收缩的肌球蛋白亚型肌细胞被称为Ⅰ型肌纤维（也称为慢肌纤维）；拥有高丰度的、可以导致快速收缩肌球蛋白亚型的肌纤维称为Ⅱ型纤维（快肌纤维）。与肌少症相关的肌纤维减少对于Ⅱ型纤维的影响似乎比Ⅰ型纤维要大。因此，那些需要快速收缩肌肉如手和其他精细运动的控制区域，要比大肌群更容易受到肌少症的影响。最近的研究发现了第三种肌纤维——Ⅱx型纤维。这种纤维仅在衰老时出现。Ⅱx型纤维有着Ⅰ型和Ⅱ型纤维的特征，其在肌少症中的作用目前尚不清楚。

三、骨骼系统的变化

1. 身高与姿势的变化

（1）因脊柱压缩的原因使身高缩短（女性更为显著）。

（2）进入老年期后因软骨仍在生长，因此鼻子、耳朵变得宽大。

（3）胸骨前后径增大，肩宽变窄，骨盆变宽。

（4）全身的皮下脂肪增多。

（5）皮下脂肪分布发生变化。脸部、四肢的皮下脂肪减少，腹部、臀部的皮下脂肪增加，肢体末梢的皮下脂肪减少使骨骼轮廓突出。

2. 骨重量与代谢的变化

（1）骨代谢降低，导致骨组织的结构发生变化（图 2-13）：①男性 50 岁以后，女性 45 岁以后骨代谢能力降低，导致骨密度降低。②随着年龄增加，松质骨比例也随之增加。松质骨较多的部位（椎体、手骨等）容易发生骨折。

（2）骨的生成与吸收的变化从 30 岁开始，吸收比生成的速度更快。

（3）老年人骨量从成年人的 6% 下降到 5%。

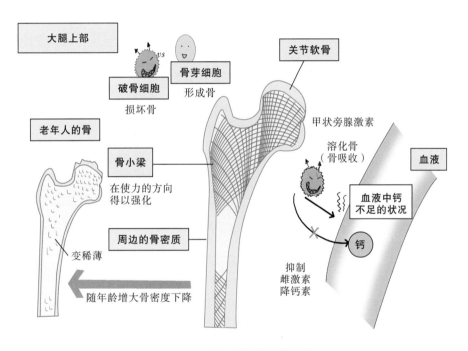

图 2-13　老年人骨密度的变化

四、关节的变化

老化过程中关节的变化（图 2-14）可分为细胞组织的变化和整体功能的变化。

1. 细胞组织的变化

（1）关节外部结构变化：关节结构要素的破坏导致出现炎症、疼痛、强直、变形（急慢性关节炎等）。

（2）关节内部结构变化：关节腔内变窄、软骨减少、产生骨刺等。

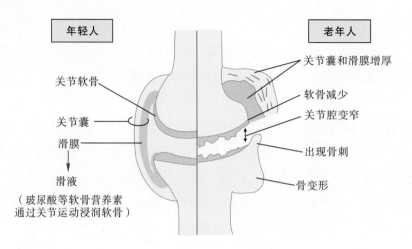

图 2-14　老化过程中老年人的关节变化

2. 整体功能的变化

（1）由于骨质疏松造成椎间板减少，使身高变短。

（2）肌肉、关节强直造成运动受限。

（3）对外力的反应变得迟钝。

第三节　感觉系统

一、视觉系统

1. 细胞水平的变化

（1）眼球深陷入眼窝，造成眼睛上视困难。

（2）角膜内皮细胞减少，造成感受性降低，对刺激反应迟钝，角膜反射减退甚至丧失。

（3）角膜周边脂质沉淀形成老年环（角膜周边灰白色的环状混浊）。

（4）泪腺分泌的泪液减少。

（5）睫状肌收缩能力降低，导致晶状体聚焦能力降低，出现老花眼。

（6）晶状体囊中生成新细胞，死亡细胞沉淀，晶状体密度增大，造成散光、视力模糊。

（7）晶状体外出现黄色环、不透明化、长期吸收紫外线等，造成青与绿的识别困难。

（8）虹膜色素减少，变成灰色、淡青色。

（9）瞳孔缩小，进入视网膜的光减少。

2. 脏器水平的变化

（1）眉毛、睫毛出现石灰化现象。

（2）眼睑周围肌肉紧张、弹性减退，出现皱纹、眼皮下垂。

（3）泪液分泌减少，眼睛干枯。

（4）玻璃体凝胶液态化，出现凝集片、坏死组织等物质，导致视力下降。

（5）局部缺血、神经元丧失，视网膜退化。

3. 整体功能的变化

（1）从40岁左右开始感到视力调节障碍。

（2）视野变得狭窄。

（3）视力开始减退、模糊不清。

（4）对明、暗适应性开始减退。

（5）晶状体的弹性减退，晶状体混浊（白内障）。

（6）色觉减退。

（7）睫状肌收缩能力减退，出现老花眼。

4. 功能性变化

（1）老视：对于大多数50岁以上的人来说，眼的光学部分发生了变化，这些变化影响他们看近处物体时的聚焦能力，这一现象称之为老视（Presbyopia）。我们时常会看到四五十岁的人将读物拿到远处才能看得清楚。这一行为反映出晶状体回弹及形成球形能力降低，不能充分增加折射力来聚焦近距离物体。虽然导致老视的确切原因目前尚不清楚，但下面几种因素可能起到了一定的作用。首先，晶状体内的细胞一旦形成就不会被替换，也就是说，它们是终末分化细胞。终末分化会导致晶状体细胞内的细胞器丢失。晶状体细胞无法替换或修复，可能会导致晶状体弹性的丧失。其次，如上所述，连接细胞并使晶状体具有弹性的蛋白质——胶原，随着年龄的增加而变硬，这就导致晶状体不能收缩为球形，聚焦近处的物体。最后，睫状体平滑肌数量会有轻微减少，引起收缩力减弱，进而降低折射力。

（2）老年性白内障：60岁以上的老人中约有3.9%存在低视力或失明的视力障碍，白内障是老年人中最常见的视力疾病，介于正常衰老与疾病之间。也就是说，随着年龄的增加，尽管晶状体逐渐浑浊，但60岁以上人群中只有约3.5%会出现白内障。

白内障可以定义为任何原因引起的晶状体的浑浊。尽管年龄相关性白内障的成因仍需探索，但我们知道长时间环境相关性损伤，如光氧化、渗透压增高和其他环境压力在浑浊产生过程中都起着重要的作用。多数组织细胞内的细胞器能够阻止损伤或使损伤得到修复（严重的损伤会导致细胞凋亡）。因为晶状体细胞是终末分化的，所以它不会出现凋亡。此外，维持晶状体的透明度需要细胞器起作用，这些细胞器的数量随着年龄的增加而减少。因此，老化的晶状体受到环境损害是无法修复的。

（3）老年性黄斑：伴随视觉功能的下降，老年人对红色和橙色等暖色系的色调能保持较好的分辨能力；但绿色和蓝色等冷色系的色调则很难分辨，在老年人眼里，绿色和蓝色会看似黑棕色。特别是大部分老年人由于眼长时间受到紫外线辐射会产生老年性黄斑，而老年性黄斑会引起各种视觉障碍（表2-5）。

因此，老年人群居住活动的照护场所和周边环境的标志应尽可能少用或不用冷色系的绿色和蓝色，多用醒目的暖色系的红色和橙色。老年人群视觉功能下降，同时对物体的大小、形状、距离感、颜色和动感判断等能力也会随之下降。在日常生活中，老年人群在用手接送物品时会出现物品掉落的现象，在规避障碍物时也易发生碰擦受伤。

表 2-5　老年性黄斑引起的视觉障碍

1	很难区别白色与黄色
2	晴天的蓝色会看成阴天的灰蒙色
3	亮灰色会看成暖色调的粉色
4	深蓝色文字与地面很难辨别
5	不能区别是白色地上画的黄色图，还是地上白色的图变成了黄色

二、听觉和平衡感觉

1. 细胞水平和脏器水平的变化（正常变化）

（1）外耳：①耳朵有瘙痒感，皮肤干燥、皱纹增加、松弛；②外耳道有瘙痒感，容易发生干燥；③成年男性30~40岁开始耳毛会不规则生长；④耳道腺（外耳道的分泌腺）数量减少、活动减退，产生干燥的耳垢。

（2）中耳：鼓膜增厚，感染、外伤容易导致瘢痕形成。

（3）内耳：①对声音的感受性降低（前庭器官的退行性变）；②听取语言能力降低（耳蜗萎缩）；③水平感觉降低。

（4）水平和平衡感觉：①小脑的神经细胞减少；②末梢神经功能降低，水平感觉维持困难，重心失去平衡；③平衡感觉降低，易头晕，容易摔倒，容易失神。

2.整体功能变化

（1）听力衰退：40 岁左右开始衰退，60 岁左右开始有听不清的感觉。

（2）传音性听取困难：从外耳传到中耳的声音震动有障碍。

（3）感音性听取困难：内耳、听神经、脑干等有损伤。

（4）混合性听取困难：既有传音性听取困难，又有感音性听取困难。

（5）高音区听音困难：与低音相比，高音反而较难听取（随着年龄的增长产生听取困难，65~74 岁人群有 23%，70 岁以上人群有 40%）。

（6）平衡感：降低，可有头晕、摔倒、失神等。

3.功能性变化

（1）老年性耳聋：与年龄相关的听力衰退即老年性耳聋，其主要原因是内耳改变，这些变化的原因还不清楚。内耳的变化中最显著的是毛细胞和（或）柯蒂器静纤毛的丢失。静纤毛数量的减少降低了神经递质释放的速度，从而削弱了听觉系统探测声音大小和高低音调的能力。其他变化包括听觉通路神经元的丢失及毛细血管壁的增厚（血流速度降低）。另外，鼓膜与内耳骨运动能力的衰退也可能与老年性耳聋有关。试想，声波传到鼓膜后引起中耳的听小骨跟压力成正比移动。这些听小骨移动的任何衰减都会导致真实的声波与我们听到的声音产生差异。锤骨、砧骨和镫骨只在它们的韧带和肌腱允许的范围内移动。随着年龄的增长，胶原蛋白——组成韧带和肌腱的主要蛋白质——变得越来越硬。韧带和肌腱中胶原蛋白的交联导致中耳内的结构运动距离减小，速度变慢。因此，识别声音大小（振幅）和高音调（频率）的能力随之逐渐减弱。

（2）选择性耳聋：老年人听觉功能的下降使其从外界获取声音和语音等音频类信息的量减少了，同时获得信息的质量也大为降低，许多频率的会话无法听清楚（图 2-15）。在日常生活中会出现所谓的耳背老年人"说好话听不清说坏话全听到"的选择性耳聋的现象。

听觉功能的下降直接影响了老年人与他人的交流，是老年人群心理老化和衰弱的催化剂。因此，应对听觉功能降低的有效照护就是通过安装助听器等来弥补听觉功能的不足。同时，应加强社会适老化设施的建设，如在红绿灯路口安装能有效警示听力障碍者和老年弱听者的设备等。在居家、社区或机构照护中，正式和非正式的照护人员应尽可能用老年人更易听得见的语调和听得懂的方式与老人交流沟通。

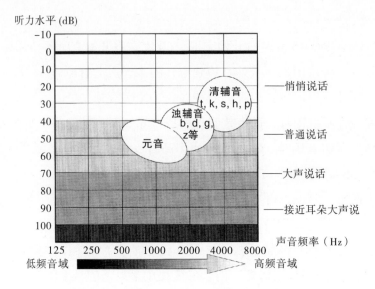

图 2-15　老年人的语言声音频率与日常会话

三、味觉和嗅觉

1. 味觉

味觉由两种化学感觉组成，即味道（Taste）和气味（Smell）。味道的感觉器官是味蕾（Taste Bud），主要集中在舌头上，但也存在于上颚。味蕾将味道分为 5 类：咸、甜、苦、酸和鲜（Umami，此味道与谷氨酸及其他氨基酸盐的味道相关）。味蕾对食物做出反应，通过探测对应于咸和酸味的离子浓度的变化或是通过刺激甜、苦及鲜味的受体向大脑发出味道类型的信号。老年人味觉的变化见图 2-16。

（1）细胞水平（正常变化）：①因舌黏膜上乳头的萎缩造成味蕾数量减少，男性从 50~60 岁开始，女性从 40~50 岁开始；②味蕾萎缩从 40 岁左右开始。

（2）脏器水平的变化：①味觉迟钝化。②味觉阈值上升（也有年龄增加但味觉能力不降低的情况）。A. 咸味：60~74 岁是 9~15 岁的约 3.8 倍，75~89 岁为约 4.4 倍，否则达不到同等味觉。B. 苦味、甜味：是年轻人的 2 倍不到。C. 酸味：没有太多的变化。

2. 嗅觉

人体感受到的食物中的味道，80% 是由嗅觉引起的。鼻腔上皮里的嗅神经，根据化学结构的不同可识别事物中的芳香化合物。人有超过 1000 种不同的嗅觉受体，分别针对不同种类的气味分子。每个嗅觉神经元都含有 1~4 个受体。当气味分子结合受体，神经信号就会被传递到嗅球。嗅球解码信号，识别哪些受体刺激及出现了多少刺激，然后通过嗅神经（第一脑神经）把这些信息传送到大脑的嗅觉中枢；之后嗅觉中枢将信号传递到大脑的边缘系统，从而决定这个气味是舒适的还是难以忍受的。边缘系统能够整合味觉和嗅觉信号，以此给予我们总体的味觉感受。

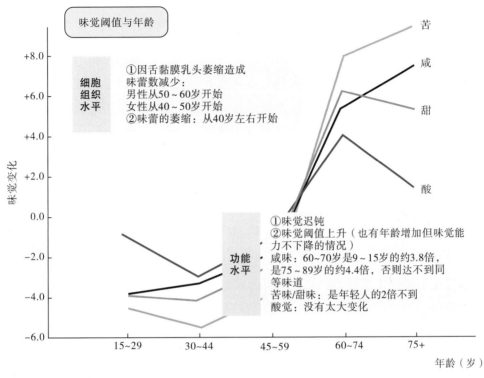

图 2-16　老年人味觉的变化

3.嗅觉与味觉

早期研究衰老对味觉的影响时往往注重患有味蕾和嗅觉方面疾病的人，这使人们产生了一种普遍的观念，认为味觉会随着年龄的增长而衰退。近年来的研究表明，味蕾和嗅觉的生理功能很少因年龄的增长而衰退。迄今为止的研究均发现，无论是味蕾和嗅觉神经的数量，还是嗅觉神经元更新，都没有明显的与年龄有关的变化。同时研究还显示，刺激嗅觉受体需要的分子数（称为"阈值"）随着年龄的增长而增加。有些人辨别气味的能力下降，可能是连接嗅觉受体与大脑嗅觉中枢的神经环路受到破坏；但这并不是群体现象，更可能是与疾病有关。

4.味道与气味

人类的味觉依赖于嗅觉（气味）和味蕾系统共同的作用，其中嗅觉对于整个味觉的贡献占了 80%。鼻的嗅觉神经细胞上有超过 1000 种的气味分子受体。进食时，食物释放的芳香族化合物与特定的受体结合，这一结合产生的信号被传递到嗅球，被嗅球神经解码。然后该信号被传递到位于大脑边缘系统的嗅觉中枢。此时，味蕾被食物的化学成分刺激，来自味蕾的信号被传递到大脑，再与来自嗅觉中枢的信号综合，人们就感知到了味道。

四、皮肤和触觉

皮肤是人体最大的器官，将人体与外界隔离开来。皮肤不但包裹着我们体内所有的组成部分，而且保护其不受外界恶劣环境的伤害，阻隔太阳辐射及紫外线等。此外，皮肤还能形成一道屏障，阻挡有毒物质和细菌等病原微生物侵入体内、外界酸碱化学物质的刺激等，是人体的第一道屏障。除了基本的保护功能，皮肤还是体温调节系统的重要器官以及触觉系统的感受器官。

从皮肤松弛有皱纹、白发和后背弯曲等外貌等可判断是否为老年人。皮肤的年龄变化从 20 岁左右开始，变化的程度人人都不相同，这与遗传、环境等因素有关。

1. 细胞水平的变化

随着年龄的增长，表皮的新陈代谢降低，新生细胞的速度减缓。真皮细胞功能降低，细胞数减少并有萎缩，胶原纤维从 20 岁开始到 80 岁减少了 65%。随着年龄的增长皮下脂肪组织减少，细胞内液的水分减少。随着年龄的增长，汗腺的大小、数量都会减少，功能减弱，从而发汗能力降低。

2. 脏器水平的变化

（1）血管变脆，皮肤上稍微有压迫或刺激就容易引起出血。

（2）皮脂腺的分泌减少，对皮肤有保护作用的弱酸性（pH4~6）的脂肪膜也减少，这使得皮肤变得粗糙，容易受细菌感染。

（3）对日光的抵抗力降低，被日光照射后，皮肤弹性降低，可出现皱纹、瘢痕等，进而出现花皮肤。

3. 皮肤触觉功能水平的变化

（1）随着年龄的增长，皮肤一般会变薄，触觉、压觉、痛觉、冷觉、温觉等感觉功能逐渐减弱。

（2）传递刺激的脊髓神经束后索功能随着年龄的增长而变化，引起感觉逐渐降低。

（3）对冷热刺激、摩擦、压迫等外界刺激的反应能力逐渐丧失。

4. 皮肤的环境性损害

环境等外源性因素如污染、吸烟和过量饮酒等都会对皮肤造成很大的伤害。然而，时间依赖性的环境引起的皮肤损伤超过 90% 是由阳光暴露引起的。光老化是由于紫外线造成的皮肤的长久伤害，主要发生在真皮中，是由于异常弹性组织积累造成的，也就是临床上所说的日光性弹性组织变性。受损的弹力纤维及胶原蛋白纤维积累并形成功能失调的细胞外基质，导致皮肤弹性丧失、形成皱纹及毛细血管扩张（皮肤表面出现微小血管扩张）。另外，重复性的阳光暴晒会破坏黑色素细胞。黑色素细胞结构和功能上的改变可能会导致存在遗传风险的人患上黑色素瘤。黑色素的重要性体现在深色皮肤比浅色皮肤老化要慢很多。

多项研究表明，紫外线引起的活性非配对电子与其他分子可很快发生反应并改变蛋白质的结构和功能。由于胶原蛋白和弹性蛋白更新速度很慢，损伤的弹性纤维往往会在真皮的基质中积累。弹性纤维破坏也会引起免疫反应，从而对真皮产生更为严重的伤害。多项研究显示，免疫系统对于被活性氧破坏的组织反复反应会加速皮肤的老化。光老化是完全可以预防的。不要暴露在太阳光或仿晒机等有害的紫外线辐射下。很多人无法或不愿意采取这种措施，那么限制在日光直接照射下的时间和使用防晒霜，可以有效地减少光老化的影响，并降低罹患皮肤癌的风险。

五、感觉系统老化的健康风险

人体的听觉、视觉、皮肤触觉等感觉功能是人体获得外部信息和调整人体反应以及保障生命、规避健康风险的重要功能。感觉功能的老化降低了老年人群获得外部信息和应对外部风险的处理能力，以至影响了人的 ADL 和 IADL，最终也会影响人的 ASL，也带来了健康风险和照护需求（表 2-6）。

表 2-6　感觉系统老化的健康风险

	感觉功能老化	健康风险
听觉	较难听到音域：高频（1500~4000Hz） 较易听到的音域：低频	与人的交流有障碍
视觉	较难看清楚色系：冷色系（绿/蓝） 较易看清楚色系：暖色系（红/橙色） 物体大小/形状/距离感/颜色/动感判断能力低下	老年居住及照护机构环境及标志避免使用绿/蓝冷色系的颜色
平衡感觉	水平感觉降低，易头晕，容易摔倒，容易失神	容易摔倒
皮肤感觉	痛觉/触觉/温度觉/震动觉/压力觉低下	烫伤和触碰创伤的可能性增大
味觉	咸味：60~74 岁是 9~15 岁的约 3.8 倍， 75~89 岁的约 4.4 倍，否则达不到同等味觉 苦味/甜味：是年轻人的 2 倍不到 酸味：没有太大变化	

第四节　脑神经

1. 细胞水平的变化

（1）神经元突触传导性降低。

（2）神经元丧失。

（3）神经元细胞质脂褐素开始沉积。

（4）末梢神经功能开始丧失。

（5）脑重量减少。

2. 脏器水平的变化（正常变化）

（1）脑萎缩。

（2）脑裂、脑沟增大。

（3）脑室扩大 。

（4）头骨缝隙增大。

（5）大脑皮质、白质体积减小。

（6）脑血流量、脑代谢量降低。

3. 功能水平的变化

（1） 固有感受器的感受能力降低：水平感觉、失神发作、反射能力等降低。

（2）神经反射时间出现延迟。

（3）下丘脑（Hypothalamus）中枢神经调节功能降低：①体温调节（体温调节中枢）；②摄食调节（摄食中枢）；③饮水调节（口渴中枢）：口渴中枢感受性下降，不易感到口渴，水摄入减少从而易引起脱水。④表情控制；⑤性行为；⑥循环系统（血压/心率）和消化系统（胃液分泌）调节；⑦由激素驱动下垂体调节（垂体后叶激素和前叶激素）；⑧时间调节功能低下引起夜间睡眠不良（图2-17）。

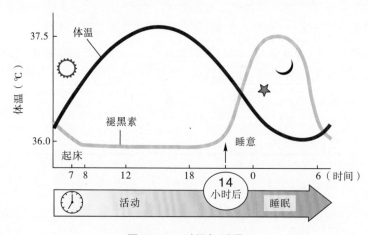

图2-17　时间与睡眠

（4）脑波、睡眠模式的变化（图2-18）：入眠时间延长，夜间易觉醒。

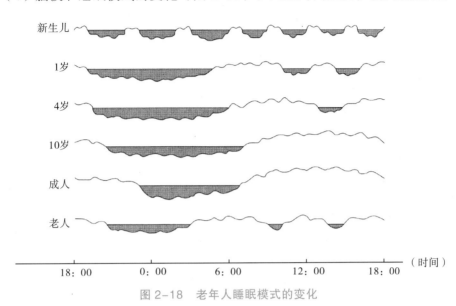

图2-18 老年人睡眠模式的变化

（5）脑重量减少。

4. 基于脑老化的影响

（1）记忆老化（表2-7）与记忆障碍以及认知障碍可造成人格崩溃。

表2-7 记忆老化的特征

短期记忆		数秒到数分间记忆就消失的记忆
长期记忆		几乎能被永久储存的记忆
事件性记忆		有关个人周围发生的事请，某种程度的记忆
意义记忆		有关从单词概念获得知识面的记忆
日常记忆	非语言性记忆	从人脸和写真、风景、图画、空间获得的非语言印象性的记忆
	自传性记忆	自身过去的生活、经验的相关记忆
	展望性记忆	有关将来的记忆

（2）认知障碍的发病时间不确定，无任何征兆，出现认知性遗忘（表2-8）。

（3）有认识障碍，可出现视觉失认、失行、失语、徘徊、夜间不稳定、幻觉等精神症状。

（4）随着年龄的增加，认知功能明显降低，表现为写字速度、反应速度、记忆跨越、推理能力等降低，语言理解、一般知识和计算能力等也会减弱。

表 2-8 遗忘的类型

普通的遗忘		认知性遗忘	
体验的一部分被遗忘	体验被遗忘	案例	常用物件放错地方
不发展	发展		想不出合适的用词
能自觉到	不容易自觉到		记不得刚读的东西
没有生活障碍	有生活障碍		走到某处却忘记来做什么
			叫错名字

第五节　循环系统

一、心脏功能

1.细胞水平的变化

（1）心肌细胞中的脂褐素增加。

（2）心脏细胞数减少，纤维组织与脂肪增加。

（3）传导系统发生变化，右心房窦房结发生变化。

（4）复合脂质沉着，蛋白质细胞变性，心脏瓣膜出现钙化。

2.脏器水平的变化

（1）左心室尤其是室间隔增厚：蛋白质含量增加（80 岁的人比 30 岁的人增厚约 25%）。

（2）心脏萎缩：与身高和体重有关。

（3）血流分布的变化：冠状动脉内的血流量相对减少。

（4）心脏瓣膜增厚、硬化：可引起收缩期心脏杂音。

3.整体功能的变化

窦房结固有的节律性降低，心电图可出现电轴左偏、P-R 间期延长、Q-T 间期延长、R 波和 S 波波幅改变等。

二、血管系统

1.细胞和脏器水平的变化

（1）大动脉：①血管壁增厚，硬度增加，弹性降低，纤维组织增加。②附着在血管壁上的钙质增加。③组织结构发生改变：大动脉变粗，收缩压上升从而导致左心室肥大 。 ④ 运动后收缩压和舒张压都比年轻人要高（图 2-19 左）。⑤ 运动后动、静脉的血氧含量差都比年轻人要高（图2-19右）。

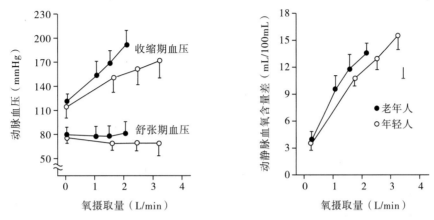

图 2-19 老年人与年轻人使用跑步机时循环系统应答的比较

（2）其他动脉：①动脉壁增厚。②弹性降低。

2. 功能变化

血管老化会对血压产生影响（图2-20）。

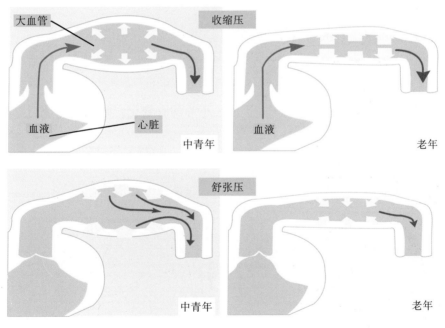

图 2-20 血管老化对血压的影响

第六节　呼吸系统

一、呼吸系统

1. 细胞水平的变化

（1）组织纤维化。

（2）肋软骨骨化。

（3）脊柱侧弯。

（4）呼吸肌数量减少。

（5）肺泡数量减少。

（6）呼吸道上皮纤毛活动减少。

2. 脏器水平的变化

（1）肺泡壁及气管壁弹性降低。

（2）肋骨运动减少，部分肋间肌收缩力降低。

（3）胸廓运动减少。

（4）咳嗽反射、吞咽反射降低。

（5）呼吸道感染风险增加。

3. 整体功能变化

老年人呼吸道的通畅程度、肺容量的大小等均有变化，呼吸功能也会有相应的变化（图 2-21）。

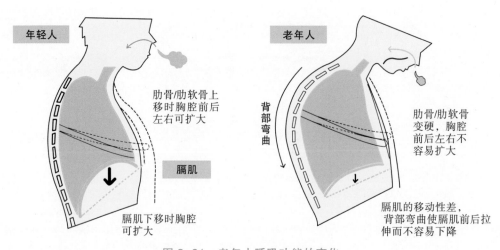

图 2-21　老年人呼吸功能的变化

（1）静态肺容量：老年人由于肋软骨骨化、呼吸肌肌力减退等综合因素导致用力肺活量（FVC）减少和残气量增加。肺活量的减少男性早于女性。男性和女性的 FVC 在 45 岁后都有所减少。

（2）通气功能：肺通气功能的变化主要取决于肺弹性回缩力、气道阻力和气道横截面等因素。随着年龄增大，第 1 秒用力呼气量（FEV1）逐渐下降。

（3）换气功能：老年人的换气功能与动脉血各项指标、肺容量、通气量、气体分布等密切相关，综合因素导致老年人换气功能会受到影响。

（4）肺的生物防御体系：老年人发生呼吸系统感染的概率很高，容易发生吸入性肺炎，其原因主要有：①老化伴随呼吸肌肌力降低，导致咳嗽反射障碍。②老化伴随呼吸道纤毛运动降低，导致肺的净化功能降低。③老化伴随免疫力降低。

二、发音功能

声音是由喉部的声带发出的。当两条声带拉紧、中间的空隙缩小时，从肺部呼出的气流振动了声带，就发出了声音。如果有声门闭锁或声带的震动不正常，就会造成发音障碍。

1. 细胞水平的变化

声带肌或声带黏膜随着年龄的增加发生老年性萎缩。

2. 脏器水平的变化

发音时声门闭锁或因肺活量不足造成发音持续时间缩短。

3. 整体功能的变化

发音障碍可表现为发干枯声或沙哑声，在听觉上可分为"粗糙性"（嘎拉嘎拉声）、"气息性"（漏气的丝丝声音）、"努力性"（用力发的声音）、"无力性"（无力呜呜声）以及失声等。

老年人的发音障碍可能原因有慢性喉头炎、喉头癌、声带息肉、喉返神经麻痹等，以及老年性器质性变化造成的声带萎缩、肺活量不足等。

第七节　消化系统

人体的消化系统是一条从口腔到肛门的连续不断的管道，消化系统的主要功能是为人体输送能维持生命所需的食物，并从中获取营养和能量，清除不能被吸收的物质。人体的消化吸收功能除了有消化道参与以外，还有肝脏、胰腺等器官和免疫系统以及神经调控系统参与。这些都在为人体的消化吸收提供支持。人体的消化系统使人能吃种类繁多的食物，人类是唯一能在地球上大部分地方生存、发展和繁衍的物种。

1. 细胞水平的变化

（1）唾液腺萎缩。

（2）胃底腺减少。

（3）食管肌肉萎缩。

（4）小肠黏膜绒毛高度降低。

（5）结肠壁肌肉萎缩。

2. 脏器水平的变化

（1）唾液分泌量减少。

（2）胃液分泌量减少。

（3）胃液酸度降低。

（4）食管运动功能降低。

（5）吸收营养的肠道黏膜面积减少（约30%）。

（6）胃肠道运动功能降低。

（7）肝脏的储备能力降低。

（8）胆囊收缩力降低。

3. 整体功能的变化

老年人消化系统的运动功能与青壮年时期有很大的不同。唾液与胃液分泌量减少，常存在吞咽困难。老年人还常有消化不良、易积食、容易便秘等。

（1）口腔：①牙釉质产生减少；②牙髓萎缩、纤维化；③牙龈萎缩；④牙槽骨骨密度降低；⑤黏膜下弹性组织萎缩；⑥残存牙减少，肌力降低，导致咀嚼、吞咽能力降低；⑦唾液分泌量减少，导致口腔内干燥。

（2）食管：①老年人食管下括约肌常有功能异常；②产生非蠕动性收缩与不正常的弛缓，使食管蠕动减少。

（3）胃：①胃黏膜萎缩，消化道内分泌细胞功能下降，导致胃酸分泌减少。②胃酸分泌量减少。

（4）小肠绒毛长度缩短、宽度增加，导致肠道黏膜表面积减少（约30%），使吸收率降低。

（5）大肠：①血管屈曲增加，导致大肠血流受到阻碍；②肠道蠕动减慢，导致便秘倾向。

（6）胰腺：①胰管扩张，每10年扩张约8%；②胰腺整体下移；③血管钙化；④胰脂肪酶分泌减少，导致脂肪吸收异常；⑤胰液分泌量减少，导致胰腺储备能力降低。

（7）肝脏与胆道：①肝细胞减少，导致肝脏重量、质量均减少；②纤维组织增加，使肝脏内的蛋白质合成受到阻碍，有关代谢路径的消化酶发生变化，导致胆固醇合成减少，消化酶作用低下。

4. 功能性变化

（1）老化与吞咽障碍：①残存牙齿减少；②喉头位置低下；③咽反射不敏感；④唾液分泌和咽下次数减少；⑤胃食管反流；⑥嗅觉和味觉阈值低下，与呼吸运动的协调性下降。

（2）老化与消化和营养吸收：消化食物和吸收营养主要是在小肠内进行。食糜——水、食物和消化液的混合物——借助肠道的蠕动通过小肠。肠道的蠕动还可以促进食糜的混合，从而增加消化酶与营养分子的接触。食糜从胃进入小肠后刺激胰腺分泌消化酶；同时胆囊也释放胆盐，胆盐有助于乳化油脂，因而增加其溶解。当胆盐从肝脏经胆囊分泌出来进入小肠，脂肪的消化过程就开始了。胆盐形成的表面区域增加了胰腺分泌脂肪酶的效率，后者能够将大脂肪分子分解成游离脂肪酸。胰腺分泌的消化酶能够分解碳水化合物中的糖、蛋白质中的氨基酸，以及油脂中脂肪酸之间的化学键。

老化对小肠结构和功能的影响目前尚存在争议，因为尚不完全了解疾病与不良饮食习惯对于小肠正常功能的影响。许多早期衰老对于肠功能影响的研究纳入了很多患有疾病的个体，手术过程中也收集了很多组织样本。这些早期的研究提示老化对小肠有着不良的影响，包括营养吸收不良。但是，在安全和无痛组织活检方法被引入后，可以从健康个体的小肠中采集组织样本。这些研究表明随着年龄的增加，小肠绒毛的数量和高度（表面积指标）没有明显的变化。此外，维持小肠吸收功能的重要特征——上皮细胞的复制能力，并不随年龄的增加而改变。

正常的消化和吸收依赖于小肠通过蠕动使食糜移动。肠道肌肉节律性运动能力的衰退会导致食糜流速降低和出现便秘，而后者常与年龄有关。肠道平滑肌的收缩力似乎随着年龄的增长而降低，导致食糜在小肠内的停留时间稍有增加。然而，这种增加不会导致便秘或者吸收不良综合征。年龄相关的便秘更多应归咎于不良的饮食习惯，而不是小肠的生理变化。

老化对于营养吸收的影响目前也有争议。传统观点认为，正常生长和代谢必须要有维生素及微量元素吸收，但这种微量元素的吸收会随着年龄的增长而减少。近年来，人们发现转运微量元素的特异性蛋白不会随着年龄的增加而减少。女性对钙的吸收会随着年龄的增加而减少，这可能与其吸收所需要的维生素 D 活力降低有关。目前尚不清楚维生素 D 活力降低的原因，但是很可能与正常绝经后骨矿物质丢失有关。

第八节 内分泌、免疫和代谢系统

一、内分泌系统

1. 细胞和脏器水平的变化

（1）内分泌：①可刺激内分泌靶器官的变化。②激素分泌率、代谢率降低。③血浆激素浓度变化：A.降低的有肾上腺皮质激素、甲状腺分泌的激素、脑垂体分泌的激素和生长激素。B.增加的有卵泡刺激素（FSH）、黄体生成素（LH）。④对雄性激素的刺激反应低下。

（2）垂体：①垂体大小变化：中年期时最大，中年期后逐渐缩小。②垂体萎缩：A.血管分布减少，细胞缩小。B.40 岁左右开始重量减少，可能形成小囊肿。

（3）甲状腺：①甲状腺实质减少。②淋巴细胞浸润，易形成小结节（小的甲状腺囊肿）。

（4）肾上腺：分泌的激素减少。

2. 功能的变化

（1）肝脏、肾脏等实质性脏器一般在 40~50 岁开始萎缩，重量减少；70 岁左右重量减少 30%~40%，但内分泌系统器官重量一般不会减少。

（2）甲状腺重量在 20~30 岁达到峰值后随着滤泡及上皮细胞的减少而逐渐减少。

二、免疫系统

人类有两个相对独立但同等重要的免疫系统：天然免疫系统和获得性（适应性）免疫系统。人体从出生起即具有完整的天然免疫系统，这使我们免受感染并能够快速对异物做出反应。天然免疫系统通过诸如皮肤、黏膜、消化液和蛋白酶等来防止感染。如果异物通过了这些保护性屏障，天然免疫系统就会启动吞没和吸收异物的吞噬作用。吞噬作用由特殊的血液和组织细胞如中性粒细胞和巨噬细胞等免疫细胞来完成（表 2-9）。

1. 细胞和脏器水平的变化

（1）细胞免疫功能降低。

（2）胸腺萎缩。

表 2-9　免疫细胞的分类

细胞类型	产生的部位	功能
中性粒细胞	骨髓	吞噬，释放参与炎症反应的因素（扩张血管和降解蛋白质）
巨噬细胞	骨髓、单核细胞（一种白细胞）分化而来	吞噬，为辅助性 T 细胞提供抗原
初始 T 细胞	骨髓中产生，在胸腺内成熟	淋巴组织内储存，等待特定抗原暴露
辅助 T 细胞	由初始 T 细胞形成	分泌激活 B 细胞和其他 T 细胞的细胞因子
NK 细胞	由初始 T 细胞形成	与病毒感染细胞和癌细胞结合，注入毒素并杀死细胞
细胞毒 T 细胞	由初始 T 细胞形成	与病毒感染细胞和癌细胞膜上的抗原结合并杀死细胞
B 细胞	骨髓，储存在淋巴组织中	由抗体激起免疫反应
浆细胞	由 B 细胞形成，终末分化细胞	分泌抗体

2. 功能变化

（1）中性粒细胞和巨噬细胞的增龄性变化：天然免疫系统的作用很大程度上依赖于中性粒细胞和巨噬细胞进入被感染区域的能力。天然免疫系统中起作用的中性粒细胞和巨噬细胞的数量不会随着年龄的增长而减少。这些细胞起源于骨髓造血干细胞，人的一生中它们的形成都比较持续稳定。因此，天然免疫系统与年龄相关的功能退变可能是由于中性粒细胞和巨噬细胞吞噬能力降低（表 2-10）。受感染组织中的巨噬细胞把部分被消化的抗原片段提呈给初始 T 细胞。然后，初始 T 细胞转变成为辅助 T 细胞、细胞毒性 T 细胞或自然杀伤（NK）细胞。辅助 T 细胞激活 B 细胞，并将其转变成为浆细胞——能够分泌抗体的免疫细胞。

（2）初始 T 细胞、B 细胞的增龄性变化：胸腺是位于胸骨后面的一个小腺体，是 T 细胞发育的场所。衰老导致胸腺明显萎缩，会引起年龄相关性的初始 T 细胞生成减少。胸腺退行性变表现为胸腺皮质——T 细胞发育场所的萎缩，以及成熟 T 细胞被结缔组织取代。据研究，到 70 岁的时候，胸腺皮质会缩小 90%。有趣的是，退化的胸腺生成 T 细胞的能力似乎没有降低。也就是说，与年龄相关的 T 细胞生产能力降低完全是由胸腺皮质减少引起的。随着初始 T 细胞生产能力的下降，记忆 T 细胞与初始 T 细胞的比例会增加。此外，记忆 T 细胞扩增为辅助 T 细胞是机体对抗原做出适当免疫反应的重要步骤。这一能力也可能随着年龄的增加而降低（表2-10）。

总之，年龄相关的外周初始T细胞减少及记忆T细胞扩增为辅助T细胞能力的降低，可以解释免疫功能随着年龄整体下降的现象。获得性免疫系统用记忆T细胞来缩短对入侵者做出反应的时间。辅助T细胞通过刺激B细胞来释放抗体。如果记忆T细胞不能发挥最大作用，那么免疫反应就会减弱，人由于病原体入侵而发生疾病的风险也会增加。初始T细胞随着年龄的增加而减少会降低个体对新型病原做出反应的能力，这可能解释为什么老年人接种流感疫苗没有年轻人有效的现象。

成熟B细胞的数量也会随着年龄的增加而减少，骨髓形成B细胞的功能降低，这导致了记忆B细胞相比成熟B细胞比例增加，尽管外周B细胞总数并不跟随年龄的增加而变化。与记忆T细胞一样，记忆B细胞在老年群体中的扩增能力变弱。由于外周成熟B细胞随年龄增加而减少，机体对新型病原做出免疫反应的能力就减弱了（表2-10）。

表 2-10　自然免疫的增龄性变化

细胞类型	增龄性变化
中性粒细胞	在血液和骨髓中的数量不变 从骨髓中释放变慢 吞噬能力轻度下降 趋化作用轻度下降
巨噬细胞	数量不变 吞噬能力下降 细胞因子和趋化因子产生能力下降
NK 细胞	数量增多 黏附作用和细胞毒作用不变 趋化因子产生能力不变

抗体功能也会随年龄的增加而降低，这反映了辅助T细胞数量和功能的降低。也就是说，记忆T细胞扩增为辅助T细胞能力的降低使分泌的细胞因子的量减少了。这样，从B细胞内释放的抗体也随之减少了。除此之外，高亲和力抗体（拥有多个抗原结合位点的抗体）的数量也会随年龄增加而减少，这导致了免疫反应的弱化，因为抗原–抗原结合的强度很大程度上决定了抗体在抵御入侵者时的效价。

总之，初始T细胞的形成能力、B细胞的数量及抗体的有效性都会随着年龄的增加而降低。

三、代谢系统

1. 细胞和脏器水平的变化

（1）胰岛细胞（β细胞）的反应性（胰岛素分泌）发生变化。

（2）胰岛素对于目标器官的作用（胰岛素抵抗）的变化——糖耐量降低。

2. 功能的变化

老年人的糖耐量降低，造成糖尿病的发病率增加，其原因是末梢胰岛素感受性降低而引起胰岛素抵抗增强（图 2-22）。

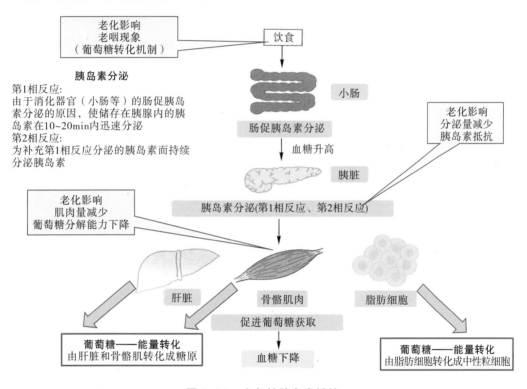

图 2-22　老年性胰岛素抵抗

第九节　泌尿系统

泌尿系统由肾脏、输尿管、膀胱和尿道组成。除了肾脏，泌尿系统中的其他器官没有与年龄相关的、阻碍排尿的显著改变。年龄相关性尿失禁（不能控制排尿）主要由下面几个因素引起：①肌肉无力；②出现影响膀胱功能的神经控制性疾病；③肾脏产生过量的尿液。

一、肾脏

1. 细胞和脏器水平的变化

（1）肾小球：①肾小球毛细血管减少；②肾小球过滤膜逐渐丧失；③间质组织增加；④肾小球数目减少；⑤肾小球毛细血管基底膜增厚；⑥入球小动脉和出球小动脉的长度、容量减少；⑦肾血管硬化；⑧基底膜的通透性没有变化而滤过面积减少；⑨心排血量降低、肾皮质减少、滤过面积减少使肾血流量和肾小球滤过率逐渐降低。

（2）肾小管：①肾小管功能减退导致其具有的重吸收、分泌和排泄功能下降；②尿生成节奏紊乱，造成夜尿频繁；③盐分摄取量减少；④水分摄取不足导致脱水；⑤摄取过量的 Na^+ 造成过负荷（GFR 降低），导致盐分味觉能力减退；⑥肾血流量减少，抗利尿激素（Antidiuretic Hormone，ADH）分泌过剩，水分排泄能力减退，导致水中毒，进而发生低钠血症；⑦肾上腺髓质细胞分泌的肾上腺素减少、GFR减少，导致高钾血症；⑧肾小球、肾小管的排泄功能障碍，妨碍药物排泄。

二、输尿管、膀胱和尿道

1. 细胞/脏器水平的变化

（1）输尿管：①可能出现输尿管和肾盂的尿逆流；②子宫脱出，可能压迫双侧输尿管导致输尿管闭塞。

（2）膀胱：①平滑肌和弹性组织变性为纤维结缔组织；②膀胱肌肉弱化，膀胱容量减少，排尿后的残尿感和排尿次数增加，每次尿量减少；③膀胱出口和尿道：男性可造成膀胱出口闭塞（良性前列腺肥大），女性可有尿失禁（盆底肌肉筋膜组织松弛）；④括约肌、神经控制能力下降，导致排尿（过程）障碍。

三、整体功能变化

1. 肾脏血压调控的增龄性影响

肾脏的另一个重要功能是通过调节血液中的含水量来维持人体的血压。血液中的水通过肾小管分泌到尿液中，能够降低血压。肾小管通过把肾小球滤过液中的水重吸收来维持血压。由于血管硬化等因素导致肾脏调节血压的能力低下，可引发高血压。

肾单位中水的流动与钠离子的重吸收受到多种激素的调节。钠离子通过被动扩散从肾小管腔回到肾小管上皮细胞内，使肾小球滤过液的渗透压降低（即水的浓度增加了），导致水跟随钠离子也通过被动扩散进入肾小管的上皮细胞。水和钠离子重吸收的偶联解释了尿液颜色的不同。如果没有喝足够的水，肾脏重吸收水，尿液就会因为溶质浓度高而呈黄色。如果饮水量超过了人体所需，肾脏会产生清澈的尿液，因为肾小管分泌的水进入尿液导致溶质的浓度降低（图2-23）。

肾脏重吸收的水量也受到肾小管通透性的影响，肾小管的通透性受到垂体分泌的ADH的调节。当下丘脑感应到血容量减少时，它会发送信号到垂体促使其分泌ADH到血液中。ADH使肾小管上皮细胞中的水通道打开，从而增加水的重吸收。与之相反，血容量增加会抑制ADH的分泌，并使水存储在肾小管中，造成尿液中水的含量较高。

2. 肾血流量的增龄性变化

肾血流量包括总血量和占心排血量的比例会随着机体的衰老而减少。肾血流量的减少是由于肾血管总数的减少和血管的收缩造成的。这种血管丢失的现象在全肾都会发生，但是肾小球似乎受影响最大。从30岁开始，肾小球的血管数量每10年大约减少10%。另外，剩余的血管是不规则且缠绕的，这进一步限制了肾小球的血液流量。

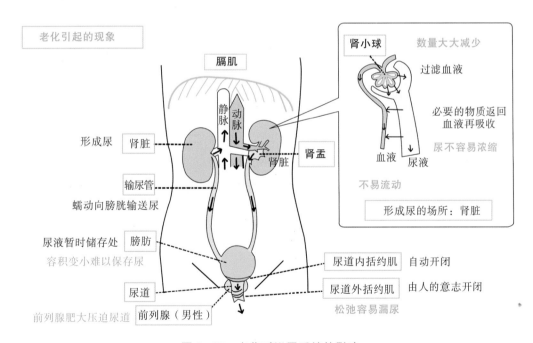

图2-23 老化对泌尿系统的影响

从观察到人体老化后，肾脏的动脉变化与在其他器官上观察到的现象如动脉硬化和动脉内膜增生类似。在年龄相关的循环系统变化方面，肾脏要比其他器官的血管内膜纤维增生即动脉壁内膜层的异常生长更为常见。这种现象是由于血浆蛋白在血管壁沉积引起的，会导致血管狭窄和血供减少。

肾小球毛细血管的数量和功能随年龄增长而下降，也会导致肾小球滤液流入肾小囊的速率下降，这种液体被过滤的速率或单位时间的体积称为肾小球滤过率（Glomerular Filtration Rate,GFP）。对于一个体重60~70kg的年轻人来说，GFP大约是180L/d。以人体平均总血容量为3L来计算，全部的血液每天会被过滤大约60次。肾脏的大滤过率使其能够快速地移除大量的代谢废物。老化造成的滤过能力的衰退因人而异，有很大的不同，约为正常的肾小球滤过率的0~20%。然而，任何肾小球滤过率的改变都会影响血液和机体的内稳态（图2-23）。

以上这些因素也会导致老年性排尿障碍。

肾小球滤过率减少的原因是肾小球硬化即肾小球退行性变。一些研究认为到80岁时，30%~40%的肾小球会因为这一原因失去功能。但是，肾小球硬化是一个正常与年龄相关性的问题还是因高血压引起的，这方面还存在争议。目前，还无法区分年龄相关性的肾小球硬化和年轻人由于高血压引起的肾小球硬化。此外，这种现象几乎总是在患有高血压的老年人中出现。因此，还不清楚年龄相关性肾小球硬化是先于高血压还是晚于高血压出现的。

第十节 生殖系统

一、男性

1.细胞/脏器水平的变化

（1）睾丸容量减少、曲精细管硬化，使精子形成障碍，精子数量减少（生殖功能尚保存）。

（2）上皮细胞消失。

（3）睾丸、精囊和前列腺退行性、萎缩性变化。

（4）女性激素水平升高。

（5）社会心理等原因或各种疾病引起的器质性或心理性的性功能降低。

（6）性反应衰退：勃起缓慢、勃起无力、精液量减少。

（7）前列腺：①肥大、出口狭窄，导致尿量减少或小便中断；②排尿后的残尿感增加；③膀胱、输尿管逆流，导致肾功能障碍。

（8）外生殖器：阴茎血流量减少，勃起功能减退。

2. 整体功能的变化

（1）性功能变化：前列腺可分泌构成精液的前列腺液，其分泌活动受雄性激素调控。前列腺的大小在青春期迅速增大，分泌功能高涨。性生活在 20~30 岁时达到高潮，前列腺重量在 20 克左右。此后前列腺的大小几乎没有变化，在 40~50 岁时可能会再次增大。

与年龄相关的男性生殖器官变化对性功能的影响很小。男性阴茎勃起组织中的纤维组织能改变勃起的速度和组织硬度。阳痿是阴茎不能完全勃起造成的性功能障碍，但这并不是一个直接与年龄相关的问题。阳痿在 60 岁以上男性中出现的比例仅为 15%~20%。另外，与年龄相关的睾丸、精囊和前列腺的改变会影响生育能力，但是这些器官的变化似乎不影响性功能。

男性的生育能力不会突然终止。这一现象经常被错误地理解为男性的生育能力不会降低。但是，在过去的几十年里，研究人员发现男性和女性一样，会出现与年龄相关的生殖能力的变化。尽管男性的生育期不会终止，但是他们的生育和分泌性激素的能力会随年龄的增加而降低。此外，老年男性的精子质量也会降低，从而增加了后代出现遗传问题的风险。

（2）生育能力的增龄性变化：男性的生育能力随年龄发生变化的问题在近几年才受到广泛的关注。目前认为，随着年龄的增加男性的生育能力有轻度下降。总体而言，解剖方面的变化无法解释这一现象。阳痿又称为勃起功能障碍，是指无法实现或者保持勃起状态，多是其他疾病引起的继发症状。随着年龄的增加，阴茎勃起组织中的纤维组织成分增多，但血供并不发生变化，虽然男性阴茎仍能勃起，但纤维组织会使勃起疲软。睾丸的大小和重量都会有轻度减少。生精小管是产生精子和睾酮的部位。绝大多数与年龄有关的睾丸大小的改变都可以用生精小管内细胞的减少来解释。在附睾、输精管、尿道和精囊等部位没有发现与老年性功能改变有关的解剖学变化。

男性生殖能力的下降主要由生精小管内细胞的变化引起。随着男性的衰老，精子支持细胞即 Sertoli 细胞，会逐渐被纤维组织替代，这导致每个 Sertoli 细胞产生的精子数量会下降，每次射精时精子的总数量也会减少。睾丸间质细胞是产生睾酮的细胞，它的数量也会减少。睾酮对于精子的产生是必需的，同时也对维持精子的健康起到作用。睾酮的减少被认为是导致老年男性精子遗传错误率较高的一个原因。

血液中睾酮浓度的下降被认为与睾丸间质细胞数量减少有关，另外一些研究还显示下丘脑 – 垂体 – 睾丸轴的变化也可能与睾酮的减少有关。年轻男性睾酮呈 24h 的昼夜节律性分泌的特征。睾酮的产生在早上 4:00~8:00 时最高，午夜时最低。睾酮形成的节律与主要负责分泌的促黄体生成素的节律一致。老年男性睾酮在浓度降低的同时，其分泌也失去了每日的节律性。但要指出的是，促黄体生成素水平的改变并不与睾酮的减少成正比，这提示随着年龄的增长，睾丸间质细胞对促黄体生成素的敏感性降低。绝经期女性也有类似的反应。睾丸间质细胞对促黄体生成素的敏感性降低被称为男性更年期。

二、女性

1.细胞/脏器水平的变化

（1）闭经：正常来月经的女性连续停经6个月以上；或者有正常的月经周期，在她自己的月经周期基础上有3个周期没有来月经。

（2）女性在50岁左右开始卵巢激素生成减少（降低到闭经前的20%左右），促性腺激素LH（黄体生成素）和FSH（卵泡刺激素）浓度增加。

（3）外阴、阴道、子宫、卵巢和骨盆等发生变化：①皮下脂肪、上皮和相关组织萎缩、弹性降低；②卵巢、子宫、输卵管萎缩；③泌尿生殖器官萎缩，黏膜干燥，容易导致感染。

（4）性反应持续时间（阴道润滑液分泌减少）和强度减退。

（5）女性激素减少，阴道组织萎缩，分泌物减少，阴道长度、宽度减少，pH上升，正常菌群发生变化，黏膜内层发生变化，导致阴道壁变薄、松弛、干燥，容易发生性交痛、感染、瘙痒等。

2.整体功能的变化

（1）性功能变化：与年龄有关的女性生殖器官的变化对性功能影响很小，女性阴道壁的厚度随着年龄的增加而变薄，从而影响性功能和身体健康。黏膜细胞分泌润滑液的功能降低，性交时摩擦力就会增加，从而引起疼痛和小的创伤。但是，近期的研究表明，有规律性行为的女性，其黏膜细胞的分泌功能下降很少。大部分研究表明，对于女性来说，与年龄有关的性行为的减少往往是由于存在心理问题或无法找到合适的性伴侣造成的。

（2）生殖能力变化：从人类的历史来看，人类生殖衰老往往与女性的衰老联系在一起，即女性重要的三个变化。首先，女性的生育能力会突然终止于月经的停止和绝经的开始（通常是在50~60岁时）。其次，卵巢分泌的性激素如雌激素和孕激素，在绝经后会大幅减少。第三，卵子的遗传质量随年龄增加而下降，导致遗传受损的胚胎、出生缺陷和自然流产的概率增加。女性生育期的终止与其他年龄相关性生理功能的异常有关。

第三章

衰弱的生理机制

第一节　衰弱的概述

一、衰弱的定义与形态

1. 衰弱的基本定义

衰弱一直是威胁人类健康的重要因素。早在1948年，世界卫生组织（WHO）就已经把衰弱问题纳入了健康的定义："健康不仅是消除疾病或衰弱，而是一种身体、精神与社会（环境）适应的完好状态"。因此，健康不仅仅是没有疾病，还应包括没有衰弱和人的生活能力以及与环境相适应。伴随人体的生理性老化如衰弱，如果不加干预而得以持续，将降低人的预备能力，使人的身体功能出现障碍，严重危及人的健康。

进入21世纪，伴随老龄化社会的到来，老年衰弱（Frailty）问题越来越得到老年医学、长期照护及政府相关领域专业人士的关注。老年衰弱不仅降低了老年人的运动功能、精神功能和认知功能，同时也给长期照护保险和政府的医疗卫生支出带来了沉重负担。

对于衰弱的定义，各国老年医学或护理学领域专家都有不同的建议，如认为衰弱是因生理储备下降而出现抗应激能力减退的非特异性状态。目前普遍被接受的是老年医学专家Fried提出的衰弱定义：具有体重减少、肌力减弱、活力低下、行走缓慢、体动较少等生理状态，涉及神经肌肉系统、代谢系统和免疫系统等多个系统的生理学变化。在临床诊断指标中，只要满足上述5项中的3项就可以诊断为衰弱（图3-1）。

现在普遍使用的衰弱的英文"Frail"一词，来源于希腊语，是由"Fatigue"（疲劳感）、"Resistance"（肌力）、"Aerobic"（有氧运动）和"Illness"（疾病）及"Loss of wight"（体重减少）5个单词的首字母组成的，它也反映了衰弱的真实内涵。

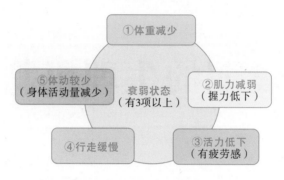

图 3-1　衰弱的基本定义

2. 衰弱的形态

衰弱危及健康的风险是多重的。在现代护理学中，老年衰弱综合征（Frail Elderly Syndrome）也是护理诊断的内容之一。将老年衰弱综合征定义为生理功能平衡状态不稳定而影响老年经历过一项或多项个人健康范畴（生理、功能、心理或社会）的衰弱，特别是在功能丧失方面容易导致健康受损的情况。

因此衰弱不仅仅是身体性的，还有其他形态的衰弱。依据 WHO 对健康的完整诠释，衰弱可分为身体性衰弱（Physical Frailty）、精神性衰弱（Cognitive/Mental Frailty）及社会性衰弱（Social Frailty）（图 3-2）。

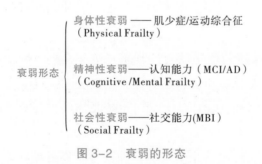

图 3-2　衰弱的形态

身体性衰弱是以肌少症和运动综合征为核心症状的衰弱。瑞士和美国的老年人群中约有 6% 的患者，英国和法国的老年人群中有 10%~15% 的患者，而在西班牙的老年人群中比例则高达 28%。日本的老年人群也有 7%~9% 的罹患率，亚洲地区老年人群的罹患率与日本基本相同。精神性衰弱主要表现为认知障碍，而社会性衰弱则表现为社会参与能力方面的障碍。据研究推测，日本和美国等发达国家精神性衰弱和社会性衰弱的罹患者占老年人群的 20%~30%。

身体性衰弱、精神性衰弱及社会性衰弱这三个形态，发生的顺序往往是先从身体性衰弱开始，如不加干预，伴随着身体性衰弱将会导致认知能力低下的精神性衰弱（如轻度认知障碍）和社会参与能力低下的社会性衰弱（轻度行为障碍）。人的健康也从健康的状态发展为整体衰弱的状态，最终进入需要照护的失能或失智状态。

二、身体性衰弱

1. 临床表现和诊断

身体性衰弱的临床表现是 Fried 对衰弱的最初定义，即体重减少、肌力减弱（握力低下）、活力低下（有疲劳感）、行走缓慢、体动较少（身体活动量减少）等5个特征性表现造成的全身衰弱。

（1）体重减少：体重减少是诊断身体性衰弱的常用指标，方法简单可行。由基层医疗卫生机构或从业机构进行的体检，都有测量体重的项目。如发现不明原因的体重下降，如1年内体重下降 > 5%，就可怀疑为存在身体性衰弱。

（2）肌力减弱（握力低下）：肌力减弱是判定身体性衰弱的重要指标，可以用握力器(图3-3)测定握力的大小,检测肌力减弱的程度。握力差的人(男性 < 26kg,女性 < 17kg)发生衰弱的风险比普通人高约6倍。在临床上,肌力减弱可以预测疲劳、失能、患病率和死亡率等。

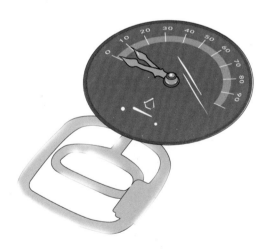

图 3-3　握力器

（3）活力低下（有疲劳感）：活力低下（有疲劳感）是人的预备能力低下的表现，在临床上以近1个月的自我疲劳感觉为诊断依据。人的预备能力可以用生物恒常性（Momeostatic Mechanism）来表示，生物恒常性是人体防止从正常状态逃逸的能力，是维护人体免疫系统、内分泌系统和神经系统等系统状态正常的生物学属性。

（4）行走缓慢：行走缓慢的程度可以通过用规范的方法测定检测对象的行走速度来进行判断。在临床上，行走速度（每秒低于1m）可以作为健康程度和 ADL 能力以及疾病治疗预后不良的指标。步速提高有助于使衰弱的发生风险和死亡风险降低，并可提高各项身体功能。同时，行走速度还可以预测老人的失能风险和跌倒风险（图3-4）。

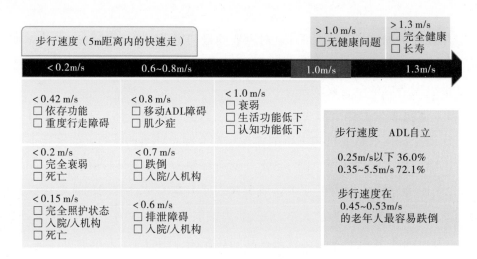

图3-4　行走速度与健康失能的风险

（5）体动较少（身体活动量减少）：体动较少以每日人体移动距离和人体活动量作为依据。体动较少反映了身体的新陈代谢下降和营养不良，还可以评估人体的 ADL 和 IADL 能力，以及预测人的失能概率。

2. 身体性衰弱的演变

身体性衰弱是不同的健康缺陷积累后导致身体产生的一种失常状况。Fried 等对 5000 多名 65 岁以上的身体性衰弱的老人进行生理调查，发现老人的身体性衰弱是一个由生理型向临床表型转变的连续过程，因此身体性衰弱在临床表现上其预测性较高，可以依据反映生理变化的生物学指标来预测和判定是否发生了身体性衰弱。

身体性衰弱的演变从最基础的细胞水平的细胞老化、DNA 障碍、线粒体功能异常，到生理水平的氧化压力上升、激素水平下降，再到病理水平的慢性炎症发生等，进而造成免疫功能低下、食欲下降、胰岛素抵抗增加、神经变性和肌肉减少等，最终表现为出现营养障碍、体重降低、易疲劳、活力低下、移动能力降低、肌力减弱等明显的临床症状（图3-5）。

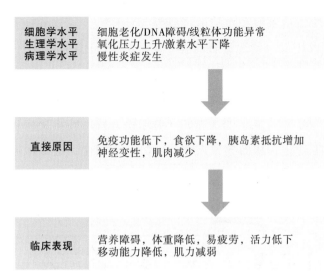

细胞学水平 生理学水平 病理学水平	细胞老化/DNA障碍/线粒体功能异常 氧化压力上升/激素水平下降 慢性炎症发生
直接原因	免疫功能低下，食欲下降，胰岛素抵抗增加 神经变性，肌肉减少
临床表现	营养障碍，体重降低，易疲劳，活力低下 移动能力降低，肌力减弱

图 3-5 衰弱的演变

3. 身体性衰弱的危险因素

身体性衰弱的形成，是由背景因子、体格、身体活动、体力、营养摄取和功能等一系列危险因素促成的（图 3-6）。

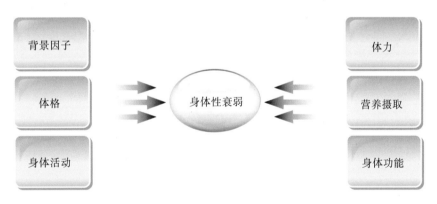

图 3-6 促成身体性衰弱的危险因素

（1）背景因子：导致身体性衰弱的背景因子有吸烟、高血压、心脏病、糖尿病、脑卒中、抑郁、认知障碍等。

（2）体格：根据 BMI、大腿中部围长、小腿围长、上腕围长和体脂率等指标确定体格。

（3）身体活动：身体活动的简单指标包括一日步数等。

（4）体力：体力指标包括握力、张眼单腿自立、闭眼单腿自立、全身反应时间、腿蹬力、膝伸展力、普通行走速度和快走速度等。

（5）营养摄取：营养摄取包括总能量/热量摄取量、蛋白质、维生素 D、异亮氨酸、亮氨酸、缬氨酸、精氨酸和血清白蛋白等。

（6）身体功能：可以用健康状况调查简表（SF-36）进行身体功能的简单评估。

4. 身体性衰弱的判定

判定身体性衰弱的指标中，肌力减弱、行走缓慢及体动较少（身体活动量减少）均与人体的运动器官功能障碍有关（图 3-7）。引起肌力减弱的肌少症和骨骼疏松症会使人体肌肉骨骼发生变化，从而导致人体的姿势发生变化，最终影响人体的行走功能和平衡功能。

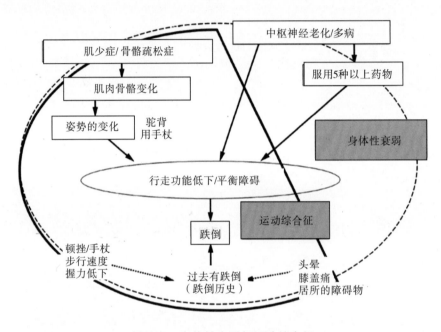

图 3-7　身体性衰弱与运动综合征

三、精神性衰弱

1. 精神性衰弱与轻度认知功能障碍

精神性衰弱（Cognitive Frailty/Mental Frailty）主要表现为心理和认知能力退化等，在现有的医疗和照护实践中没有相关的明确定义和诊断标准以及评估量表等。但是，由于精神性衰弱出现的症状与认知障碍初期的症状比较相近，所以在医疗和照护领域也用轻度认知功能障碍（Mild Cognitive Impairment，MCI）来表示精神性衰弱。

MCI 是一种综合征，主要表现为患者认知减退的程度超过了相应年龄及受教育程度的正常人群的认知水平，但并未显著影响患者的日常生活能力。MCI 在 65 岁以上老人中的发病率为 10%~20%。随着时间的推移，一些 MCI 患者的病情可能较稳定，或者回归到健康状态，但是超过 50% 的患者在 5 年内会发展成痴呆。

导致 MCI 的原因包括外部原因和内在原因（表 3-1）。

（1）外部原因：①受教育时间；②活动性低下；③膳食、运动不均衡；④吸烟等。

（2）内在原因：①淀粉样蛋白代谢障碍；②神经系统疾病；③氧化负荷；④动脉硬化；⑤遗传因素等。

表 3-1 轻度认知功能障碍的原因

轻度认知功能障碍（MCI）诱因和风险	
外部原因	
1 受教育时间	教育经历
2 活动性低下	运动，休闲活动有无兴趣（程度 / 频次）
3 膳食 / 运动不均衡	高血压 / 糖尿病 / 脂质异常
4 吸烟	能否吸烟 / 时间
内在原因	
1 淀粉样蛋白代谢系统	①骨髓 Aβ；②Tau 浓度
2 神经诊断图像	①脑血流测定；②淀粉样成像；③Tau 成像；④突触部成像；⑤fMRI/CT
3 氧化负荷	①8-OHdG；②dROM/BAP
4 动脉硬化	①颈动脉超声；②心脏超声；③心电图；④hεCRP
5 遗传因素	载脂蛋白 E4

2. MCI 的评估

MCI 可通过很多评估量表进行评估。其中，蒙特利尔认知评估（MoCA）和临床认知障碍评价尺度（CDR）等认知功能评估量表（表 3-2）被经常使用。认知评估量表是临床上对患者认知状态进行实时检测的安全、便利工具。但其特异性和敏感度有待于综合评价。目前分析得出，MoCA 是较好的单一评估精神性衰弱的 MCI 工具，其筛检 MCI 的敏感度和特异度均较理想，耗时短、操作简单，但其应用于中国短教育年限患者存在缺陷。MoCA-B、MMSE 与其他量表的联合使用为正确评价 MCI 患者认知功能提供了思路。

（1）蒙特利尔认知评估量表（Montreal Cognitiveassessment，MoCA）：MoCA 由加拿大的 Nasreddine 等根据临床经验并参考简易智力状态检查量表（MMSE）的认知项目和评分而制定，是对认知功能异常进行快速筛查的评定工具。MoCA 包括了注意与集中、执行功能、记忆、语言、视空间技能、抽象思维、计算和定向力等认知领域。总分为 30 分，得分 ≥ 26 分为正常。MoCA 覆盖了重要的认知领域，测试时间短、敏感性高，适合临床应用；但其也会受教育程度、文化背景差异、检查者使用 MoCA 的技巧和经验、检查的环境、被试者的情绪及精神状态等的影响，从而会对得分产生影响。

表 3-2　精神性衰弱 –MCI 评价指标

精神性衰弱 –MCI 认知功能评价	
蒙特利尔认知评估（MoCA）	
MMSE	通过认知症语言式问卷量表评价
临床认知症评价尺度（CDR）	通过观察行为，评价认知症的程度

另外，多位国外研究者对年龄为 71~77 岁、受教育年限为 8.5~15.5 年的人群采用不同语言版本的 MoCA 进行临床测试，发现 MoCA 筛检 MCI 的敏感度为 84%~93%，特异度为 79%~88%。其中多数研究者认为 MoCA 内部一致性信度和重测信度较好，适用于早期 MCI 筛检，其在设计上比简明精神状态量表（Mini-Mental Status Examination，MMSE）更有优势（记忆测试上有更多词汇、学习测试少和在延迟回忆之前有更长的时间延迟），且 MoCA 与 MMSE 有较好的相关性。多个医学中心对新加坡的华人进行 MCI 筛检，发现 MoCA 并不优于 MMSE。另外我国学者也提出，由于文化背景、接受教育年限的差异，直接翻译的中文版 MoCA 不适合中国人群 MCI 的筛检。近期有研究者对 MoCA 进行了改良，即蒙特利尔认知评估基础量表（Montreal Cognitive Assessment–Basic，MoCA–B），可用于筛检文盲和低教育程度的人群。

（2）MMSE：MMSE 广泛应用于评价认知损伤，最早于 1975 年开始使用，评估内容包括定向力、注意力、回忆能力、语言能力等方面。在我国，诊断 MCI 除一般标准，如日常基本能力正常、复杂的工具性日常能力可以有轻微损害外，MMSE 评分 24 分以上可作为补充诊断的客观指标。一篇 Meta 分析显示虽然 MMSE 筛检 MCI 的特异性较高，但其存在天花板效应（测验得分过高时对被试者的得分区分度偏低），故筛检 MCI 的敏感度较低。在中国人群中进行的研究发现，MMSE 筛检早期认知障碍的敏感度只有 61%。

同时，发表于 2011 年的《中国痴呆与认知障碍诊治指南（三）：神经心理评估的量表选择》中指出，MMSE 对区别正常老人和痴呆老人有较高的价值，但对识别正常人和 MCI 患者、识别 MCI 患者和痴呆患者则作用有限。已知 MMSE 评估 MCI 的特异性较高，但敏感度较低。一些研究者将 MMSE 与其他量表联合使用进而提高其筛检 MCI 的敏感度和增加受试者工作特征曲线（Receiver Operating

Characteristic Curve,ROC）下面积。目前尚无研究者得出哪种 MMSE 的联合方案最佳的结论。

（3）DemTect 量表: DemTect 量表评估内容包括数字广度、数字转码、即刻记忆、延迟回忆、语义流畅度等 5 个方面。该量表耗时较少，操作简单，年龄和受教育年限对修正后的版本影响轻微。

（4）快速认知筛查测验（Quick Cognitive Screening Test，QCST）：QCST 评估项目包括即刻记忆、延迟回忆、命名、动物流畅性、相似性、彩色连线 B、画钟、手指结构、数字广度等 9 项分测验，耗时 10~15 min。

（5）其他量表：临床还有其他一些量表可用于评估 MCI，具体如下。

①阿登布鲁克认知测验修订版中文版，对 MCI 的评估特异度较低。

②记忆改变测试，目前报道其仅用于遗忘型 MCI 的评估。

③记忆与执行筛查量表，评估耗时较少。

④快速认知测试，是一种快速、简便的筛检 MCI 量表，具有较好的特异度，但敏感度较低，相关报道较少。

⑤剑桥老年认知测定量表，是一种简单的神经心理测试，耗时长，其区分 MCI 和正常人的敏感度较低。

⑥痴呆分级量表对 MCI 的评估只有记忆方面，不能全面反映患者的认知水平。

四、社会性衰弱

1. 社会性衰弱与轻度行为障碍

社会性衰弱（Social Frailty）主要是衰弱者在处理人际关系和家庭关系等社会生活方方面面的适应能力不足即社会参与能力不足，呈现为一种与人的社会行为障碍有关的社会性的衰弱状态。社会性衰弱的症状与轻度行为障碍（Mild Behavioral Impairment，MBI）与很大的相似性，所以用 MBI 来表示和度量社会性衰弱有很大的相容性。MBI 的概念是 2016 年 7 月在加拿大多伦多召开的国际阿尔兹海默病协会会议上提出的，同时还提出了评估的指标。MBI 的评估指标由四部分 33 个项目构成。这些指标评估了个人社会行为与社会的相适应度，因此，MBI 评估指标是诊断个人社会性衰弱的重要指标（表 3-3）。

由于这种社会性衰弱的 MBI 常发生在认知障碍的前驱期或者至少伴随 MCI 出现，这大大增加了其向认知进展的风险。MBI 是正常老化与认知障碍的一个过渡阶段，同 MCI 一样应该引起广大临床医生的高度重视。随着症状的进展，不同症状的发生率均出现不断递增的趋势，表明临床病情恶化的风险在增加。因此 MBI 可能

表 3-3　阿尔茨海默病协会国际会议（AAIC）MBI 评估指标（2016）

	1. 对事物的动机和兴趣		
1	对家人、朋友、家事等重要事情失去了兴趣	是	否
2	对以往一直关心的事情失去了好奇心	是	否
3	缺少主动性和积极性	是	否
4	对应该做的事情或感兴趣的事情失去了动力	是	否
5	比以前更缺乏感情和冲动	是	否
6	任何事情都不会引起注意	是	否
	2. 有情绪和焦虑的迹象		
7	容易情绪低落、悲伤，会情不自禁地掉眼泪	是	否
8	很难表达快感	是	否
9	对未来更加没有信心和更加悲观	是	否
10	对常见的事情感到强烈的不安	是	否
11	不能放松情绪，更加容易感到紧张和慌乱	是	否
12	更加易怒、脾气更大	是	否
13	没有理由地挑起争论	是	否
14	不假思索地行动或容易冲动	是	否
15	对性方面的控制表现得很不恰当	是	否
16	变得更加容易沮丧，更缺乏耐心	是	否
17	开车时表现得更加鲁莽，不能做出适当的判断	是	否
18	变得更加固执、很难通融	是	否
19	时常过度饮食，饮食固化，不吃常吃食物以外的食物	是	否
20	吃不出食物的滋味，失去品尝的乐趣，进食量也减少	是	否
21	专注于从未关注过的事物	是	否
22	时常重复一件事情并沉溺于其中	是	否
23	发生抽烟、喝酒、吸毒、赌博、偷盗等行为	是	否
	3. 能否遵守社会规则，并能适度行事		
24	不顾及自己的言语能否与他人发生共感（不在乎怎样回应他人）	是	否
25	本不应该在众人面前说的有关个人隐私方面的言语增多了	是	否
26	开始说从未说过的粗俗、性有关等失礼的言语	是	否
27	时常会失去对常识的判断，在公共场合不知如何说话、行事	是	否
28	时常会与陌生人亲切地打招呼，干扰他人	是	否
	4. 深陷于自己的想法，以自己的感觉体验为依据		
29	总觉得自己处于危险境地，他人要伤害自己的被害妄想的感觉增加了。	是	否
30	总是陷入怀疑他人的想法。	是	否
31	总是感到自己的能力、财富、技能与现实的认同不符	是	否
32	时常会讲些听到的、看到的而现实中并不存在的人或灵魂的声音等	是	否
33	对不存在的人、动物、昆虫等像真的能看见那样，边抱怨边行动	是	否

是早期认知障碍的一个征象。在临床上，尽管认知障碍患者早期主要表现为记忆损害，但是在认知障碍早期（出现认知障碍之前），家属和周边人群更容易注意到患者有人格改变和行为异常，因此早期识别患者的人格和行为改变将有助于认知障碍的早期诊断。在现实生活中，50 岁以上的人先有持久的人格和行为改变，持续超过 6 个月；认知缺失或功能下降不明显；还能保留社会职能或日常生活活动能力，即可被定义为 MBI。2015 年 MBI 的诊断要素包括：持久的行为改变，轻度的精神症状尤其是出现脱抑制的情况；没有严重的记忆障碍；日常生活正常且没有出现认知障碍，但是已经对社会职能和日常生活造成了负面影响，并且有负面发展的趋势。

2. MBI 评估指标

在医疗照护领域，MBI 可以用相关的评估量表进行评估。

日本学者菅原道仁根据 AAIC 的 MBI 评估指标（2016）原则提出了更简易的评价量表（表 3-4），包含了 5 个评价领域 20 个评价指标。这些评估指标也能作为判定社会性衰弱的参考性依据。评估方法是：①每个领域中符合超过 2 个症状的需要引起注意，符合 3 个以上的要就医检查。②每个领域中只要有 1 个符合带标志"※"症状的，推荐去医疗机构做进一步检查。

3. MBI 的流行性

基于人群的多中心调查显示，在认知受影响的非痴呆个体中 MBI 占 31.0%；在认知正常的个体中，出现 MBI 症状的大约有 15.1%。尽管 MBI 与 MCI 症状出现具有高度的相关性，但是多数情况下临床医生没有认识到 MBI 症状的出现会增加认知障碍的发生风险。一项前瞻性队列研究共纳入 358 例患者，包括 239 例 MCI 患者和 119 例 MBI 患者。随访时间最长 5 年，结果显示有认知障碍的 MBI 患者约73.3% 进展为痴呆，而伴有神经精神症状的 MCI 患者有约 63.5% 进展为痴呆；且伴认知障碍的 MBI 人群主要进展为额颞叶痴呆（FTD），有神经精神症状的 MCI人群主要进展为 AD。所以 MBI 在痴呆的不同时期和不同类别的痴呆时，其具体表现可能不同，例如抑郁多见于痴呆的早期，幻觉多见于痴呆的中期，淡漠常见于FTD，睡眠行为障碍多见于路易体痴呆（DLB）。如果临床医生在痴呆前驱期可以明确诊断 MBI，那么他们就可以尽早地给予 MBI 人群适当的治疗，也许就可以延迟痴呆的发生。因此，MBI 的早诊断、早干预临床意义重大。

表 3-4 菅原道仁 MBI 评估量表

1. 意欲和关注衰弱	
1 □ 突然终止了热衷的兴趣和长年持续的习惯	√
2 □ 有过多穿相同服装的现象	√
3 □ "太麻烦了""不要 / 不是"等言语增加了	√
4 □ 开始不愿洗澡	√
2. 有不安全感征兆	
5 □ 情不自禁地掉眼泪	√
6 □ 食欲急速下降	√
7 □ 冲动性购物和多次购买相同物品的现象增加	√
8 □ 开始出现一个人行动、做事有畏惧的感觉	√
3. 自制力不稳定	
9 □ 对烟、酒及赌博的依赖性越来越强	√
10 □ 骑自行车或驾车的能力荒废	√
11 □ 控制不了性的兴奋	√
12 □ 将不能吃的东西放入口中（※）	√
4. 常识性低下	
13 □ 有购物时没有付钱就离店而去的现象	√
14 □ 会话中语无伦次，不顾及周围氛围	√
15 □ 出现很多"我没错""不是我的问题"等口头语和转嫁责任的言语	√
16 □ 与不认识的人很亲切地搭话交谈	√
5. 偏执型思考	
17 □ 恼怒和反逆的态度增多了	√
18 □ 有钱财被偷盗的错觉（※）	√
19 □ 打听已经过世的亲戚和友人的近况（※）	√
20 □ 尽管房间里实际上没有人，但却看见房间里似乎有人（※）	√

4. MBI 的临床表现

MBI 可以用来筛查痴呆的高风险患者（无论有无出现认知障碍）。在临床上，MCI 的表现主要包括记忆、言语、判断理解、视空间定向和执行功能减退等，而MCI 前驱期的 MBI 主要包括抑郁、焦虑、冷漠、易怒、妄想、脱抑制、冲动控制障碍、缺乏同情心、丧失洞察力和睡眠障碍等各种症状及表现；所以 MCI 和 MBI 在认知障碍前驱期表现为两组不同的临床表现，对认知障碍的早期诊断同等重要，必须引起大家的注意。年龄 50 岁左右，主要临床表现为持久的行为变化及出现轻微的精神症状，尤其是脱抑制行为的发生，无严重认知功能障碍，日常生活活动能力正常，且没有达到痴呆的诊断标准，均要考虑发生了 MBI。MBI 能够反映神经退行性改变的进程和疾病的早期阶段，可以认为是痴呆的前驱期。研究表明，超过 90% 的痴呆患者在病程中至少会出现这类症状中的一项。

一项在西班牙非认知障碍人群中进行的研究发现，伴有情感淡漠、注意力不集中、孤独、睡眠障碍、自主神经功能紊乱及激惹等症状的人群发展成 MCI 的风险增加；伴注意力不集中、睡眠障碍及激惹症状的人群发展成 AD 的风险显著增加。与轻度 AD 患者相比，中重度 AD 患者的欣快、冷漠及行为异常等症状显著增加。另一项在 MCI 患者中进行的研究发现，与无抑郁症状的 MCI 相比，MCI 患者伴有抑郁症状进展到 AD 的时间更快。焦虑和行为异常可作为 MCI 患者进展至 AD 的前驱标志物。与无 MBI 症状的 MCI 患者相比，伴有 MBI 症状的 MCI 患者中仅有非身体激越行为发生率显著增加，而 AD 患者中所有激越行为都显著增加，且明显高于 MCI 组。

5. MBI 的生物学标记

（1）神经影像学检查：头颅 MRI 显示抑郁症患者的脑结构存在异常改变的比例较高，以左侧额叶脑区脱髓鞘改变为主；PET 扫描发现焦虑和易怒者的额叶、扣带回、顶叶和颞叶会出现淀粉样蛋白沉积，这与痴呆患者淀粉样蛋白沉积的部位相吻合，进一步说明了 MBI 是痴呆的前驱期。

（2）脑脊液检查：已有研究表明，MBI 症状中偏执、妄想与脑脊液中 F2-isoprostanes（F2-IsoPs）水平和 Aβ42 呈负相关，脑脊液中的 Aβ42 和 F2-IsoPs 与神经心理症状的严重程度有关。研究显示 T-tau 蛋白和 p-tau 蛋白与激越症状呈显著正相关。

（3）炎性物质：抑郁症患者外周血检测可见白细胞介素 -1β、白细胞介素 -6 等炎性因子的浓度升高。还有研究表明，睡眠障碍和各种精神疾病均与炎症反应相关。

6. MBI 的神经心理学特征

MBI 症状早期识别的方法目前主要是神经精神问卷 - 临床医生等级评定量表（NPI-C），NPI-C 更适合于评估痴呆前驱期 MBI。该量表添加了新的检查领域，采用临床医生综合评价方法，结合患者的数据、照护者的评估和临床医生的判断得出结论。临床上根据研究需要可以灵活使用。患者 NPI-C 的评分越高，表明神经精神症状越多、越严重。最新评估量表是 MBI 量表（MBI-Checklist，MBI-C），此量表旨在通过医生对 5 类行为症状进行评估，有助于临床医生及时发现神经退行性疾病的行为信号。这一新的量表还可以记录患者随时间推移的各项观察指标的变化。量表中的 MBI 症状主要集中在 5 个领域：冷漠 / 内驱力 / 动机，心情 / 影响 / 焦虑，冲动控制 / 激动 / 回报，社交适应性，思维 / 知觉。这一新量表将有助于描述和识别一种新的疾病临床分期，并且有可能会转变成正式的神经退行性变评估方案（不仅单纯关注记忆力，而且还包含了行为评估）。通过在关注记忆相关问题的同时密切评估量表中的行为事项，临床医生有望在不久的将来做出更加有效和准确的诊断。

7. MBI 的照护预防

MBI 目前没有对应治疗的药物，可以试用抗抑郁和焦虑制剂。对存在预示要发展成 AD、DLB 的患者可以试用促认知药物，包括盐酸美金刚和胆碱酯酶抑制剂等，但应当实行个体化方案，并进行疗效的监测。有研究指出，胆碱酯酶抑制剂 + 5- 羟色胺拮抗剂是未来潜在的联合治疗方向。上述药物对 MCI 患者疗效尚缺乏有效证据，是否对 MBI 有效尚需进一步验证。

MBI 似乎是正常老化和认知障碍之间的过渡状态，MBI 与 MCI 同样处于认知障碍的前驱期，它们是"等位症"，向认知障碍转化的风险均会增加。没有 MCI 的 MBI 患者，可能比 MCI 转化为老年认知障碍的风险更高。结合临床表现、神经精神症状、神经影像学、神经系统的生物标志物和神经心理学测验可以较早地预测 MBI 的发生和向痴呆转化的高危人群，所以 MBI 对认知障碍的早期识别、预防和早期干预具有重要意义。

五、衰弱的护理诊断

在现代护理学中，老年人群的衰弱也是临床护理关注的健康问题，特别是老年衰弱综合征及潜在衰弱风险更是如此。

1. 老年衰弱综合征的护理诊断

（1）定义：生理功能平衡状态不稳定而影响老年经历过一项或多项个人健康范畴（生理、功能、心理或社会）的衰退。同时，特别是在功能丧失方面容易导致健康受损的情况。

（2）老年衰弱综合征的诊断指标：①社交隔离；社交隔离。②健康因素：营养不均衡，不能满足身体需要；心排血量减少；疲惫。③体力功能：活动无耐力；身体活动障碍；步行障碍。④生活能力：自主洗浴能力缺失；自主穿着能力缺失；自主进食能力缺失；自主如厕能力丧失。⑤认知能力：无望感；记忆功能障碍。

（3）相关因素有：认知功能改变、精神疾患、慢性疾病、肌少症、有跌倒史、肌少性肥胖、独居、营养不良、静态生活型、长期住院等。

2.潜在老年衰弱综合征

（1）定义：处于容易出现以下健康问题的状况：生理功能平衡状态不稳定而影响老年经历过一项或多项个人健康范畴（生理、功能、心理或社会）的衰退，同时特别是在功能丧失方面容易导致健康受损的情况。

（2）潜在危险因素：老年衰弱综合征的发展形成是个过程，与诸多潜在危险因素相互作用有关。潜在危险因素有以下几点：①个人因素：年龄 > 70 岁，经济困难，女性，长期住院，独居，教育程度低，社交隔离，社会能力弱势（权利被剥夺 / 生活操控力低），社会支持不足等。②健康因素：缺乏食欲，营养不良，慢性疾病，1 年内体重减轻 25%，1 年内体重减轻 4.5kg，肥胖，感觉功能障碍（视力 / 听力）。③体力功能：活动无耐力，活动力降低，平均日常身体活动量低于性别 / 年龄建议量，步行速度 < 4m/5s。④生活能力：平衡障碍，移动障碍，生活范围受限制，固定不动，静态生活型。⑤认知能力：认知功能改变，焦虑，忧郁，悲伤。⑥衰弱相关：筋疲力尽，害怕跌倒，有跌倒史，肌肉无力，肌少症，肥胖。⑦生理指标：凝血功能改变，内分泌失调，炎症反应受抑制等。

第二节　衰弱及肌少症

一、衰弱的临床表现

1.衰弱的多样性

伴随着对衰弱研究的深入，对衰弱定义和内涵的解释也呈现多样化的趋势。基于年龄增加带来的脏器 / 组织功能低下（预备能力），增加了种种有害于健康的风险，由此极易使老年人陷入能力障碍的衰弱状态。在日常生活中，能力障碍主要表现为日常生活动作障碍，也就是自立障碍或需要照护的状态，包含跌倒、骨折、住院、生命质量下降等。由此，如考虑随年龄增加从健壮到衰弱再到能力障碍的动态过程性健康风险，作为衰弱的预防，早期发现在能力陷入障碍前的某个节点的衰弱前兆具有很大的临床意义。但是，衰弱处于前临床状态和健壮之间的状态有时很难明确区分。

另外，临床医学具有的动态过程特点，存在原因 - 病理变化 - 脏器变化 - 功能变化 - 能力障碍的属性，同时还存在与动态过程并行的并发疾病、废用综合征、少肌症和认知能力低下等相关因素，这些状态的叠加和复合构成了高龄老人衰弱的多样性（图3-8）。

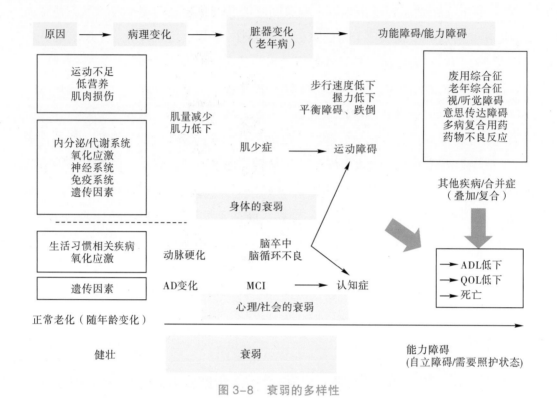

图3-8　衰弱的多样性

2. 衰弱与疾病层级的叠加复合性

除了被普遍认可的身体性衰弱和心理社会性衰弱外，肌少症和轻度认知障碍的种种症状也逐渐被关注。疾病原因的老化，是基于生活习惯（运动、饮食形态等）的生活习惯相关疾病发展的结果。例如，运动不足妨碍了骨骼肌肉的成长和发展，如进一步持续会很快使肌肉量陷入最低限的状态。随年龄增加的病态症状（内分泌系统/代谢系统/神经系统/免疫系统等）成为肌少症的候补要因，也成为生活习惯相关疾病和认知障碍的危险因子。

由于这个原因，对于高龄老人正常老化基础上叠加了各个层级的疾病原因的老化，更进一步使废用综合征、老年综合征、视/听觉障碍、认知障碍、多病复合用药和药物有害现象等被复合。

对具有这样病态的高龄老人，首先必须把握其整体的状况。高龄老人综合能力评价（Comprehensive Geriatric Assessment，CGA）是评价高龄老人功能和能力障碍的临床指标（表3-5）。其次，衰弱临床生物学指标聚焦在肌少症的肌肉量和肌力评价上，轻度认知障碍则用对应的认知功能评价。但是，同时要关注上层的病态或诱因。

表 3-5　高龄老人综合能力评价（CGA）

高龄老人综合能力评价		
项目	评价方法（案例）	障碍　有　无　程度
S：感觉		
视觉障碍	问：报纸上的字还能读吗？	□无 □一些 □非常
听觉障碍	问：还能听得清？	□无 □一些 □非常
U：言语理解		
言语理解障碍	交流可否的印象进行评价	□无 □一些 □非常
PER：服药状态和照护者		
服药状况	问：服了什么药？ 几种？	□没 □有（　　种）
	药服错了吗？	□可（管理者 + / − ）□不可
照护者	问：一起住的家人是几人？	家人数：　□独居
	依赖性照护者是谁？	关键人：
M：3M（M1= 心理状态，M2= 移动性，M3= 排尿）		
M1　认知障碍	问：今年是哪年啊？	□正（　　年）□误 没答
抑郁（活动性）	问：感到精神吗？	□无 □一些 □非常
上肢功能障碍	指示：（近位肌肉）双手能举	□无 □一些 □非常
	问：过去 1 年中有跌倒吗？	□无（卧床不起 − / + ）□有
M2　下肢功能障碍	指示：现在站起来走 3m，	□可（恍惚 − / + ）□否
	（代替）	□站立可（动摇 − / + ）□否
摄食 / 咽下障碍	问：食欲如何？ 呛噎吗？	食欲 + / − 呛噎 − / +
M3　排尿障碍	问：夜间小便几次？	□无 □1~2 次 □3 次以上
A：日常生活活动		
ADL-IADL 障碍	问：单独能做以下事情吗？	□无障碍 □一些 □非常
N：营养		
营养障碍	问：过去 3 个月体重减少吗？	□无障碍 □一些 □非（ kg）

二、肌少症的生理机制

1. 肌少症的定义

伴随老龄社会的到来，高龄老人的肌肉量减少和肌力减弱，已经成为危及老人健康的重大问题。肌少症的概念是 1989 年由 Irwin Rosenberg 提出的，即伴随年龄的增加肌肉量减少。肌少症（Sarcopenial）的英文由希腊语表示肌肉的 sarx 和表示丧失的 penia 结合而成。随着时间发展，肌少症不仅仅表示肌肉量的减少，也包含了肌力低下。2010 年由欧洲老年人肌少症工作组（European Working Group on Sarcopenial in Older People，EWGSOP）整合各种见解统一了肌少症的定义和诊断，其给出的定义为：肌少症是身体性障碍或生活质量低下，以及伴有向死亡等有害转化风险的进行性及全身性的骨骼肌肌量和骨骼肌肌力低下为特征的综合征，作为诊断基准，存在肌量低下、肌力低下还有身体能力低下的症状。因此肌少症的生理机制，应包含有关肌肉组织的蛋白质合成、蛋白质分解、神经与肌肉的统合性、肌肉内脂肪含量等多重因素。

2. 肌少症与身体性衰弱

肌少症与衰弱有着许多如肌力低下和身体能力低下等共同的特征，肌少症多表现在内在的生理层面，衰弱则体现在外观的行为表现方面（图 3-9）；老年人群则更多地表现为活力低下、行走缓慢和体力活动减少。因此，肌少症可看作是身体性衰弱的重要组成部分。

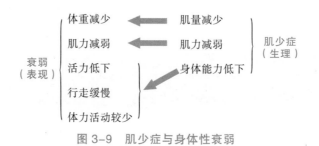

图 3-9 肌少症与身体性衰弱

3. 肌少症的分类

肌少症是可以测定的身体衰弱，是以骨骼肌肌量减少、肌力下降和身体能力低下为特征的综合征。依据成因，肌少症可以分为原发性（一次性）肌少症和二次性肌少症（图 3-10）。原发性（一次性）肌少症只与年龄增加相关，与其他因素无关。二次性肌少症是由一个以上的因素所导致。

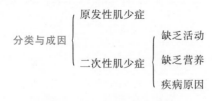

图 3-10 肌少症的分类

（1）原发性肌少症：原发性肌少症可能与增龄相关的细胞凋亡和线粒体功能障碍以及性激素变化有关。在正常生理性老化情况下，25 岁后肌量平均每年减少 1%~2%，40~70 岁之间下降 8%，70~80 岁之间下降 15%（图 3-12）。也有研究表明，

60 岁以上骨骼肌肌量减少约 30%，80 岁以后骨骼肌肌量减少可高达 50%。但人们既往把它看作是人体老化的正常现象，没有引起重视和进行进一步研究。1998 年美国 Tufts 大学的 Rosenberg 首次提出了"肌肉衰减症"的概念。2010 年 EWGSOP 相继提出了老年肌少症的定义、诊断等专家共识。尽管肌少症在患病率方面存在人种和性别的差异，但整体而言，70 岁以上老人肌少症的患病率超过 20%，80 岁以上老人的患病率可达 50% 左右。肌少症在男性患者中致残率是健康人的 3.6 倍，在女性中是健康人的 4.1 倍，肌少症老人发生跌倒的风险和需要器械辅助步行率也高于健康人。

（2）二次性肌少症：二次性肌少症与缺乏活动相关，表现为卧床不起、活动性低下等。疾病相关的肌少症病因有重度器官功能不全（心、肺、肝、肾），炎症性疾病，恶性肿瘤，恶病质，神经性疾病，甲状腺功能异常，胰岛素抵抗等。营养相关的肌少症病因有伴随营养不良、吸收不良、消化系统疾病、药物使用引起的食欲不振等导致的能量摄取不足、蛋白质摄取不足等。

二次性肌少症在临床上其成因可按缺乏活动、缺乏营养以及疾病进行分类。①缺乏活动：废用性肌肉萎缩、无力。②缺乏营养：饥饿、热量摄取不足。③疾病：急性疾病、炎症（手术、外伤、急性感染等）、癌症、心功能不全、肾衰竭、呼吸衰竭、肝功能不全、肌肉萎缩硬化症、多发性肌炎、甲状腺功能亢进等。

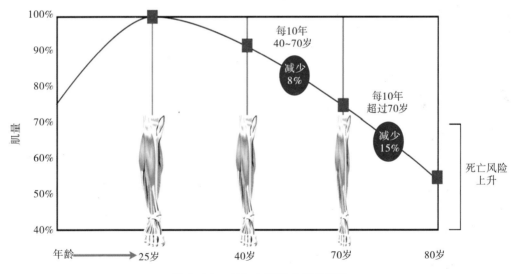

图 3-11　老年人群肌肉量的变化

EWGSOP 将肌少症按病期分类，只有肌量减少为轻度肌少症，有肌量减少迹象并有肌力低下和伴有身体能力低下的为中度肌少症，满足肌量减少和肌力低下以及身体能力低下的为重度肌少症。

4.肌少症的肌肉评价

肌少症的临床表现通常为人体肌量减少和肌力下降，所以可以对肌量与肌力进行评价（表3-6），通过测定人体各部位的肌肉和握力、步行等功能，较为准确地诊断肌少症。

5.肌少症骨骼肌检测

骨骼肌肌量和肌力在临床上可以用相关仪器测定，从而可以诊断肌少症。如用双能X线吸收仪（DEXA）和人体阻抗法（BIA）进行测定（图3-12）。

表3-6　肌量与肌力评价

肌量与肌力评价	
1	肌量	双能X线吸收仪测定法、生理电信号应答法、MRI、CT
2	上臂周长	在上臂肌最突起的部分测定上臂周长，评估肌肉蛋白量
3	上臂肱三头肌皮下脂肪厚度	常用上臂肱三头肌的皮下脂肪作为体脂肪量的指标
4	下肢周长	下肢最大周长的边界值为31cm
5	握力	用握力仪检测
6	步行速度	自己行走6m的时间，通常 > 60m/min
7	睁眼单腿独立时间	运动不稳定的边界值为15s

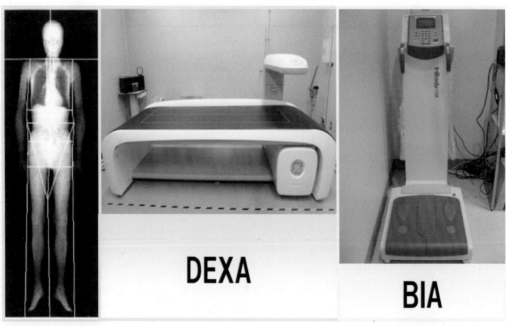

（双能X线吸收仪）　　　　　　　　　（人体阻抗法）

图3-12　肌少症相关指标测定的仪器设备

肌少症在外在行为上表现为活动能力减弱，其中行走能力降低是显著的表现，因此可以通过测试握力和肌量以及行走速度等综合方法确诊肌少症（图 3-13）。

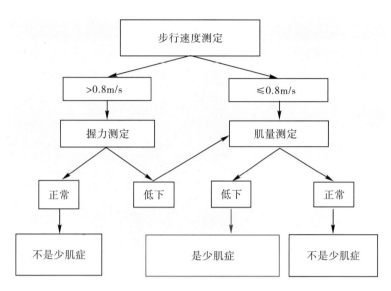

图 3-13　综合方法确诊肌少症

三、老年性骨骼肌与衰弱

1.老年性骨骼肌衰退

衰弱最初的定义是具有体重减少、肌力减弱、活力低下、行走缓慢和体动较少等 5 项生理要素状态，如具有其中 3 项就可认定为衰弱。其中，肌力低下是其他生理要素的基础，也是衰弱最重要的因素。由于衰弱使人处于生理功能储备能力低下的状态，不仅在外观上表现为行走缓慢，而且可有肌力、身体活动、认知能力、营养、持久力量等均下降的老年综合征的核心症状。其中，骨骼肌作为运动系统的核心，对于运动系统衰弱的影响是极其重要的。特别是老年人群，伴随着年龄增加，骨骼及肌量的减少（图 3-14），对老年运动系统有很大的影响。

2.伴随老化的骨骼量减少和骨质疏松

骨质疏松时，随着骨骼强度的低下，骨骼的脆性会增加，患者会陷入骨折的高危状态。一般情况下，可通过测量计算骨骼含量预测和评估有无脆性骨折的风险。骨骼含量测量可用二重 X 线吸收法和单纯 X 线法，并且可以计算骨密度。

图 3-15 是一位 73 岁女性老人 L_2~L_4 的骨密度（BMD）随年龄增加的变化推算值，显示老年人伴随年龄增加骨密度也随之下降。

依据日本原发性骨骼疏松症诊断标准（2000 版）成人的平均基准值（young

Adult Mean，YAM），设定了没有发生脆性骨折的患者 YAM 值不足 70%，有脆性骨折的患者 YAM 值不足 80%。这里所指的脆性骨折，是指在女性绝经后和男性 50 岁后经轻微的外力就会发生骨折。根据骨质疏松症的预防和治疗指南，YAM 值在 70%~80%，即使没有脆性骨折，如有股骨等部位骨折家族史的患者，也应考虑药物治疗干预。

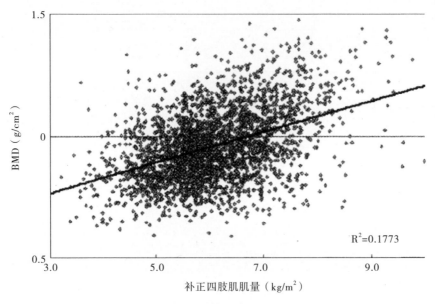

图 3-14　骨骼与肌量的关系

注：2868 个老人全身骨密度和补正四肢肌肌量（身高的平方除以四肢的肌量）的相关性，显示年龄增加与骨骼量和肌量减少有很大关系

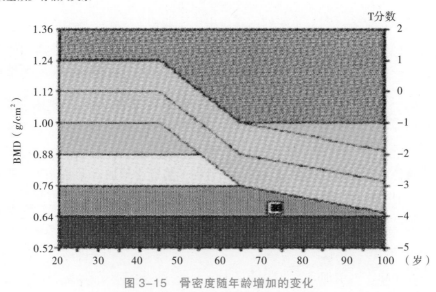

图 3-15　骨密度随年龄增加的变化

注：一位 73 岁女性老人 L_2~L_4 的 BMD 推算值（DXA 法）

3. 年龄增大的肌量减少和肌少症

1989 年 Rosenberg 提出了关于肌少症的新概念，肌少症被定义为伴随年龄增加肌量减少的非健康状态。一般的高龄老人，非重症疾病造成的体重急剧下降，其原因之一是骨骼肌量的减少，并伴随肌力下降，体力下降，对高龄老人的日常生活活动能力（ADL）和生活质量（QOL）造成很大的影响（图 3-16）。肌量的减少可以与骨密度用 DXA 方法同时测定。

1998 年 Braumgartner 提出了用 DXA 方法测得的四肢肌量除以身长的补正四肢肌量来判定肌少症的临界值。2010 年 Sanada 等也报告了通过 DXA 法的补正四肢肌量来诊断肌少症的临界值，男性为 $6.87kg/m^2$，女性为 $5.46kg/m^2$。

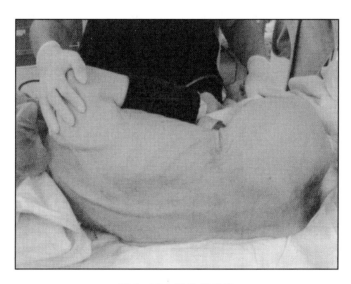

图 3-16　肌少症患者

4. 骨骼量减少对高龄老人 ADL 的影响

目前的研究还不能判定，高龄老人发生骨折的前一阶段一定会有骨疏松症或者骨骼量减少引发的 ADL 或 QOL 低下现象。但骨折前有骨质疏松症和 QOL 评价的研究报道指出，被诊断为骨质疏松症患者的骨折概率很低（有统计学意义），仅仅是骨密度低下不太会改变老人的生活。一般认为，有与骨密度共同要因的肌力低下或抑郁症等会影响骨折的发生率。有研究报道表明，由于骨质疏松症导致的疼痛，或可由改善骨代谢使疼痛减轻。

骨质疏松症患者神经末梢的血清素受体会减少，由于下行抑制系统功能减弱，痛觉处于过敏状态；这时骨质疏松可能引起疼痛，即使没有骨折，也有必要改善疼痛。对腰椎狭窄患者的骨密度和疼痛与 ADL 的关系的研究（图 3-17）表明，骨骼量的减少对高龄老人的日常生活有很大影响。

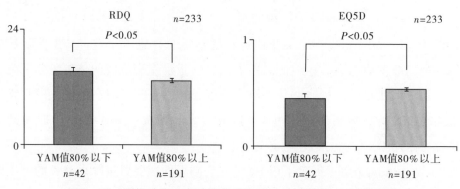

图 3-17　腰椎狭窄患者的腰椎骨密度和疼痛及与 ADL 的关系

注：基于 DXA 的腰椎骨密度测定，在 YAM 值为 80% 以下的病例中，剧烈的腰痛使患者的 ADL 低下。
RDQ：Roland Morris disability questionnaire/Roland Morris 残障评估问卷；EQ5D:Euro QOL 5 dimension；欧洲 5 维度生命质量评估量表，由行动、自我照顾、日常活动、疼痛 / 舒服和焦虑 / 沮丧五方面构成

同时，腰椎椎管狭窄患者手术后的肌少症也会对 ADL 造成影响。

图 3-18 表示了用 DXA 法测定的补正四肢肌量，按 Sandad 基准判定肌少症的分类和 Barthel 指数，表明 EQ5D 与肌少症都有统计学意义的数值下降。

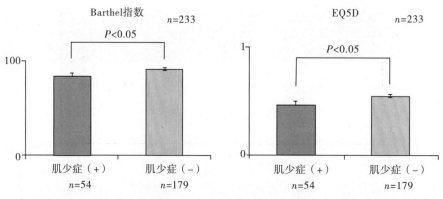

图 3-18　腰椎椎管狭窄患者手术后的肌少症与 ADL 的关系

5. 老年四肢肌量减少与 ADL

肌少症可以认为是影响高龄老人运动功能的肌力低下。不活动性肌肉萎缩是肌肉纤维数量没有减少，以慢肌纤维（ type Ⅰ ）萎缩为主；肌少症是因快肌纤维（ type Ⅱ ）的选择性萎缩及肌肉再生能力低下而伴随肌肉纤维数量减少为特征。

由于这个原因，肌少症对肌力的影响为从 40 岁开始随年龄增加肌力下降；85 岁以后，50% 以上的人肌力会低下。实际上，按 Sanada 的基准认定为肌少症的高龄老人，都有统计学意义的 ADL 能力低下。Braumgartner 等表示，因肌少症导致的 ADL 能力低下的风险是普通人的 3.6~4.1 倍。另外，影响高龄老人步行能力下降的重要原因是下肢肌力低下。因此，对于预防跌倒，强化下肢肌力显得尤为重要。

6. 老年躯干肌量减少对 ADL 的影响

用 DXA 法测定四肢肌量可诊断肌少症，但是这种方法没有把躯干的肌肉作为评价对象。躯干肌肉约占全身肌肉的 50%，对于人体姿势的保持和稳定具有重要作用。相对于伴随年龄增加影响最大的下肢肌量从 20 岁开始减少，躯干肌量男性约 45 岁、女性约 50 岁之前在增长，随后肌量开始减少。

随年龄增加躯干肌量比四肢肌量减少滞后的原因是躯干肌肉的快肌纤维（Ⅱ型）比四肢肌肉要少。作为局部性肌肉的腰部多裂肌与全身性肌肉的竖脊肌相比，慢肌纤维（Ⅰ型）的比例更高，是不太容易受年龄影响的肌肉类型。

图 3-19 表示了竖脊肌（黄色）及腰部多裂肌（红色）的横断面。其中：a 同 b 一样满足肌少症的标准，a 的躯干肌肉的萎缩被认可。a 对于可能单独步行的 EQ5D 值为 0.78，对应的被认可的躯干肌肉的萎缩 b，可用手杖步行的 EQ5D 值为 0.28。

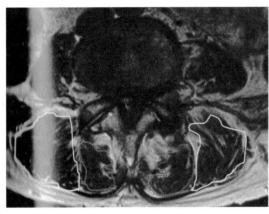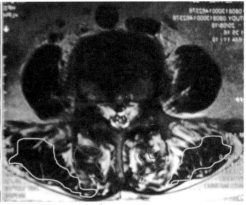

a. 87岁女性　　　　　　　　　　　　　　　　b. 82岁女性

图 3-19　脊柱 L_4/L_5 高位的 MRI T_2 横断面的增强图像

由于这个原因，肌少症对躯干肌肉的影响且波及 ADL 导致 ADL 低下的比较少。用 DXA 测定的四肢肌量和用 MRI 测定的躯干肌量来评价高龄老人的 ADL 的研究结果表明，四肢肌量减少的肌少症，对脊柱肌量减少的影响得到了证实，但对腰部多裂肌量减少的影响没有得到证实。高龄老人因运动器官功能障碍导致的高度照护风险状态的运动器官综合征，也使脊柱竖脊肌和腰部多裂肌同时减少（图 3-20）。

近年来 EWGSOP 将运动功能低下和肌力低下两方面结合的症状定义为重度肌少症。在高龄老人中运动功能低下往往是由于运动器官功能障碍引起的。

仅有四肢肌量减少的肌少症，并不一定意味着 ADL 低下；而由年龄增加使肌量减少引起的 ADL 低下，是触发躯干肌量减少的关键诱因。

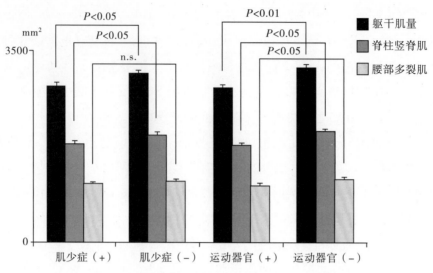

图 3-20　肌少症和运动器官功能障碍与躯干肌量的关系

注：躯干肌量为脊柱 $L_4 \sim L_5$ 的双侧竖脊肌和腰部多裂肌横断面积的和。运动器官功能障碍是运动器官检查的7 个项目中，满足其中 1 项就被认为是运功器官（+）

骨骼量减少，除了要考虑骨折的高龄老人的 ADL，还有引起疼痛的可能性，也必须予以注意。关于四肢肌量减少及年龄增加性肌量减少的研究表明，仅仅是四肢肌肉量减少不会引起高龄老人 ADL 显著低下，应该对含有躯干肌的全身肌肉萎缩进行综合评价。

四、老年衰弱与营养不良

1. 老人的营养

缺乏营养和运动功能低下被认为是高龄老人衰弱的重要原因。图 3-21 是因食欲低下营养摄入减少引起的缺乏营养而导致的以肌量减少为开始的衰弱循环。肌量减少造成容易疲劳和活力下降，从而导致肌力下降以及基础代谢也随之下降。肌力的下降又会波及身体功能下降导致 ADL 能力下降。而基础代谢低下和 ADL 能力下降的综合因素导致人体的能量消耗低下，最终引起食欲下降和营养摄入低下，更加剧了营养缺乏引起的衰弱循环。

因此，营养和运动的预防性干预和治疗受到老年医学、康复及老年照护领域学者的普遍重视。康复性营养干预是包含营养状态在内的 ICF 中评价的内容，为了最大限度地发挥高龄老人和残障者的身体功能，活动能力、社会参与能力和营养管理是必不可少的干预措施。

同时营养管理也是早期发现和预防老年衰弱的重要措施。身体性衰弱诊断中的步行速度下降、日常活动量减少、肌力 （握力）降低等与运动相关的项目均与营养的摄入相关，蛋白质、维生素 D 等营养补充和运动对身体性衰弱的预防和治疗都起到了重要作用。

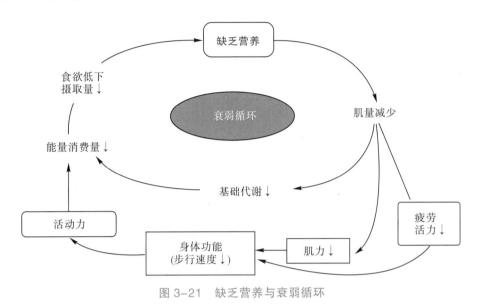

图 3-21　缺乏营养与衰弱循环

2. 营养障碍评价与病态

成年人及老年人低营养的原因，可按照急性疾病，损伤（急性炎症、侵袭、手术、外伤、急性感染），慢性疾病（慢性炎症、恶病质）和社会生活环境（饥饿、热量摄取不足）等进行分类。慢性疾病定义为持续 3 个月以上的疾病。侵袭是指生物体内部环境的恒常性被刺激，具体指手术、外伤、骨折、感染等。对较大年龄的老人来说，即使是轻度的侵袭，也容易造成衰弱和功能障碍的恶化。侵袭下的代谢变化分为伤害期和异化期以及同化期三个时期。在伤害期会产生一过性代谢低下症状；在异化期肌肉蛋白质的分解较显著，高度的侵袭状态下每日肌量可能会减少 1kg；在同化期适当地进行康复性营养干预，能够使肌量增加。

恶病质被定义为具有基于多种原因的综合征，仅靠原来的营养支持很难完全恢复，骨骼肌量会持续减少，由于食欲不振和代谢异常，出现蛋白质和热量平衡失调等病态生理状态。恶病质的病因不仅仅是癌症，还有慢性感染（结核、艾滋病等）、胶原病（关节炎等）、慢性呼吸衰竭、慢性肝衰竭、炎症性肠病等。这些疾病患者如确认存在低营养，就可怀疑为恶病质。各种恶病质的诊断如下。

（1）恶病质的诊断标准（存在恶病质的病因）：①肌力低下；②疲劳；③食欲不振；④脂肪指数（肌量）低下；⑤检测值异常（CRP > 0.5mg/dL，Hb < 12.0g/dL，Alb < 3.2g/dL）。

（2）前恶病质的诊断标准：①6 个月内体重减少低于 5%；②可确认的食欲

不振和代谢变化。

（3）癌症恶病质诊断标准：①6个月内体重减少超过5%（BMI < 20的肌少症体重减少2%以上）；②可确认饮食减量或全身性严重疾病。

（4）不应性恶病质的诊断标准（以下6项全部满足）：①满足恶病质的诊断标准；②预期存活时间不满3个月；③活动状态为生活仅能部分自理，或卧床不起、生活不能自理；④抗癌治疗没有效果；⑤异化在进展；⑥不适宜进行人工营养支持。

能量或蛋白质的摄取量与消耗量相比，如摄取量低于消耗量，会引起低营养。低营养可分为消瘦、恶性营养不良、消瘦性恶性营养不良等。日本高龄老人的低营养状态，因食欲不振或摄取量减少等引起的并不多见，多发生在神经性厌食症和抑郁症等老人中。

3. 肌少症与营养

肌少症与四肢骨骼肌蛋白质的含量有很大关系。肌肉蛋白质的同化与异化的平衡具有重要作用，而这种平衡依赖于饮食中营养的摄取。通过饮食中的营养摄取，骨骼肌的蛋白质合成增加，异化减少。这是因为饮食中摄取的营养和胰岛素等激素分泌增加，促进了骨骼肌肉蛋白质的同化。另一方面，炎症细胞因子、氧化因子、糖皮质激素等的刺激引起蛋白质分解氧化而发生异化，这种异化刺激的增强超过了蛋白质的同化速度，从而导致肌肉萎缩（图3-22）。

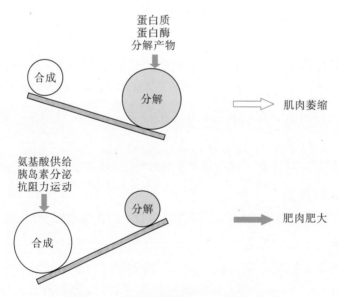

图3-22　肌肉蛋白质合成与分解的平衡

高龄老人饮食（摄取蛋白质）可诱导骨骼肌的蛋白质合成，其反应与年轻人相比要低下；有研究报道表明，还存在着同化抵抗性。其原因尚不完全明了，因此为了促进骨骼肌蛋白质的同化，理论上要求老人血液中的氨基酸浓度要比年轻人更高。也就是说，在日常饮食中老人要比年轻人摄入更多的氨基酸原料——蛋白质。

4. 高龄老人摄入营养素的干预

适当摄取蛋白质是维持骨骼肌量必须要考虑的。高龄老人为了预防肌少症，必须增加蛋白质的摄入量。根据研究报道，每日每公斤体重的蛋白质摄入量为 1.0g~1.5g，才能预防骨骼肌萎缩。但还须考虑肾功能低下的高龄老人因高蛋白质饮食诱发肾功能恶化的风险。如果高龄老人只是处于轻度肾功能障碍阶段 [eGFR 为 45~60mL/（min·1.73m^2）]，则不会产生负面影响。

近期有关过度营养性肥胖导致衰弱的研究表明，过度营养摄入导致肥胖（BMI 30~35kg/m^2 以上）与衰弱相关。有营养障碍的高龄衰弱老人，充足的蛋白质及热量补给能预防衰弱的发生和进展。营养干预和运动介入联用比单一的营养干预或运动介入能更有效地预防肌少症和衰弱。除了常规的以蛋白质为主的营养干预外，补充各种维生素及微量元素对肌力和身体功能以及衰弱的改善也有很大的帮助（表 3-7）。维生素 D 对骨骼代谢有重要作用。高龄老人血液中 25- 羟基维生素 D 浓度低于 50nmol/L 时，身体功能低下，肌力降低，血液中甲状旁腺激素浓度增加，使跌倒及骨折的风险增大。

表 3-7　补充营养素对衰弱的影响

补充营养素	能量没有调整		能量有调整	
	OR（95% CI）	P	OR（95% CI）	P
蛋白质 （g/d）	1.75（1.12~2.73）	0.014	1.98（1.18~3.31）	0.009
铁 （mg/d）	1.37（0.87~2.14）	0.174	1.45（0.85~2.47）	0.171
钙 （mg/d）	1.31（0.83~2.07）	0.242	1.32（0.81~2.14）	0.266
维生素 D（mg/d）	2.27（1.45~3.53）	0.002	2.35（1.48~3.73）	0.001
维生素 E（mg/d）	1.96（1.25~3.07）	0.004	2.06（1.28~3.33）	0.003
维生素 A（µg/d）	1.57（0.99~2.47）	0.053	1.56（0.99~2.48）	0.057
维生素 C（mg/d）	2.12（1.34~3.36）	0.001	2.15（1.34~3.45）	0.001
叶酸（µg/d）	1.76（1.12~2.75）	0.014	1.84（1.14~2.98）	0.013
铅（mg/d）	1.04（0.64~1.68）	0.087	1.01（0.61~1.67）	0.969

注：按年龄、性别、教育、经济状态、家属构成、抽烟状态、疾病、MMSE、BMI、幸福感等调整后

五、肌少症与运动

1. 身体活动低下对肌肉组织和肌肉细胞的影响

对于高龄老人来说，肌少症是各种各样病因复杂交织在一起的结果，但毫无疑

问的是，身体活动低下是最重要的原因之一。身体活动低下将影响肌肉细胞，使肌量减少、肌力降低。

2. 机械性刺激对增强肌力的作用

研究报道对骨骼肌进行被动的机械性伸长刺激，可以使肌肉肥大、肌力增强。适用于意识障碍和因瘫痪不能自主运动的患者。

六、衰弱和肌少症的前临床生物学指标

随着对衰弱和肌少症生理机制的深入研究，人们发现许多生物学指标与衰弱和肌少症高度相关，这些生物学指标对衰弱和肌少症的诊断和评估有重要作用。因此，这些生物学指标可以作为衰弱或肌少症的前临床诊断指标。

1. 营养状态

（1）血清总蛋白、白蛋白、前白蛋白：作为低营养的血液生物学指标，一般血清总蛋白（TP）< 6.0g/dL 可认为是低营养。另外，总胆固醇 < 150mg/dL、末梢血中淋巴细胞 < 1500u/dL 也可以认为是低营养状态。半衰期短的蛋白也可作为动态的营养评价指标，其中的代表是前白蛋白（甲状腺素），< 15mg/dL 时为营养障碍。

（2）活性维生素 D：活性维生素 D（维生素 D_3）主要是由人体自身合成的，人的皮肤含有一种胆固醇，经阳光照射后就变成了维生素 D_3。基于肌肉 – 骨骼关联性的研究表明，补充维生素 D_3 能促进肌量和骨骼量增加。在康复时，特别是与阻抗运动联用，对肌少症的治疗及预防跌倒、骨折等具有值得期待的效果。

2. 内分泌系统和代谢系统

（1）生长激素（Growth Hormone，GH）、胰岛素样生长因子 –1（Insulin-Like Growth Factor–1，IGF–1）：GH 是由脑垂体前叶分泌的一种肽类激素，能促进蛋白质合成，影响脂肪和矿物质代谢。IGF–1 是生长激素产生生理作用过程中必需的一种活性蛋白多肽物质，是肝细胞、肾细胞、脾细胞等十几种细胞自分泌和旁分泌的产物。伴随年龄增加 GH 分泌会下降（每 10 年下降约 14%），由此也导致 IGF–1 的分泌减少；其结果会造成肌量和肌力的下降，骨骼量减少，心功能低下，体脂肪增加，皮肤干燥、细薄化。IGF–1 是肌肉含量的主要调节物质，如果仅进行局部性的 IGF–1 抵抗性治疗，很难有疗效。值得指出的是，生长素释放肽主要是在胃壁产生的一种蛋白同化激素，有很强的刺激分泌 GH 的作用（血中生长素释放肽和 IGF–1 浓度之间存在正相关）。血中生长素释放肽的浓度，在高龄女性中为正常低水平，但在高龄男性中有低下的倾向。口服生长素释放肽显示有活性（有效），表明使用生长素释放肽治疗 GH 分泌低下从而改善肌量和增强肌力是有可能的。

（2）雄激素和雌激素：伴随年龄的增加，性激素会减少。其中的睾酮能促进蛋白质合成，促使肌肉生长。高龄男性血液中睾酮的浓度每年减少约1%。雌激素与骨骼量相关，但与肌量和肌力的关联性尚不明了。

（3）同型半胱氨酸：同型半胱氨酸是胱氨酸和蛋氨酸的一种代谢产物。目前的研究证实，高同型半胱氨酸血症可以作为心脑血管疾病的独立危险因素，尤其是冠心病和脑卒中。同型半胱氨酸偏高预示着患心脑血管疾病的风险较高，因此需要积极地降低同型半胱氨酸，可以同时应用维生素 B_{12} 和叶酸。

3. 氧化应激

8-羟基脱氧鸟苷（8-OHDG）是敏感的 DNA 损害标志物。防止 DNA 被损害将可能是很多慢性疾病的有效治疗方法。

4. 神经系统

近年来关于神经肌肉接头疾病的变性研究引起了人们的关注。也就是说，前突触的集聚蛋白和后突触的神经胰蛋白酶之间的平衡影响了神经肌肉接头的构造和功能，引起了功能失调，从而导致肌少症的发生。

5. 免疫系统

（1）C 反应蛋白（C-Reactive Protein，CRP）：肌少症增加了发生慢性炎症和前炎症状态的概率。CRP 是一种能与肺炎链球菌 C 多糖体反应形成复合物的急性时相反应蛋白，由肝脏合成，白细胞介素 1b（IL-1b）、白细胞介素 6（IL-6）以及肿瘤坏死因子（TNF-α）是其合成的最重要的调节因子。超敏 C 反应蛋白（High Sensitivity C-Reactive Protein, Hs-CRP）与 CRP 并不是两种蛋白，只是可以从灵敏度上加以区分，可作为体内的炎性指标。

（2）随着年龄的增加，IL-1,IL-6，TNF-α 等炎性细胞因子的产生也会增加。这些细胞因子有抗胰岛素的作用，还能促进蛋白异化作用。目前有较多的研究报道显示 IL-6 与肌肉萎缩有关，有证据表明 IL-6 是肌少症的因素之一。

第三节　衰弱的健康风险

一、衰弱的循环风险

1. 医源性因素诱发的衰弱循环

衰弱或身体性衰弱，往往是外部原因导致的，包括医源性因素。例如手术外伤等侵袭造成骨骼肌肉丧失，进而引起营养不良或肌少症。另外，老年人群多存在复合用药，也会造成慢性营养不良和骨骼肌肉减少。这种医源性诱发的衰弱带来的慢性营养不良和骨骼肌肉减少可能造成衰弱循环。

慢性营养不良同样会引起骨骼肌肉减少导致肌少症，而肌少症会带来人体静息代谢率下降，静息代谢率的下降又使总能量消耗下降。这种身体性衰弱循环又会影响人体其他功能发生连锁负面变化。例如，肌少症会造成人体胰岛素敏感性降低，而胰岛素敏感性降低恰恰又是 2 型糖尿病发病的重要原因（图 3-23）。因此，对老年人群而言，衰弱引起的综合征比慢病综合征的健康风险更大。

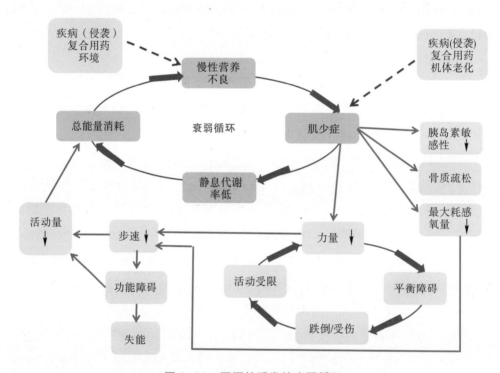

图 3-23　医源性诱发的衰弱循环

2. 运动器官障碍诱发的衰弱循环

欧洲肌少症工作会议（EWGSOP）上，提出了重度肌少症的概念，定义重度肌少症是由运动功能低下和肌力低下等综合原因造成的。在高龄老年人群中，运动功能低下往往是因为运动器官障碍引起的。

图 3-24 所示的肌肉骨骼综合征是运动器官障碍的重要疾病。肌肉骨骼综合征包含了骨质疏松症、肌肉骨骼失调、脊椎椎管狭窄、变形性关节炎、肌少症等。其中，肌少症可以导致疲劳感和肌力下降，肌肉骨骼失调也会引起肌力下降和人体平衡障碍，特别是骨骼疏松症更容易造成跌倒、外伤和骨折。因此，肌肉骨骼综合征

是引起老年人衰弱和导致照护风险的重大因素。

二、衰弱的照护风险

衰弱使跌倒的风险增加。肌少症使骨骼肌肉量减少，脂肪堆积，导致肌肉功能下降和肌力减低。由于人体的下肢屈肌衰退较伸肌显著，下肢肌力的显著减退直接影响到平衡功能，因此导致老人易于跌倒，使失能等不良后果也显著增加。衰弱和肌少症使老人更易发生骨质疏松症或骨折，也是随年龄增长的骨骼肌肉量减少和功能降低的共同发病因素。骨骼肌肉量的减少与骨密度呈同步变化，因此老人发生骨质疏松症的可能性为正常人群的 3 倍。肌力的下降使其对骨骼的保护作用降低，也是导致跌倒风险增加的原因之一。

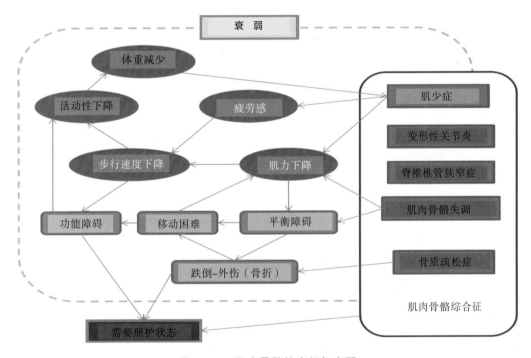

图 3-24　肌肉骨骼综合征与衰弱

衰弱和肌少症会使老人机体功能和生活质量下降。患肌少症的老人提起重物的能力和下肢负重的能力均会下降，继而 ADL 减少，逐渐可导致老人的生活质量下降，甚至使住院和死亡的风险增加。老年人群的衰弱状态会增加 ADL 失能、谵妄、跌倒和死亡等负面事件的风险（图 3-25）。

三、 衰弱与健康寿命

日本的研究表明，日本目前的老年人群中，约有 20% 处于衰弱的状况。老年人群的衰弱可以理解为容易导致健康障碍的脆弱状态；从老年自主照护的角度来看，衰弱又可视为健康寿命的范围。如果处于不能自主生活的危险状态，这属于健康与身体障碍之间的前障碍状态。这种衰弱状态也可用人的储备能力（生物恒常性）来表示。基于这种概念，在身体发生衰弱前的适当时点以合适的方式进行干预，能延缓人进入身体功能障碍期的进程，越早干预越能维持健康或使人恢复健康。

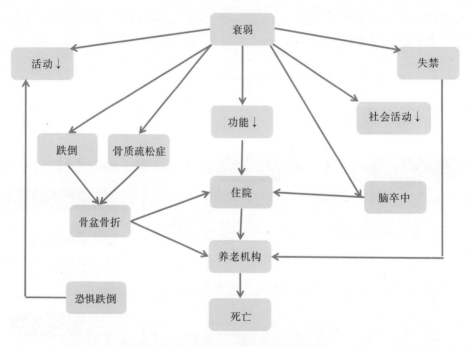

图 3-25　衰弱与 ADL 风险

作为生物性的个体，人都是由脏器、组织以及系统构成的，这些脏器、组织以及系统相互关联协调，维持身体整体的系统性，这被称为生物恒常性维持。恒常性是一种维护正常状态的生物学属性和防止从正常状态逃逸的能力。如人体的免疫系统、内分泌系统、神经系统等都是调节人体健康的重要系统，这种恒常性也代表了人的储备能力（图 3-26）。随着年龄的增加，维持控制人体正常运转的储备能力也会降低，其结果是引起各种各样的健康障碍。有可能使这个进程加速的是运动不足和偏食等生活习惯，以及癌症、慢性功能不全等疾病的诸多因素。

四、衰弱与老年综合征

老年综合征是由于老化、性别、慢性疾病、个人生活习惯、社会经济等多重因素造成的老年综合性疾病，与衰弱的相互关联性最强。由于患有疾病或不适当治疗而出现衰弱或加重衰弱并引发老年综合征。老年综合征与衰老直接相关，与衰弱相互作用而导致失能风险增加。

1. 不适当治疗与衰弱

（1）衰弱与老人的手术获益程度相关：在面临手术的患者中，由于衰弱老人维持机体稳态的能力下降，更容易出现手术后并发症。因此在手术前根据老人的衰弱状态或发生衰弱的风险程度确定治疗方案极为重要。过度的手术治疗或不及时、不恰当的术后康复方案均可能导致老人衰弱的发生风险增高。

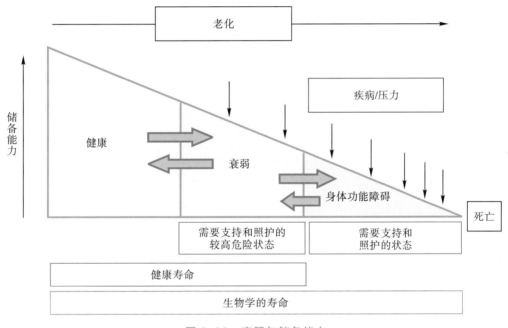

图 3-26　衰弱与储备能力

（2）肿瘤相关治疗与衰弱：对肿瘤进行治疗前要评估机体对治疗的承受程度、身体的储备和恢复能力，还要考虑治疗带来的体重丢失、恶病质等问题，这些问题反过来会通过衰弱对机体造成不利影响。

（3）透析与衰弱：衰弱的慢性肾脏病老人与没有衰弱的慢性肾脏病老人相比需要更早进行透析。

（4）心脏手术与衰弱：衰弱在心血管病、接受冠状动脉介入治疗和心力衰竭患者中的发生率显著增高，并且可增加心脏手术患者术后并发症发生率和死亡率。

（5）糖尿病与衰弱：衰弱可导致糖尿病患者的预后变差。

2. 老年综合征与衰弱

大量临床数据表明，衰弱对老年人群的健康负面影响极大，是老年综合征发生的重要原因。

（1）平均死亡风险增加 15%~50%。

（2）衰弱是尿失禁、跌倒、谵妄和抑郁等老年综合征的共同危险因素。

（3）衰弱是失能的先兆，严重影响生活质量。

（4）未识别衰弱状态的常规医疗干预，对衰弱老人可能会有风险和危害。

第四节　衰弱的照护预防

一、衰弱对医疗和照护费用的影响

1. 照护预防

2000 年日本全国开始实施 1998 年通过的《长期照护保险法》。《长期照护保险法》是独立于健康保险外的为日本失能和半失能人群提供照护服务的支付体系。该法将经过第三方评估和政府认定的失能和半失能人群分为 5 个等级并确定服务支付标准，由获得认定的对象根据自己需要选择照护服务机构提供的生活照顾、生活护理等照护服务。

日本《长期照护保险法》的实施，为上百万的失能和半失能人群提供了可持续的生活照顾、生活护理等服务，提升了受惠人群的生活质量。但是随着该法的实施和社会认知度的提升，以及由于老化衰弱等原因，越来越多的失能和半失能预备人群进入长期照护的服务资格范围，给长期照护保险的支付带来巨大的压力。

为了避免长期照护保险因越来越大的支付金额引起的支付风险，日本政府在 2006 年修改了《长期照护保险法》，引入了类似预防医疗的预防照护的概念，在原来长期照护体系中 5 个照护级别的基础上新增了针对有失能风险人群的 2 个级别。在长期照护服务中加强了失能、半失能和有失能风险人群的康复服务。同时针对新纳入长期照护保险的 2 个最低照护级别人群和尚未纳入照护保险的老年人群提供预防性的预防照护服务。

2. 照护预防策略

WHO 将健康老龄化定义为内在能力加上功能发挥；内在能力定义为个体的全

部体力和脑力的组合，功能发挥则是指内在能力与个体所处环境的结合和相互影响。预防老年性衰弱即是对内在能力衰退的预防。2017 年，WHO 发布了关于老人的综合照护指南，提供基于循证医学证据的预防照护和延缓或逆转老人体能及智力下降的《关于管理老人内在能力减退问题的建议》。

3. 预防照护的卫生经济学效用

据统计，65 岁以上的老年人群中约有 20% 的老人患有衰弱，而衰弱人群的失能率和死亡率均高于非衰弱的老人。卫生经济学者对衰弱老人和医疗费用关系的研究表明，衰弱人群的医疗加照护的总费用是没有衰弱人群的近 2 倍，死亡人数也更多。同时统计数据还说明，进行衰弱预防性康复和没有进行衰弱预防性康复的衰弱老人相比，多年医疗加照护的总费用有显著下降。

二、衰弱的评估

衰弱的临床表现和在日常生活中的表现多样且复杂。因此，对衰弱的预防和干预需要进行详细评估。对衰弱的评估，医疗、护理和照护领域都有不同的方法，既有观察体检式的，也有问卷检测式的。筛查的方法有 Fried 衰弱综合征标准、衰弱指数和 FRAIL 量表等。其中 Fried 衰弱综合征标准适用于医院和养老机构。

1. Fried 衰弱综合征评估标准

使用 Fried 衰弱综合征评估标准时，满足以下 5 条中 3 条或以上即可诊断为衰弱。①不明原因体重下降；②疲乏；③握力下降；④行走速度下降；⑤躯体活动降低（体力活动下降）。具有 1 条或 2 条的状态为衰弱前期，而无以上 5 条的人群为无衰弱的健壮老人（表 3-8）。

2. 衰弱指数

衰弱指数（Frailty Index，FI）的评估是基于健康缺陷理论发展而来的，也称为缺陷累积评估。FI 是指个体在某个时点潜在的不健康测量指标占所有测量指标的比例。其选取的测量指标包括躯体、功能、心理及社会等多维健康变量。选取变量时需遵守一定的原则：后天获得、与年龄相关、具有生物学合理性、给健康带来不良后果、不会过早饱和等。通常情况下，FI ≥ 0.25 提示该老年人为衰弱，FI<0.12 为无衰弱老人，FI 在 0.12~0.25 为衰弱前期。

FI 是对人的衰弱状况的量化和评估，通过建立模型，对老年人群的身体状况进行打分和评估，最终生成 0~1 的一个数值。一些发达国家的医疗机构可以通过 FI 来评估一个老人进入医疗或养老机构前的身体状况。该评估具有较大的临床指导意义，可以预测死亡风险。

表 3-8　Fried 衰弱综合征评估标准

衰弱综合征评估量表			
序号	项目	男性	女性
1	体重下降	过去 1 年内，意外出现体重下降 > 4.5 kg	
2	行走时间（4.57m） 身高 ≤ 173cm　≥ 7s 身高 > 173cm　≥ 6s	身高 ≤ 159cm　≥ 7s 身高 > 159cm　≥ 6s	
3	握力（kg） BMI ≤ 24.0　　≤ 29 BMI 24.1~26.0　≤ 30 BMI 26.1~28.0　≤ 30 BMI > 28.0　　≤ 30	BMI ≤ 23.0　　≤ 17 BMI 23.1~26.0　≤ 17.3 BMI 26.1~29.0　≤ 18 BMI > 29.0　　≤ 21	
4	体力活动（MLTA）	< 383 kcal/ 周（约散步 2.5h）	< 270 kcal/ 周 （约散步 2.0h）
5	疲劳	CES-D 的任何一个问题得分为 2~3 分 过去 1 周内以下现象发生了几天 ①我感觉做每件事情都需要努力；②我不能向前行走 0 分：< 1 天；1 分：1~2 天；2 分：3~4 天；3 分 > 4 天	
评分	：衰弱综合征（Frail）：≥ 3 轻度衰弱症（Pre-Frail）：< 3 无衰弱症：= 0		

MLTA：明达休闲时间活动评分；CES-D：流行病学用抑郁自评量表

3. 衰弱临床分级量表

按照不同诊断标准衰弱可分为不同等级，根据 Fried 衰弱综合征评估标准的定义将老人分为健康期、衰弱前期（存在 1~2 条）和衰弱期（满足 3 条或以上）。在 FI 基础上发展而来的衰弱临床分级量表是准确、可靠且敏感的，按照功能状况分为 9 级（表 3-9）。该量表可评估老年痴呆患者，在临床上易于应用。

4. 国际老年营养学会衰弱量表

国际老年营养学会提出的衰弱量表包括以下 5 项：①疲劳感；②阻力感：上一层楼梯即感困难；③自由活动下降：不能行走 1 个街区；④多种疾病共存：≥ 5 个；⑤体重减轻：1 年内体重下降 > 5.0 %。判断衰弱的方法与 Fried 衰弱综合征评估标准相同（表 3-10）。

5. 衰弱的照护评估

为了应对老年人群失能、失智给社会带来的日益增长的个人家庭和社会照护负担，日本在 2000 年开始实行长期照护保险制度，用社会化照护保险支付方式为失

表 3-9　衰弱临床分级量表

序号	衰弱等级	图示	症状
1	非常健康		身体健壮，积极活跃，精力充沛，定期参与体育运动
2	健康		无明显疾病症状，经常参与体育运动，偶尔非常活跃
3	维持健康		存在可控的健康缺陷，除常规行走外，无定期的参与体育活动
4	脆弱易损		日常生活不需要他人帮助，身体某些症状会限制日常活动，常见为行动缓慢和感觉疲劳
5	轻度衰弱		有明显的动作缓慢，工具性日常生活活动需要帮助（较重家务/公交出行/用药），会削弱外出购物、行走等能力
6	中度衰弱		所有室外活动需要帮助，室内上下梯、洗浴需要帮助，替换等需要辅助
7	严重衰弱		个人生活完全不能自理，身体状况较稳定。一段时间内（<6 个月）不会有死亡危险
8	非常严重衰弱		生活完全不能自理，接近生命终点，几乎无可能从疾病中恢复
9	终末期		接近生命终点生存期，小于 6 个月的垂危患者

表 3-10　国际老年营养学会衰弱量表

序号	项目	问题
1	疲劳	过去 4 周内大部分时间或所有时间感到疲乏
2	阻力增加/耐力减退	在不用任何辅助工具及不用他人帮助的情况下，中途不休息爬一层楼梯有困难
3	自由活动下降	在不用任何辅助工具及不用他人帮助的情况下，走完一个街区（100m）有困难
4	疾病情况	医生曾经告诉你存在 5 种以上的以下疾病：高血压、糖尿病、急性心脏疾病、脑卒中、恶性肿瘤（微小皮肤癌除外）、充血性心力衰竭、哮喘、关节炎、慢性肺病、肾脏疾病、心绞痛等
5	体重下降	过去 1 年内，意外出现体重下降 ≥ 5%
评分		衰弱综合征：≥ 3；轻度衰弱（Pre-Frail）：< 3；无衰弱：= 0

能和半失能以及潜在失能的风险人群提供照护服务。2004年4月，日本又提出了含有针对潜在失能风险人群和65岁以上老人的预防性照护内容的修正法案。该法案的实施要点是使用照护评估的方式，筛查失能风险人群和65岁以上老人的衰弱和体力体能状况来判定衰弱和失能以及失智的潜在风险，进而开展被称为照护预防的预防性干预。照护评估可使用不同的评估量表，其中《日本厚生劳动省基本检查量表》及其评价（表3-11，表3-12）和日本东京政府提出的《照护预防体检达者21评价表》（表3-13）应用最为广泛。

表3-11　日本厚生劳动省基本检查量表

基本检查量表			
序号	提问项目	是	非
1	一个人坐地铁或巴士外出吗？	0	1
2	购买日用品吗？	0	1
3	存取存款吗？	0	1　/ 5
4	去友人家访问吗？	0	1
5	与家人和朋友聊天吗？	0	1
6	握着扶手或扶着墙壁上楼梯吗？	0	1
7	坐着椅子的状态，不用抓着任何物品可以站立吗？	0	1
8	可以持续15分钟的行走吗？	0	1　/ 5
9	最近1年间有过跌倒吗？	1	0
10	对跌倒一事很担心吗？	1	0
11	在6个月内体重减少了2~3kg或以上吗？		
12	身长＝　cm，体重＝　kg（BMI＝　）		/2
13	与半年前相比，硬的食物觉得难吃了吗？	1	0
14	对茶或汤之类的会有噎感吗？	1	0　/ 3
15	在意口渴吗？	1	0
16	每周有1次外出吗？	0	1
17	与去年相比，外出的次数减少了吗？	1	0　/2
18	有从周围人听到"老问相同的事"等健忘的事情吗？	1	0
19	自己查电话号码打电话吗？	0	1　/ 3
20	有不知道今天是某月某日的现象吗？	1	0
21	近2周没有感到生活有充实感。	1	0
22	近2周以前喜欢做的事情，现在没有快乐感了。	1	0
23	近2周以前有快乐的事情，现在有感到无趣了。	1	0　/ 5
24	近2周有不认为自己还是个有用人的想法。	1	0
25	近2周无缘无故会有疲劳的感觉。	1	0

表 3–12　日本厚生劳动省基本检查量表的认定评价

序号	确认项目	确认症状	确认
1	基本检查量表 1~20 的 20 个项目中有 10 项以上	复数障碍	√ ×
2	基本检查量表 6~10 的 5 个项目中有 3 项以上	运动功能低下	√ ×
3	基本检查量表 11~12 的 2 个项目中全部都有	低营养状态	√ ×
4	基本检查量表 13~15 的 3 个项目中有 2 项以上	口腔功能低下	√ ×
5	基本检查量表 16~17 的 2 个项目中有第 16 项	寡居	√ ×
6	基本检查量表 18~20 的 3 个项目中有任何一项的	认知功能低下	√ ×
7	基本检查量表 21~25 的 5 个项目中有 2 项以上	可能抑郁症	√ ×

（1）日本厚生劳动省基本检查量表：采用问卷的方式，共有 25 个提问项目，回答为是与非，形式较为简单，在日本国内被各地方政府推荐使用，并且其检查判定结果会成为是否要进行下一步照护预防干预和照护保险支付服务费用的依据。

使用日本厚生劳动省基本检查量表做完问卷调查后，再依据表 3–11 的方法做出照护预防的认定评价。通过认定评价可做出评估对象的运动功能低下、低营养状态、口腔功能低下等方面的评估，也可推算出衰弱的诊断。

（2）《照护预防体检达者 21 评价表》是日本东京长寿研究所历经多年研究开发的，并在东京及日本其他地方广泛使用。评价表的评估内容包括有无衰弱、跌倒、失禁、低营养、轻度认知障碍等五项风险。评价表采用问卷方式和测试方式，其中问卷方式的项目有 18 个，测试方式项目有 3 个，总共为 21 个项目。评估根据回答和测试的数据，选择右侧答案并在相应项目的数字上画圈，最后按项目统计总分。根据各项目的统计分数，衰弱、跌倒、失禁分别在 5 分以上，低营养、轻度痴呆在 4 分以上，可判定为有必要做照护预防的干预。

三、老年衰弱的照护预防

随着老化引起的各种功能衰退，人体应对种种健康问题的脆弱性增加，即若不采取任何应对措施就会导致卧床不起甚至死亡，但也有改善的可能性。临床可操作性指标包括营养、身体能力、肌力、意欲和活力、身体活动量等 5 项指标。衰弱老人的出现频率由于评估方法不同会有一定差距。迄今为止关于衰弱老人的研究多以区域研究为主，其概念侧重于社会医学方向，因此对每个症状的评估都较粗略。但是，如果区域内的衰弱老人数量多，接受门诊治疗的老人中衰弱老人所占的比重就较高；这时就应准确细致地评估衰弱老人的身体和精神状态。

表 3-13　照护预防体检达者 21 评价表

首先，回答以下问题。选择右侧答案时，在相应项目的数字上画圈，最后按项目统计分数。衰弱、跌倒、失禁分别在 5 分以上的，低营养、轻度痴呆在 4 分以上的，可判定为有必要做照护预防的干预

序号	问题	回答		衰弱	跌倒	失禁	低营养	轻度认知
1	平时，您觉得自己健康吗?	很健康	不太健康	1		1		
2	您现在是否服用 3 种以上的药物?	不是	是			1		
3	您最近 1 年是否住过院?	不是	是			1	2	
4	您最近 1 年是否跌倒过?	不是	是		3	1	2	
5	您现在是否害怕跌倒?	不是	是		2	1		
6	跟平时出行有关的问题。您是否可以独自外出（出远门）?	是	不是	3	1	1		2
7	您是否可以独自持续行走 1km ?	是	不是	1				
8	您是否可以独自上下台阶?	是	不是		1			
9	不扶着任何东西，您是否可以踮起脚尖站立?	是	不是	1	1	1		
10	您是否有因为来不及上厕所而尿裤子的情况?	不是	时会有	1	1	3		
11	您的漏尿次数是否达到了 1 周 1 次以上?	完全没有	不足 1 次			1		
			1 次以上			2		
12	您是否有兴趣爱好或才艺?	是	不是	1			2	
13	肉类、蛋类、鱼贝类食物中，是否每天食用一种以上?	是	不是	1	1		1	
14	您每周做饭的天数是否达到 4~5 天?	是	不是	1			1	
15	以前一直做的事情或曾经感兴趣的事情现是否都已放弃?	不是	是			1	1	
16	可以应付得了日常的存取款、水电煤气费支付等安排?	是	不是	2		1	1	2
17	您是否可以做到自己找电话号码，自己打电话?	是	不是	1		2		2
18	您是否可以做到在规定的时间服用规定分量的药物?	是	不是					2
19	握力是否在 29kg 以上（男性），或 19kg 以上（女性）?	是	不是	2	2	2	2	
20	睁眼单腿站立的时间 20s 以上（男性），或 10s 以上（女性）?	是	不是	2	2		2	
21	正常行走 5m 距离少于 4.4s（男性），或不到 5s（女性）?	是	不是	3	3	2	3	
	画圈的纵向数字的合计							

导致衰弱的原因很多。岁数越来越大，老人特有的多重疾病、生活习惯、社会经济等因素会慢慢引发老年综合征，再逐渐转移到衰弱状态。若处理不恰当，将会导致老人的生活功能下降，陷入需要全面照护的状态。抑郁症和谵妄也可导致虚弱。老年肌少症与衰弱的干预主要通过衰弱的早期预防性干预和急性期废用综合征的预防以及恢复期 / 维持期的康复来实现，具体包括健身干预和营养照护管理，并严格实施进行长期照护评估后制定的照护计划。

1. 健身干预

（1）长期定期帮助老人进行耐力和抗阻力肌力锻炼，做好对应的用药、饮食、心理、情绪和睡眠等记录。

（2）注意观察，根据老年肌少症的特点帮助照护对象进行安全锻炼，避免出现意外。

（3）老年肌少症患者规律运动的目的是为了增加灵活性、耐力和力量，肌少症的运动计划应该是多重运动计划。运动应该循序渐进，综合考虑病情和个体情况。运动应该从低、中强度开始，并长期坚持，随后逐渐增加运动的时间和频率。运动每周至少进行 3 次，每次 20~45min，最长不超过 1h，累计每周进行 150min 以上。

（4）抗阻运动方案：抗阻运动是依靠自身力量克服外界阻力的运动。对于老年肌少症的患者，肌肉存在不同程度的萎缩。四肢骨骼肌参与的抗阻运动不仅可以增加肌肉合成，还可以延缓肌肉衰减的速度，同时对心肺功能的要求也较低（图3-27）。

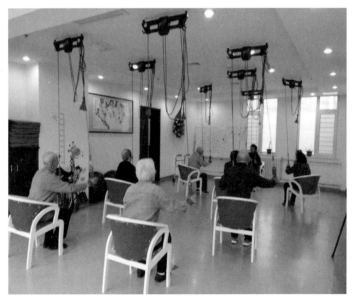

图 3-27 老年衰弱的抗阻运动

阻力可来自物体、自身重力、专门器械，如举重物、俯卧撑、拉弹力带等，是增强肌力和耐力的重要手段。骑自行车、游泳、使用健身器械等也有利于增强老人的肌肉功能。推荐肌少症患者每周进行 2~3 次抗阻运动，每次有效的抗阻运动所带来的效应会持续 48~72h。

2. 营养照护

老人每日应补充蛋白质 1~1.2g/kg。协助照护对象向专业营养师咨询，学习食物的构成、分量的控制、烹调方式及优选的食材等知识。由于老人普遍存在依赖性，饮食调理必须有家庭成员和照料者的参与。一个合适的饮食计划应有科学的理论依据。这个计划不仅要营养充足，而且要与患者的种族和文化背景相适应。由于老年人群病种普遍较多，在制定营养食谱时要充分考虑老人已患疾病的需要，如高血压、糖尿病、冠心病、肾病等。

3. 照护评估、实施目标和照护计划

（1）应针对老年肌少症、衰弱的特点对照护对象进行肌少症、衰弱的照护要点评估和老年综合评估。

（2）根据照护要点和评估要点确定照护对象的营养不良、运动习惯、多种并发症等问题，排查哪一个是其主要问题，设定照护目标和制定照护计划。同时要注意将骨骼和肌肉作为一个整体，依次按照运动调整期 – 肌力增强期 – 功能训练期逐渐加大肌肉负荷量，进行肌肉恢复训练。也要按照骨质疏松的照护要点增加营养干预，帮助老人维持骨骼、肌肉功能。

（3）制定为期 3 个月的健身计划，根据照护对象的康复效果调整健身计划（图3-28）。

4. 肌肉恢复训练过程

（1）运动调整期（第 1 个月）：以提高运动愿望为第一目标，掌握训练知识，以低负荷、高重复的方式进行训练。

（2）肌力增强期（第 2 个月）：以高负荷、低重复的方式进行训练。

（3）功能训练期（第 3 个月）：尽量以有意识的日常生活活动方式进行训练。

目前我国各级政府都在通过建立以长期照护保险和构建社区医疗照护为基础的长期照护服务体系来积极应对老龄化带来的挑战。然而，我国的老龄化是在未富先老和未备先老的情况下到来的。特别是学科建设和理论发展等没有准备的未备先老，使我国的老龄化应对政策制定和执行的试错成本很高。老年医学领域还基本以疾病治疗为中心，尚未将老年的老化过程和老年衰弱作为老年医学的基础。老年医学的十三五期间重点课题还放在老年慢病和老年综合征上，而忽视了衰弱对老年综合征影响的研究。因此，衰弱的长期照护就显得极为重要。长期照护除了提供克服ADL 和 IADL 损害的服务外，还需要更加重视老年衰弱对健康老龄化的负面影响。政府决策部门等相关各方需要在长期照护体系的重要环节的照护评估中加入对老年人群衰弱的评估项目，并且在照护服务中加入衰弱人群的预防和康复干预措施。

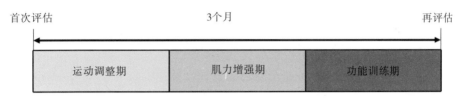

（1）运动调整期：以提高运动愿望为第一目标，掌握训练知识，以低负荷、高重复方式进行训练

（2）肌力增强期：以高负荷、低重复方式进行训练

（3）功能训练期：尽量以有意识的日常生活活动方式进行训练

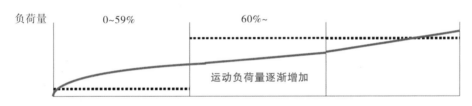

图 3-28　衰弱及肌少症的健身计划

四、老年患者衰弱评估与干预

2017 年中华医学会老年医学分会发布了《老年患者衰弱评估与干预中国专家共识》（以下简称《共识》），包括定义、发病机制、临床表现、常用评估方法、诊断标准与流程、患者结局评价指标、干预治疗等内容。对于衰弱的干预，《共识》提出应根据衰弱的病因、病理和生理变化，结合现有证据，采取运动锻炼、营养干预、共病和多重用药管理、多学科团队合作的医疗护理模式、减少医疗伤害及药物治疗等 6 项干预措施。

1. 运动锻炼

阻抗运动与有氧耐力运动是预防及治疗衰弱状态的有效措施，重度衰弱患者可选用被动运动的方式进行康复。

2. 营养干预

营养干预能改善营养不良衰弱老人的体重下降，降低病死率；但在非营养不良的衰弱人群中尚缺乏足够的证据支持。补充能量或蛋白质时应注意，老人日常所需蛋白质及氨基酸要略高于年轻人。健康成人需要蛋白质 0.83 g/（kg·d），老人需要 0.89 g/（kg·d），衰弱患者合并肌少症时则需要 1.20 g/（kg·d），应激状态时需要 1.30 g/（kg·d）。补充维生素 D 常联合钙剂一起使用，推荐当血清 25- 羟维生素 D 水平 <100 nmol/L 时可考虑给予补充，每天补充 800 U 维生素 D3。

3. 共病和多重用药管理

老人大多患有多种疾病，如抑郁、心力衰竭、肾衰竭、认知功能受损、糖尿病、视力及听力问题等。衰弱的预防和治疗应包括积极管理老人的现患共病，尤其应重视处理可逆转疾病。评估衰弱老人用药的合理性并及时纠正不恰当用药。建议根据 Beers 标准（美国老年医学会发布）、STOPP 及 START 标准（欧洲发布）评估衰弱老人的用药情况，减少不合理用药。

4. 多学科团队合作的医疗护理模式

衰弱护理应以患者为中心，强调多学科团队合作，对衰弱老人进行 CGA 和管理。团队应包括老年科医生、护理人员、临床药师、康复治疗师、营养师、专科医生和社会工作者等。不同群体衰弱老人的干预模式侧重点不同。

（1）社区老人：可进行基于 CGA 的综合干预，通过减少护理需求及跌倒，减少入住医疗机构的风险和其他负性临床事件的发生。

（2）入住护理机构和住院的老人：采用针对性的康复训练可改善患者的步行能力，减少活动受限。衰弱的住院患者应入住老年专科病房，由老年专科医生对其进行 CGA 及综合干预。入住老年专科病房比入住普通病房其功能恢复更容易，认知及其他功能继续下降的可能性减小，且院内病死率较低。

（3）CGA 管理单元和老年人急性期快速恢复病房：包含 CGA 和针对性综合干预措施，如个体化护理、营养支持、康复及出院计划等，可降低衰弱老人再次入住医疗机构的概率、减少住院费用，降低出院及 1 年后功能下降的程度。

5. 减少医疗伤害

很多有创检查和治疗常导致衰弱老人发生各种并发症，有时会增加患者的负担并降低其生活质量。因此，对中、重度衰弱老人应该仔细评估患者的情况，避免过度医疗行为。

6. 药物治疗

老年患者使用抗生素、激素类药物、性激素受体调节剂、血管紧张素转化酶抑制剂等药物时，需根据患者的具体情况权衡利弊，斟酌使用。

第四章

废用综合征

第一节 废用综合征的概念

一、定义

现代人类大规模远距离迁移和生存发展促进了人的直立和行走的进化。人是通过基于站立和行走式的劳作获得生活资料，通过站立和行走来规避自然界的各种风险。伴随人的生物性进化，人的站立和行走等各种活动起到了调节人体骨骼肌肉系统、循环系统和呼吸系统等系统的作用，也维持了人体内部环境的稳定性。

因此，人体长期处于不活动状态时将对人体健康产生各种负面影响，即废用性症状或废用综合征。废用综合征被解释为：人体某脏器或系统由于某些原因停用或很少使用，使得这些脏器或系统的功能处于衰退状态而产生健康风险；或被定义为：由于机体（脏器或系统）不进行活动的状态而产生的继发障碍。例如，进食是人最基本的生理需要，由于某些原因经常吃软食或流食，使唾液分泌减少，舌头灵活度和咀嚼功能下降，导致营养不良和身体衰弱，最终导致口腔出现废用性症状。

日本医学界将由 Hirschberg 最早定义的 Disuse Syndrome 翻译为废用综合征，在欧美医学界使用的频率并不高，而在日本却被频繁使用，这与人们对废用综合征的负面印象有关。在医疗场合对同一状态使用共同术语表述已经成为一种倾向，但是概念定义以及评价基准的规范化也是今后必须要做的工作。

尽管不同领域对废用综合征概念的表述有所不同，但不同表述中都有共同的关键要素：废用综合征是由于各种原因造成的人体不活动以及安静卧床等因素造成全身功能失调并引起二次损害。其中，废用综合征的基本症状是全身功能失调并产生二次损害，人体不活动以及安静卧床等因素是废用综合征的直接原因，而造成人体不活动以及安静卧床的其他各种原因是间接原因。废用综合征带来的二次损害主要归结为影响生命质量和日常生活，最终也会影响社会照护负担等社会问题（图4-1）。因此，废用综合征的关键词可以概括为：①基本症状；②直接原因；③间接原因；④二次损害；⑤波及影响。

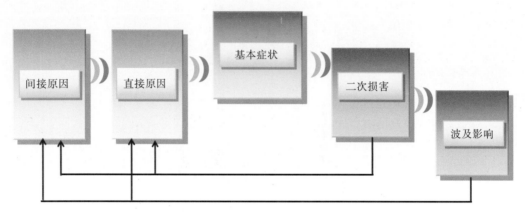

图 4-1　废用综合征概念的演绎

二、概念演绎

1. 基本症状

（1）共同原因产生的关联器官组织功能失调状态：废用综合征的共同原因是功能的不使用和废用，其结果是全身关联器官组织脱离正常状态，使身体功能发生变化。该功能既包含了人体体动性功能，也包含人体各功能系统的功能和脏器系统以及认知功能。

（2）多种症状关联、循环作用：废用综合征是多种器官组织功能退化，不是孤立的现象，因此呈现为相互关联的复杂症状。例如，人体出现慢性疼痛时要避免多动，而避免多动又会引起疼痛。另外，也容易陷入废用—容易疲劳—安静卧床—进一步安静—进一步废用的恶性循环。

（3）产生二次损害：废用综合征的形成是由于日常生活活动低下和安静卧床引起的二次损害并造成日常生活的活动困难，是原有疾病和主要身体功能障碍等产生的延伸性障碍。

（4）器官和组织发生退化：废用综合征将使神经系统、呼吸系统、消化系统、泌尿系统、皮肤组织等出现连锁性退化。在传统的急性期治疗中缺乏照护的理念而不太注重患者身体功能和能力的维持和恢复，往往会采取绝对静养的保守方式，因此产生了废用恶性循环的诸多症状（图4-2）。绝对静养会导致肌肉萎缩，且关节运动障碍会使症状进一步恶化。肌肉萎缩还会导致活动量减少，从而引起肌力和骨密度降低。活动量减少使免疫功能下降，还可引起骨折和感染性疾病等各种并发症。这样导致恶性循环使身体功能降低，最终发生废用综合征而导致卧床不起。

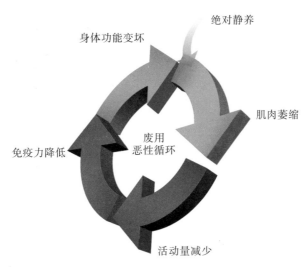

绝对静养
身体功能变坏
肌肉萎缩
废用
恶性循环
免疫力降低
活动量减少

图 4-2　长期卧床绝对静养引起的废用恶性循环

对于神经系统，不活动或少活动将引起理解力低下和意识水平低下。认知障碍会产生废用性症状，但也会因活动性介入的增加，使患者的情感变得丰富而改善其认知功能。对于血管性认知障碍的患者，伴随 ADL 低下其认知功能也会低下，因此激发性的活动可有效预防废用性的认知功能下降。废用综合征在社会心理方面的表现，除了认知障碍和抑郁症外，还有根本性的认知功能损害；这是由于脑功能废用造成的意识水平低下（图 4-3）。

（5）废用综合征风险的普遍性：人具有应对环境变化保持各系统功能平衡的能力，不活动将会破坏这种平衡。因此，要有最大限度地自我利用身体功能的意识。任何人，而不是局限于有病的患者，只要身体的器官和功能不充分使用，都会有发生废用综合征的风险。

近些年来，久坐行为成了影响健康的风险。伴随着社会的发展，由于交通、家用电器或互联网普及等各种各样生活工具带来的便利性，使得久坐的生活方式对人体健康产生了负面影响，特别是对高龄老人具有较大的负面影响。

（6）废用综合征的可逆性：与疾病或功能障碍不同，废用综合征是可以恢复原有的可用功能状态的。例如，通过调整俯卧位等姿势的介入措施，可改善尿失禁等废用性症状。由于长期住院造成的活动低下的精神性障碍患者，通过运动等介入可改善其精神状态。需要注意的是，通过干预介入改善废用综合征，并不是使患者完全恢复原有的状态，而是有某种程度的可逆性改善。

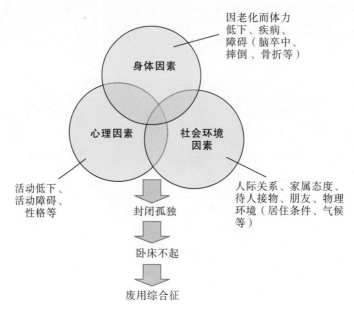

图 4-3　身体、心理、社会环境因素引起的废用综合征

2. 直接原因

（1）安静不动或不活动的状态：废用综合征一般被定义为由于安静不动或不活动产生的多种组织、器官系统的衰竭。北美护理学会将废用综合征定义为由于不活动使身体各系统处于恶化的状态。实际上废用综合征在临床上的定义更为广泛，除了身体不能活动外，还包含了身体性、精神性、社会性的外部刺激减少和长期卧床（卧姿）以及不能进食（绝食或经管营养）等。因此，安静不动或不活动的状态是废用综合征的直接原因。图 4-4 是安静不动或不活动引发废用综合征的机制。

（2）安静不动或不活动的时间：废用综合征与长期的安静不动或不活动的时间长短有密切关系。临床研究表明，患者绝对静养 1 周，肌肉力量将会萎缩 10%~15%，恢复需要 1 个月。绝对静养 2 周，肌肉力量将会萎缩 20%~30%，恢复需要 2 个月。患者病后或术后 20 天卧床，心脏大小会减小 11%，全身血液量减少 5%~10%。

3. 间接原因

（1）自身原因：①年龄。由于老化、衰弱和慢病等原因，老年人群容易发生失能导致安静不动或不活动，甚至长期卧床，因此废用综合征的发病年龄多在老龄阶段。②基本身心状态。低营养状态、肥胖和体力消耗等因素可造成患者的基本身心状态不良，也是产生安静不动或不活动的原因。

（2）疾病、外伤的情况和程度：患者的脑卒中和骨折等机械性外伤以及外伤造成的意识障碍等，也是造成安静不动或不活动的原因。如神经性障碍造成的麻痹和肌力低下，都是废用综合征的间接原因。

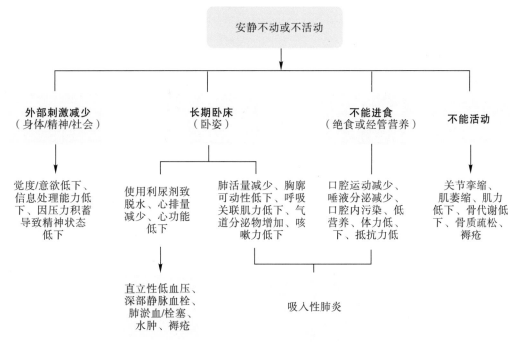

图 4-4　安静不动或不活动引发废用综合征的机制

（3）医源性原因：①治疗内容和医嘱情况。医生对患者骨折处用石膏固定，患者遵照医嘱不活动等造成废用性后果。②医护人员的认知。医护人员本身对废用综合征的理解不足和认识上有差异，导致医护相关措施在执行过程中出现废用性症状。如，喂饭过程不当发生误咽引起了吸入性肺炎，从而长期使用鼻饲，造成口腔废用等。③提供不当照护。在患者的护理和康复中，医护人员提供了不恰当的训练或计划等，也会对废用综合征的预防和改善造成负面影响。④急性期能力废用。由于手术重症等急性期患者，因手术、外伤、热伤、急性感染等侵袭的原因，会产生急性期能力废用性下降（图 4-5）。Moch 在 1998 年提出了"疾病中的健康"的概念，表明即使在患病中患者也应尽可能保持"身体、精神与社会适应的完好状态"，即保持人的各种能力。为了预防这种急性期废用综合征，急性期就进行康复训练是最好的选择。

4. 二次损害

（1）对生命周期的影响：废用综合征的预防和改善直接影响人的生命周期。例如，持续的安静状态会对生命周期产生不良的影响。

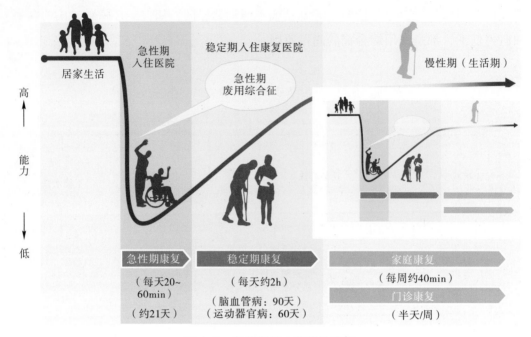

图4-5　急性期能力废用性下降

（2）对生活质量的影响：在康复或照护预防领域，促进对残存功能的维持和活化，可提高人的生活质量如充实感和满足度，相反则会降低生活质量。

（3）卧床不起：患者原来身体单侧瘫痪，长期卧床后非瘫痪侧的肌肉也会发生显著萎缩。长期卧床不起使废用综合征进一步恶化，造成了恶性循环。

（4）对日常生活活动的影响：手术后长期静养，会对患者的日常生活活动造成废用性损害。废用综合征的有无和程度，以及是否改善或恶化，都会对患者的日常生活活动产生影响。

（5）对意识和思考的影响：躺卧体位与精神活动度低下有关联。体位对大脑不产生刺激，限制了患者的视野，使大脑陷入刺激越来越少的状态。废用综合征患者的思考能力会减退，意识和欲望也会衰退。

（6）对基础疾病和并发症的影响：对有基础疾病的患者，废用综合征更容易引起急性症状并增加并发症发生的风险。

（7）对原照护计划的影响：接受物理治疗等康复训练的患者，有相当数量存在废用综合征；因此与其他疾病一样，废用综合征的预防和早期干预也非常重要。特别是脑卒中患者，进行急性期废用性症状的康复将对后期的康复产生很大影响。

5. 波及影响

（1）照护工作量和院内医疗的影响：废用综合征患者的照护工作量明显多于普通患者，住院平均日数也是普通患者的数倍。

（3）社会医疗照护资源：卧床不起的患者合并废用综合征，将会增加社会的照护负担和医护资源的消耗。

三、废用综合征的类型和循环

1. 废用综合征的类型

目前医学界正在逐渐认识废用综合征对健康的负面影响，在许多国家医疗保险的疾病支付分类中没有纳入废用综合征，它被纳入康复医疗中。

在康复领域，长期卧床引起废用综合征的知识众所周知（表4-1），这与贯彻急性期患者的早期离床（脱离卧床状态）的成功临床经验有关。

表4-1　长期卧床引起的废用综合征

肌肉骨骼系统	肌肉力量低下、肌肉萎缩、关节挛缩、变形性关节炎、骨质疏松、异位骨化
循环系统	血液循环低下、直立性低血压、深静脉血栓形成、运动耐力低下
呼吸系统	换气障碍、上呼吸道感染、肺气肿、吸入性肺炎、肺栓塞
消化系统	便秘、食欲不振、体重减少、肠道上皮萎缩、低营养状态
泌尿系统	尿路感染、尿路结石
代谢系统	雄激素、生长激素、甲状腺素、胰岛素等分泌减少，蛋白质等代谢异常
精神/神经系统	认知障碍、神经性反应低下、睡眠障碍、谵妄、抑郁症
其他	脱水、褥疮、皮肤萎缩等

2. 废用综合征与功能低下

废用综合征按其对人体功能的废用性损害导致的功能低下，在临床上可以按原因、系统性废用和废用特征以及伤害性结果分类进行分析（表4-2）。

废用综合征的原因可分为：①局部废用；②全身废用；③由卧床引起；④感觉、运动刺激不足；⑤中枢神经系统问题等。

由于感觉、运动刺激不足，造成姿势、运动调节或感觉功能低下的系统性废用，导致摄食、咽下时受体位影响咽喉感觉功能低下，摄食体位不当时就会增加咽喉食物残留和误吸的发生风险。

3. 废用综合征的循环

如前所述，造成废用综合征有直接原因，更多的是间接原因，如身体活动性和生活意识低下，日常生活活动能力低下和营养状态不良，甚至口腔咽下功能下降等都会引发废用综合征。废用综合征涉及以下问题。

（1）运动功能障碍：废用性肌肉萎缩、肌力低下、姿态变化、关节挛缩和疼痛、腰背部疼痛、变形性关节炎、骨质疏松等。

表 4-2 废用综合征引起的功能低下

原因	系统性废用	废用特征	伤害性结果
局部废用	关节挛缩	下颌关节挛缩	咀嚼功能低下，食块形成不全
	因肌肉萎缩导致肌力低下	口轮匝肌/颊肌/舌肌群的肌力低下	口腔内保持功能低下，流动性食物过早流入咽喉
		舌骨上肌力低下（会厌上抬低下）	因会厌上抬低下导致咽喉部食物残留或咽下时机不适宜
	心肺功能低下	安静/运动时心拍数增加（心排血量减少）卧床膈肌上抬，呼吸辅助肌肉力量低下	容易疲劳；误咽时的咳嗽力量/咽反射低下，咳痰时排痰困难
	代谢/内分泌系统功能低下	基础代谢率低下，全身调节状态低下	持续不活动最终陷入 ADL 或行走障碍
全身废用	直立性低血压	摄食/咽下时受体位影响	不当体位增加误吸风险
由卧床引起	脱水	唾液分泌不足，因咽下唾液回流减少或口腔干燥，口腔内污染	因黏膜干燥使咽喉感觉低下，全身状态低下，引起重度肺炎
感觉、运动刺激不足	姿势/运动调节功能低下/感觉功能低下	摄食/咽下时受体位影响咽喉感觉低下	不当体位增加误吸风险；错配咽下时机，咽喉食物残留，不显性误咽
中枢神经系统问题	社会孤立/活动性低下	抑郁/高层次脑功能衰退，协调性低下	成为阻碍运动能力和 ADL 改善的因素

（2）循环功能障碍：褥疮、水肿、肺栓塞、肺充血、直立性低血压、深静脉血栓形成等。

（3）呼吸功能障碍：误咽性肺炎、咽下障碍、运动耐力下降等。

（4）消化功能障碍：营养障碍、食欲不振、恶心呕吐、腹部膨胀、气体滞留、便秘等。

（5）自主神经障碍：低体温、倦怠、容易疲劳、便秘、大小便失禁、食欲低下等。

（6）神经系统功能障碍：不安、抑郁、睡眠障碍、意识低下、认知障碍等。

第二节 废用综合征的形成机制

一、运动系统

运动系统废用综合征是由于人体不活动或活动少的状态而产生的继发障碍，其发病原因包括以下几点：①由于各种原因造成患者长期卧床，基本不活动或活动不足。②外伤或原发病导致运动障碍。③因严重的感觉障碍使刺激减少而导致活动减少。④各种骨关节疾病使肢体活动减少。

1. 骨骼肌

骨骼肌的萎缩是由于炎性细胞因子或糖皮质激素增加、营养不良等多重应激反应所导致的。废用性肌萎缩会在非负重（免疫）活动量低下、不活动和卧床等后频繁出现，并且在显著的肌量减少和肌力低下等状况下发生各种临床问题。肌萎缩的发展及程度与年龄、生理学功能、肌肉纤维类型的构成等有关，还会随着负荷或不活动的程度而变化。人体在微小重力环境下的适应性研究已经获得了有价值的证据；但是很难对蛋白质分解进行测试。以动物为对象的研究模式在不断扩展，也揭示了废用及废用综合征形成后康复时的骨骼肌量的调节机制（图4-6）。

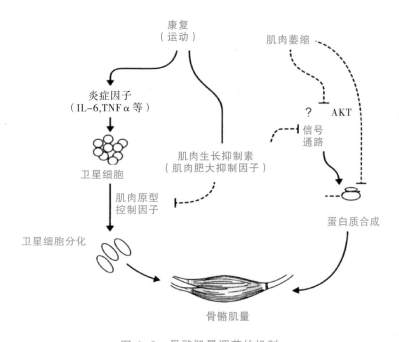

图4-6　骨骼肌量调节的机制

（1）肌萎缩的分子水平变化机制：肌萎缩关联蛋白质代谢的研究表明，肌量是蛋白质合成量与分解量平衡的结果。在肌萎缩状态下合成和分解的平衡向蛋白质量损失的方向移动。虽然肌肉在非负荷以后的蛋白质合成率减少能被测定出来，但细胞间机制尚不能完全被阐明。成年人的骨骼肌在负荷增加后，其成长是由丝氨酸/苏氨酸激酶（mTOR）的活化来调节的，并且mTOR的活化可导致蛋白质开始复制和核糖体生成增加。理解了mTOR活化对肌肉生长的重要性，可得出非负重状态下蛋白质合成减少是抑制mTOR的结果的假说。有研究表明，动物不活动或后肢非负重的状态下，mTOR 的活化会减少。对人不活动后 mTOR 变化的研究显示，虽然没有观察到 mTOR 活化减少的现象，但是能观察到蛋白质合成减少的现象。骨骼肌的萎缩是通过细胞内信号进行调节的蛋白质分解的主要途径是通过泛素蛋白酶体系统进行的。

（2）废用性肌萎缩的特征：研究表明，长期卧床或免疫性肌萎缩的主要原因是非负重。非负重状态骨骼肌的适应性变化，在形态学上表现为肌量的减少（萎缩）和功能上肌力的低下。非负重性骨骼肌萎缩的程度因肌肉类型而异，其中抗重力肌肉容易受到影响，并且抗重力肌肉早期的萎缩程度很重。表现为骨骼肌肌纤维断面的面积减小。一般性的神经无损伤的废用状态，在非负重最初的 1~2 周内发展迅速，随后在肌量最低点进展缓慢，维持新的低水平状态。肌纤维的感受性因肌肉类型不同而不同，Ⅰ 型肌纤维比 Ⅱ 型肌纤维更容易受到影响。有关肌纤维数量变化的机制，学界虽然还没有一致的见解，但均认为肌纤维数量会有轻微变化。另外，研究还观察到肌纤维类型的变化（Ⅰ 型至 Ⅱ 型），相比 Ⅰ 型肌纤维，Ⅱ 型肌纤维的量会相对增加，出现肌肉的快肌化现象。在电子显微镜下观察肌纤维，与正常状态相比，出现了肌动蛋白及肌球蛋白丝，且伴随蛋白质分解增加和蛋白质含量低下。

（3）废用性肌萎缩的过程：废用性肌萎缩有一定的可逆性，可以通过减少卧床行为和增加负荷等得以改善。改善进程及恢复过程，由于种群（人或动物）或部位不同而不同。①实验进行过程：需要控制下肢运动的后肢悬垂小鼠的实验模型表明，小鼠在非负重状态以 Ⅰ 型肌纤维为主的慢肌如比目鱼肌缩短，显示了肌萎缩和肌肉快肌化的变化。最初的 2 周时间肌肉重量减少了一半，随后缓慢减少。Ⅰ 型肌纤维的萎缩程度在非负重的前一段时间和 2 周后变化较小（图 4-7 左图）。相反，Ⅱ 型肌纤维的萎缩程度在非负重后的最初一段时间和 2 周后变化较大，但在最初一段时间和第 3 周之间的变化较小（图 4-7 右图）。说明肌纤维的萎缩进展与肌肉类型相关。②恢复过程：通过从非负重状态再回到负重状态的实验，可以观察到肌肉的可塑性。但是，肌肉的萎缩进展越重肌肉的脆弱性就越高，同等程度的负荷（例如体重负荷）给予肌肉的影响也是不同的。检测非负重后再负重恢复状态的肌纤维断面指标，表明肌纤维再负重后开始时中心核纤维恢复很小，4~7 日恢复程度最大，其后恢复会减缓。病理学观察的结果显示，肌肉纤维再负重后坏死纤维会增加，一部分肌肉可能产生损伤。接下来的 3~14 日中心核纤维会逐渐增加，考虑可能是坏死纤维的再生现象（图 4-8）。有研究报道，肌肉功能（肌力）的恢复比形态的恢复会慢一些，所以有必要了解这种肌力和肌肉形态恢复的不一致性。

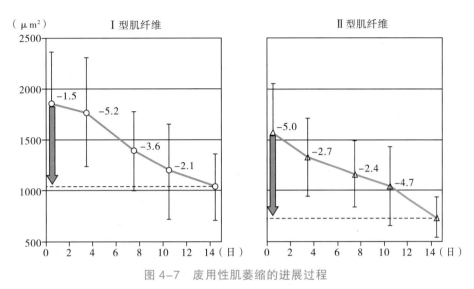

图 4-7　废用性肌萎缩的进展过程

注：曲线中的数值表示以开始时的肌纤维断面为 100% 的每日平均减少率

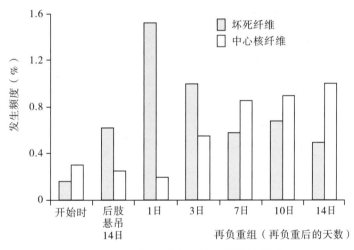

图 4-8　再负重对废用性肌萎缩的影响

（4）肌萎缩的预防与介入：消除废用性肌萎缩的原因是预防肌萎缩的第一要务。例如处于非负重状态下的患者，期望能通过介入负重来消除发生废用性肌肉萎缩的风险。但是在临床上有许多制约因素，有必要考虑选择可行的介入方式。另外，也应考虑确实有不能负重的状况。由于肌肉的类型不同，非负重带来的肌萎缩也是不同的。所以通过再负重恢复不同类型肌肉的方法也不同。例如，再负重训练的时间、频度、间隔以及再负重的开始时间等运动处方相关的要素要因人而异，酌情而定。

①负重实验：动物负重实验表明，介入负重与时间依存的抑制萎缩效果得到了证实，但是长时间的介入在很多场合是比较困难的。经过多方探索得出结论，每日

1h 的介入取得了不错的效果。除了负重时间以外，还有频度、间隔、开始介入时间等诸多影响介入效果的条件（表 4-3）。负重时间取决于肌纤维类型的反应特征。在总负重时间一定的情况下，负重频度有隔日每次 2h 和每日每次 1h 两种，抑制肌肉萎缩每日每次 1h 比隔日每次 2h 的效果要好。对于负重间隔，与间隔数小时相比，间隔 4h 的方式抑制肌萎缩的效果更好。但在临床应用上，要考虑负重对全身状况的影响。期待能研发出逐渐增加负重时间、频度等较好的介入方法。关于开始时间，早期实施负重很重要，但现实中有很多难以实施的情况。在实验中，对规定总负重时间情况下开始时间影响的研究结果表明，在开始时间滞后的情况下，有可能以增加负重时间来改善效果。

表 4-3　再负重介入效果

项目	条件	肌纤维类型	效果比较
时间	每次 1h	Ⅰ型	每日 2 次 > 每日 1 次 > 不介入
	日内	Ⅱ型	每日 1 次 > 每日 2 次 > 不介入
	周内	Ⅰ/Ⅱ型	每日 > 隔日 > 不介入
频度	规定总负重时间	Ⅰ型	1 次 60min > 2 次 30min > 不介入
	日内	Ⅱ型	1 次 60min > 2 次 30min > 不介入
	周内	Ⅰ/Ⅱ型	每日 60min > 隔日 120min > 不介入
间隔	规定总负重时间	Ⅰ型	24h > 12h > 8h > 4h > 不介入
	1h/d	Ⅱ型	24h = 12h > 8h > 4h > 不介入
开始时间	每次 1h	Ⅰ型	1 日后 > 4 日后 > 7 日后 > 不介入
		Ⅱ型	1 日后 > 4 日后 > 7 日后 > 不介入
	规定总负重时间	Ⅰ型	1 日后 ~ > 4 日后 > 7 日后 > 10 日后 > 不介入
	2 周 14h	Ⅱ型	1 日后 > 4 日后 > 7 日后 > 10 日后 > 不介入

②伸展活动实验：对迄今为止实施的以改善关节可动域和柔韧性为目的的肌肉伸展活动的基础研究发现，伸展活动对抑制肌萎缩有很好的效果。即使在无法负重的情况下也可能实施伸展活动的介入，在意识水平低下的场合也有可能实施。同样，伸展活动介入的时间、频度、方法、负荷量等不同，其效果也会不同（表 4-4）。如固定拉伸位，肌萎缩就会减少。如缩短固定拉伸位，肌肉会显示出明显的萎缩现象。如以抑制肌萎缩为目的来实施固定拉伸位，拮抗肌会由于缩短固定拉伸位而发生萎缩。实验中，调查实施不同时间（每日 10min、每日 20min 和每日 60min）的伸展活动，除了每日 10min 无效果外，每日 20min 和每日 60min 均有抑制效果。每日的频度，如每日 1 次、每次 60min 和每日 2 次、每次 30min 对Ⅰ型肌纤维的

效果相同；但是对Ⅱ型肌纤维，每日 2 次、每次 30min 的效果更好。这表明了不同肌肉纤维类型的特异性。对于周内频度如每日 60min 和隔日 120min，因为效果相同，如临床实际情况每日实施有困难，可隔日实施，增加实施时间可能会有较好的效果。对于伸展活动的方法，拉伸位保持与间歇反复拉伸（间歇式拉伸）相比，短时间如每日 5min 和每日 10min 的间歇式拉伸对抑制肌萎缩有效。关于负荷量，与体重相当和体重 1/3 相当的保持拉伸位（每日 20min）相比，与体重相当的负荷量的拉伸有效。采用体重相当负荷量的肌肉纤维损伤（坏死纤维）较多，但肌肉纤维的细微损伤也有利于肌肉纤维的恢复。

表 4-4　伸展活动的介入效果

项目	条件	肌肉纤维类型	效果比较
时间	保持伸展位置	Ⅰ 型	每日 60min ＞ 每日 10min ＞不介入
		Ⅱ 型	每日 60min ＞ 每日 10min ＞不介入
频度规定总负重时间	每日	Ⅰ 型	2 次 30min ＞ 1 次 60min ＞不介入
		Ⅱ 型	2 次 30min ＞ 1 次 60min ＞不介入
	每周	Ⅰ 型	每日 60min ＞隔日 120min ＞不介入
		Ⅱ 型	每日 60min ＞隔日 120min ＞不介入
负荷量	间歇式伸展每日 20min	Ⅰ 型	体重相当 ＞ 1/3 体重 ＞不介入
		Ⅱ 型	体重相当 ＞ 1/3 体重 ＞不介入

③其他介入方法：近些年来，研究发现通过热刺激来诱导热休克蛋白（Heat Shock Protein，HSP）显示有抑制肌萎缩的效果，由此可在物理疗法中使用常用的温热箱治疗肌萎缩。有学者使用常用的加热器具，使用 1 周后对后肢悬吊的老鼠的下肢实施温热刺激（每日 1h），证实具有抑制肌萎缩的效果。对具体方法和条件有必要进行更详细的研究。

近年来对高龄老人的照护预防研究表明，每日用很短的时间做最大张力20%~30% 负荷的肌肉收缩活动，就有可能维持肌力。如超过 30% 负荷的强度就可以增强肌力，但是不足 20% 负荷强度就无法维持肌力。如安静卧床时，初期每日约有 1%~3%/ 的肌力下降，1~3 周时每周约有 10%~15% 的肌力下降，3~5 周时约有 50% 的肌力下降（图 4-9）。

2. 骨

（1）骨萎缩特征：骨萎缩的原因很多，例如年龄增长，疾病等引起的长期卧床，药物使用，生活习惯（营养不良、运动不足或不良嗜好）以及环境等。骨萎缩是由于病理性的骨量减少，因此骨折风险增加。废用性骨萎缩是由于长期不动（石膏固定、长期卧床等），身体活动量减少而造成骨的机械性应力减少而引发的病理性骨量减少状态。

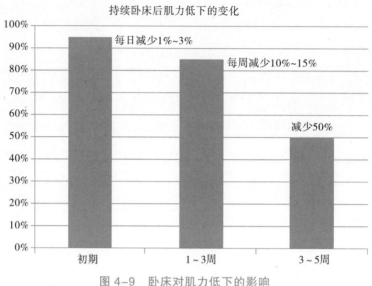

图4-9　卧床对肌力低下的影响

（2）骨萎缩机制：骨萎缩是骨吸收程度大于骨形成程度的状态。骨吸收与破骨细胞相关，而骨形成与骨芽细胞相关。骨的质量和数量由重塑和逆重塑来控制。骨重塑是活化—吸收—逆转—形成—休止，反复进行，陈旧骨被新生骨置换，维持着血液中矿物质的动态平衡，保持骨的力学功能，且能自动修复细微的损伤（图4-10）。正常状态的骨组织能自行维持其平衡性，基本上骨量不会有大幅增减。

由于某些原因，如骨的吸收相对于骨的形成程度大了些，骨量便会减少。骨重塑是不经过吸收阶段的骨形成过程。废用性骨萎缩是诸多因素造成的，在一般日常生活中不会发生。不活动使肠道对钙的吸收低下，同时又由于从尿里排出量增加，使骨组织里的钙被调动出骨。另外由于废用的原因，通过中枢神经、末梢神经、自主神经介导的细胞、激素等的应答作用也造成了骨量减少（图4-11）。

（3）骨萎缩的过程：废用性骨萎缩是由于早期骨吸收的增加和骨形成的减少而使骨量急剧减少。骨量减少过程会持续3个多月，慢慢地骨吸收会告一段落，骨形成处于低下状态，3~6个月时骨代谢趋于稳定。一般情况下的废用，负重骨的萎缩较严重，海绵状骨要比皮质骨萎缩得快。

（4）骨萎缩的预防与介入：废用性骨萎缩的原因是抗变形应力不足，因此预防和改善骨萎缩应适当实施略高于骨重塑变形的负重及冲击运动。由于人的最大骨量是由遗传、人种、性别、疾病等内因和生活习惯（饮食、运动、嗜好）等外因两方面决定的，因此应该从可能改善的外因着手。

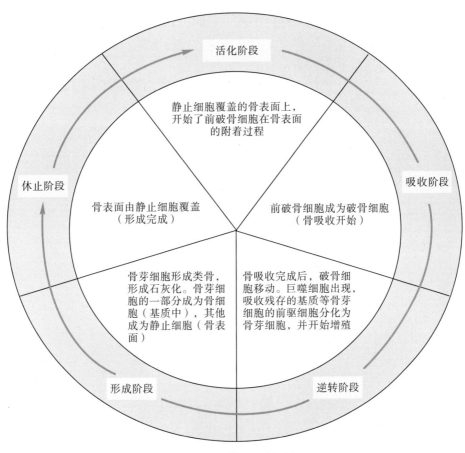

图 4-10　骨重塑的过程

骨量随年龄的增大而变化，伴随着成长增加并进入维持期。在这个时期，为了将来骨量的减少应储备最大的骨量。因此，预防介入显得特别重要。中年以后，骨量慢慢减少，特别是女性在闭经后骨量会急剧下降，更需要引起注意。老年期的男性和女性都一样，跌倒造成的骨折风险很高，有必要从骨量和骨折原因（跌倒等）两方面进行预防介入。

3. 关节

（1）挛缩：临床上经常遇到的关节废用综合征是挛缩。挛缩关节的可动范围受到限制，会直接影响患者的日常生活，因此这也成为康复领域的重要课题。挛缩按病变部位可分为皮肤性、肌肉性、韧带性、腱性和关节性挛缩。按原因可分为结合组织性和肌肉纤维性挛缩两种。

（2）关节囊的变化：关节囊是包在关节周围、封闭关节腔的纤维结缔组织，可分为外层的纤维膜和内层的滑膜。构成纤维膜的胶原以Ⅰ类胶原为主，其结构与关节运动方向一致，缺乏伸展性。构成滑膜的胶原以Ⅲ类胶原居多，滑膜存在褶皱并埋于关节内的无效腔里，可弥补反向关节面的不合适部分。关节囊的伸展性比滑膜的移动性要大。有研究表明骨膜会有纤维化，也就是说，骨膜的器质性变化与源于关节囊变化的挛缩的发病机制相关。

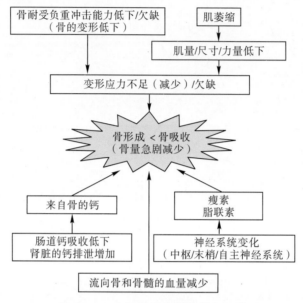

图 4-11　废用性骨萎缩的诸多因素

（3）韧带的变化：有研究显示，不活动会导致韧带发生变化。虽然不活动是否与韧带截面减少有关尚没有得到确认，但是由于韧带的生物力学的强度低下，其变化在较短时期内发生还是有可能的。另外，虽然有研究表明，存在胶原代谢的变化及形成架桥现象，但仍没有完全的定论。与骨骼肌以及关节囊相比，由于韧带缺乏伸展性，挛缩韧带的相关度较低。在实施康复时，有必要在做介入时留意这些问题。

4. 皮肤

与皮肤相关的废用综合征是压疮。压疮是由于局部组织长期受压，发生持续缺血、缺氧、营养不良而导致的组织溃烂坏死。随年龄增加，血细胞数量和血管数量会减少，血流量降低，使皮肤营养供应降低。进一步造成体温调节功能和皮肤温度低下，更新周期变长，导致皮肤角质细胞堆积，使皮肤变得粗糙。同时，皮肤损伤的修复过程也会受到影响，使修复变得缓慢。因为胶原减少，Ⅲ型胶原增加，因此对手术创伤也有会造成影响。而且，由于年龄等因素使皮肤的伸展性低下，容易产生瘢痕和挛缩。合并糖尿病时，粥样动脉硬化使组织血流低下，缺氧会延迟组织的修复。高血糖的终末糖化产物会引起炎性细胞因子如 TNF-α、IL-1 等的释放，抑制了胶原的合成。另外，角质细胞增殖被抑制，也可能是组织延迟修复的一个原因。

二、循环系统

1. 循环血量减少和心肌萎缩

从生理学角度看，人体从站立位转向卧位时循环系统的调节非常重要（图4-12）。初期调节使下肢静脉系统的血液（500~7000mL）返回右心房，通过心脏收缩增加心排血量，其结果是血压升高。正常情况下，因动脉压力感受器的反射，使心搏数减少和末梢血管扩张，从而使血压恢复正常。

长期卧床会使人体的循环血量发生变化。有研究表明，持续卧床24h，循环血液减少5%~10%，20天后减少15%，70天后减少18%，170天后减少30%。长期卧床使循环血量减少的同时，也会使心排血量减少，引起心肌的废用性萎缩，导致心脏功能降低。心脏功能的降低，会进一步影响呼吸系统，使最大摄氧量减少。

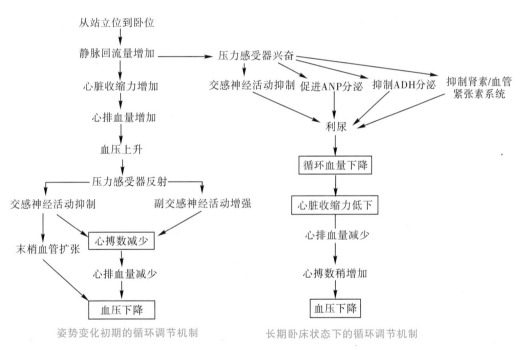

图 4-12　从站立到卧姿变化时的循环调节机制

2. 血液凝固功能亢进和血栓形成

人长期处于卧位，因体液移动容易发生血压波动，影响压力感受器的敏感性，进而对血管运动调节功能产生影响。由于下肢肌肉泵作用的降低，静脉中的血流变得容易停滞，且循环血量减少，使得血液中的细胞含量上升（图4-13），导致血液凝固功能亢进，很容易发生静脉血栓，从而使发生深静脉血栓（Deep Vein Thrombosis, DVT）的风险增加。因此在下肢手术后应特别注意，发生DVT可能会阻塞肺动脉和引起急性循环功能不全，继而造成气体交换功能不全，出现呼吸困难。

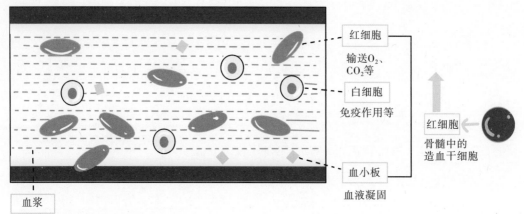

图 4-13　血液中的细胞成分

红细胞　输送O_2、CO_2等

白细胞　免疫作用等

血小板　血液凝固

红细胞　骨髓中的造血干细胞

血浆　运输蛋白质、矿物质等各种水溶性物质

3. 直立性低血压

直立性低血压是人体从卧位向站位变化时，因血液向下肢移动，使流向右心房的静脉回心血量减少，心排血量减少，进而导致收缩压降低使脑血流减少而出现症状。正常情况下，压力感受器反射使心搏数增加和末梢血管阻力上升，数秒后即可恢复，不会影响日常生活。而在长期卧床状态下，血压调节功能低下，再叠加心肌废用性萎缩，综合作用导致心排血量减少，进而引起低血压的症状（图 4-14）。

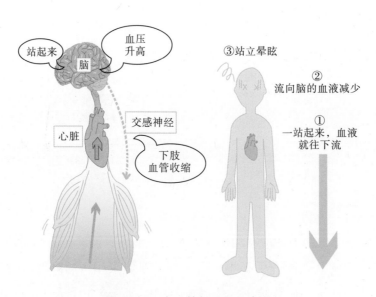

站起来　血压升高　脑

③站立晕眩

②流向脑的血液减少

交感神经

心脏

下肢血管收缩

①一站起来，血液就往下流

图 4-14　直立性低血压示意图

直立性低血压表现为站立晕眩、脸色苍白、失神等症状。考虑循环系统对卧位的适应，临床上有必要利用重力的影响给予循环系统刺激。特别是在介入初期，应一边

注意血压及症状，一边进行从卧位到坐位，再从坐位到站立位的阶段渐进式介入。

三、呼吸系统

1. 呼吸调节

生理学上，从卧位向站立位转变时，重力变化使通气血流不均等分布增大，动脉血二氧化碳分压降低，引起化学感受器功能亢进。其结果导致换气增加使肺泡气体二氧化碳分压降低。通常的呼吸运动主要是通过膈肌收缩进行的，这样的运动改变了胸腔的体积，胸腔内压的变化驱动了肺的扩张和收缩。从站立位向卧位转变时，肺部功能性残气量会减少。受重力影响，膈肌也会向头部移动，使胸腔容积减少。站立位时重力使腹式呼吸较为容易，卧位时重力使胸式呼吸和腹式呼吸均较为容易。

2. 临床的影响

长期卧床使呼吸肌肌力降低，并影响排痰功能。膈肌下降及肋间肌的可动域被限制，使换气量、肺活量及功能性残气量均降低（图4-15）。上胸部成为优先的呼吸部位，而肺下叶呈现局部低换气状态。重力的影响也造成气道内分泌物容易滞留在低处，其结果是发生末梢气管闭塞。持续的卧床，使比心脏位置低的肺局部血流缓慢，容易发生淤血，换气量减少，引起通气血流比不均衡，造成低氧血症。

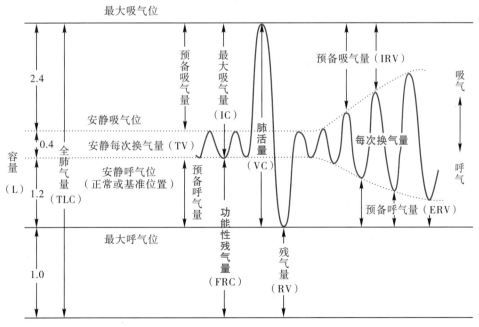

图4-15 长期卧床对呼吸的影响

红色表示的是长期卧床对呼吸参数的影响

四、消化系统

1. 进食和咽下功能

各种疾病和病态都会影响进食和咽下功能（表4-5）。高龄老人不合适的假牙或因脑卒中引起的张口及舌功能低下等原因，会导致咽下前期（准备期）的食物咀嚼不充分。咽下功能低下是吸入性肺炎或低营养的重要原因，会使人体力降低。更有甚者会发展为重度营养不良，并有可能陷入恶性循环。

表4-5　进食和咽下障碍及消化和吸收障碍引起的疾病与病态

	摄食咽下障碍导致的疾病和病态
1	头颈部恶性肿瘤
2	肿瘤导致的进食和咽下障碍
3	肿瘤切除手术造成的进食和咽下障碍
4	张口障碍
5	不合适的假牙
6	脸部的外伤
7	脑卒中
8	胃切除、食管切除手术
9	医嘱要求的绝食
	消化和吸收障碍引起的疾病和病态
1	慢性肝炎
2	恶性淋巴瘤
3	肝硬化
4	炎症性肠病（IBD）
5	克罗恩病 （CD）
6	溃疡性结肠炎（UC）
7	卓－艾综合征
8	肝脏切除手术
9	短肠综合征
10	盲袢综合征

2. 消化功能

长期卧床会引起肠道的蠕动减少和营养吸收功能降低，导致体重降低和食欲不振。床上形成的非生理方式的排便姿势，容易发生便秘。其次，长期卧床的左卧位易造成食管反流（图4-16），增加了反流性食管炎的发生率。营养不良时需要利用储存的能量，因此为了补充糖分不足，就需要消耗肌肉蛋白质，其结果导致了肌萎缩。

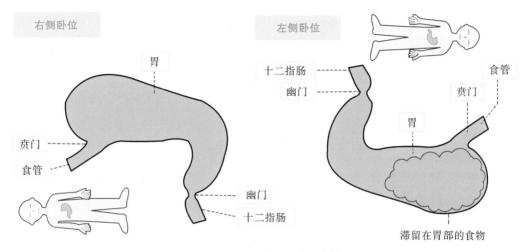

图 4-16　长期卧床容易造成食管反流

五、神经系统与认知功能

1. 神经系统

人体的肌肉骨骼等废用性障碍导致的运动功能低下，也会对神经系统产生废用性影响，可分为对末梢神经水平和中枢神经水平的影响。在末梢神经水平，从末梢神经到神经肌肉结合部之间的神经传导通路以及肌纤维的传导速度都会减低。在中枢神经水平，会影响到身体各部分的空间位置关系感。

有研究表明，保持 20 天的头低位（-6°），比目鱼肌 H 波的振幅会有低下的趋势（如果用磁波刺激对应运动区域的头皮，会增加比目鱼肌诱发电位的振幅）；这说明皮质脊髓神经通路的疏通以及脊髓前角细胞兴奋性的低下，意味着姿势调节的权重从脊髓上位向更上位的移动，即有关姿势调节的感觉信号的权重从体位性感觉信号向视觉信号移动。长期卧床后使身体晃动增加，站立时的比目鱼肌和胫骨前肌的活动模式会发生逆转。身体晃动的增加仅仅用肌萎缩来解释并不充分，还应考虑作为认知功能关键因素的感觉信号，实际上前庭信号或视觉信号比体位感觉更为重要。

2. 神经干细胞

大量研究表明，那些到了太空的宇航员和因为疾病长时间卧床不起的患者，除了肌肉出现不同程度的萎缩外，大脑的功能也会受到一定的影响，会对认知功能带来负面影响。不管是卧床的患者还是宇航员，他们缺乏锻炼的主要是下肢而不是上肢。

2018年意大利米兰大学的研究人员设计了后肢悬垂小鼠的实验模型。在该实验中，被吊起来的小鼠完全没有重量负荷，小鼠可以在笼子里用前爪随意溜达，但是不能使用后爪，这让它们失去了攀爬等技能。虽然它们的后肢可以随意伸展，晃来晃去，但是后肢肌肉没有任何重量负荷，肌肉力量也不能得到发展。研究人员将主要目标聚焦在两组实验小鼠侧脑室的脑室下区（SVZ）、海马体齿状回的亚颗粒区以及脊髓（成年哺乳动物神经形成的几个关键大脑区域）。在SVZ，通过一系列处理和染色对神经干细胞的数量和特征进行对比。缺少下肢运动的小鼠处于增殖期的干细胞比对照组数量上要少70%，对照组平均干细胞数为 $157.7 \pm 50.0/mm^2$，而实验组仅为 $60.4 \pm 8.30/mm^2$。而且在细胞增殖的活跃度上，实验组的小鼠干细胞增殖速度更慢，停留在休止期的细胞明显增加，分裂期的细胞则相应减少。除此之外，实验组小鼠神经干细胞的分化能力也变弱。实验组小鼠的神经干细胞在失去下肢运动的情况下都受到了损伤。因此研究人员认为，神经干细胞的损伤来自下肢运动的减少。

这项研究表明，运动对大脑或是大脑中的神经元有好处。其中，直立的腿部运动不仅仅是被大脑支配的一个被动行为；反过来，它对大脑中神经干细胞的数量、增殖以及分化都有着积极的影响。也就是说，人类进化过程中形成的用腿跑、跳、行走的能力，以及肌肉负重的动作，其生物学意义不仅仅在于行为层面，更在于神经层面。大脑神经与腿部肌肉的信号传递不是单行线，大脑指挥了腿部动作的同时，也在接受着下肢腿部运动的赋能和调节，也有益于认知能力的提升。

六、代谢功能与营养状态

1. 代谢功能

废用综合征与代谢功能也密切相关，最主要的是骨骼肌肉的代谢异常。基础代谢很大程度依赖于骨骼肌产生的热量。由于卧床的废用性肌萎缩，使骨骼肌的代谢下降，导致基础代谢低下。另外，骨骼肌的毛细血管密度减少，阻碍了氧的输送，导致Ⅰ型肌纤维优先萎缩。

在糖的最大消费器官——骨骼肌里，糖的利用停滞，会影响内分泌系统的功能。胰岛素在安静时向骨骼肌输送葡萄糖合成糖原。长期卧床（安静）时骨骼肌对糖的摄取低下，使肌糖原的储存量减少，导致血液中胰岛素浓度上升，造成糖耐量异常。因安静卧床引起的代谢异常，存在着胰岛素受体的因素，其中葡萄糖转运蛋白4（GLUT4）起着重要的作用。GLUT4通常通过在细胞膜表面或T细管上置换血糖，将其向细胞内搬运。1周的卧床使GLUT4的置换受阻，置换总量也会降低。

GLUT4 的减少会刺激发生糖耐量异常（图 4-17）。

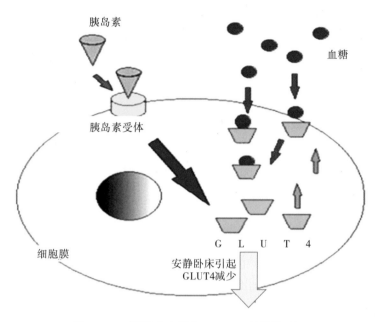

图 4-17　长期卧床引起 GLUT4 的置换受阻

2. 营养状态

处于康复状态的患者中，有很多营养不良的症状。营养的改善与功能的改善关系密切。营养不良和营养不均衡，就会使身体组成发生变化和健康状态的变得脆弱。成年人低营养的病态可分为三类（图 4-18）。基于炎症的病态与单纯的废用综合征的病态其机制不同，实施运动疗法时，应根据低营养的种类或炎症状态考虑选用适用的方式。

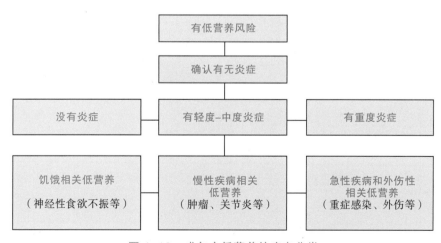

图 4-18　成年人低营养的病态分类

由于处于合成作用低下的状态，即使有充分的营养摄取，高龄老人的肌肉蛋白质代谢也趋于负值。因此，对于高龄老人，营养介入是必不可少的。单独营养的介入很难获得肌肉组织的改善，有必要与运动介入并用，促进肌肉蛋白质的合成作用。另外，高龄老人处于营养不足的状态下，运动介入的效果也会很差。因此，重要的是适当的营养与运动的组合。

七、姿势调节功能

1. 长期卧床和使用轮椅患者的姿势调节废用

姿势调节功能的废用，意味着人自己不能对已适应重力环境下的人体姿势进行调节。长期卧床不起或长期使用轮椅的患者，基本都会有姿势调节功能废用。这些患者已经"忘记"了如何用双脚站立，即丧失了从坐到走的姿势调节功能。大多数患者如图 4-19 左图所示，即使站起来，也会因为腰部失去平衡而倒下，因此称之为"坠腰型"人体姿势。这种类型的患者，在站立时重心的控制和脊柱—腰—下肢的协同收缩这两个机制没有联动。原因在于"坠腰型"的人体，即使要保持站立姿势，但是大体上全身的姿势调节功能的神经肌肉活动模式不能在瞬间启动，可以称之为"全部站立系统问题"。因此，这绝不是简单的某块肌肉肌力低下的问题。另一种类型如图 4-19 右图所示，站立时身体像木头一样直直地向后方倒下。这种类型被误以为不能行走是"肌力低下"的缘故，其实这是由于姿态调节功能障碍造成的。这种类型在传统的老年人群中经常可以看到，是不能下床行动的"完全卧床"的人。这种类型的患者有充分的"支撑体重的能力"，不能站立的关键原因是在站立时身体"忘记了"重心的控制和相应的肌肉活动模式。

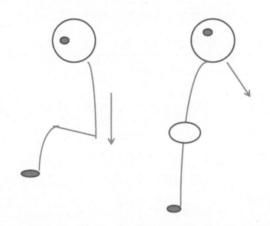

长期卧床和使用轮椅患者的站立姿势。大多数如左边所示呈现"坠腰型"，站起后腰部失去平衡倒下。少数如右边所示，像圆木一样身体僵直向后方倒下。

图 4-19　长期卧床/轮椅患者的姿势调节废用

2. 循环系统及肌肉组织

姿势调节废用会影响人体的循环系统和肌肉组织。对循环系统的影响是由于压力感受器的反射功能低下，造成血压调节功能下降。近年的研究表明，与脑部前庭输入联系的神经通路受到影响，结果抑制了升高血压的反应。

对肌肉组织的主要是影响了对抗重力的肌肉，四肢骨骼肌和躯干肌肉均发生了变化。超声波的相关研究表明，躯干深层的抗重力肌肉比躯干表面的肌肉受年龄增加的影响更大，由于废用（长期卧床）的原因，背肌、腹肌等抗重力肌肉会首先选择性的发生萎缩。

第三节　废用综合征的临床特征

一、高龄老人废用综合征的特征

1. 高龄老人的特征

人的生命经历了发育、成长和成熟后，伴随年龄的增加出现了老化症状。特别是由于灾害、战争等原因的避难流离生活，会成为高龄老人功能急剧下降的重要原因。因活动量低下引起的功能下降在任何时候都会发生。

高龄老人的储备能力较低，对日常生活会产生较大的影响。高龄老人中，有较高比例的老人患有基础疾病。由于种种原因，高龄老人卧床和坐的时间增加了，会更进一步导致体力下降，容易产生疲劳的恶性循环。另外，由于退休等原因，使老人在社会及家庭中的作用发生了变化，导致增加了看电视等坐式活动的时间而产生各种问题。

与高龄老人的废用综合征关联的诊断，包括肌少症和衰弱。肌少症是以人体肌肉含量和肌力的全身性及进行性衰退为特征的综合征，并且有身体功能不全和生活质量低下以及伴有死亡风险。肌少症是以年龄增加为一次性病因和以废用、疾病、低营养等为二次性病因的疾病。近年来在医学界已经有明确的肌少症的诊断标准。虽然很难准确地测定肌肉量，但是可以通过测定行走速度和握力等来获取相关数据（图4-20）。

衰弱与废用综合征紧密关联，也可定义为：①因年龄增加引起的人体脆弱状态；②通过介入干预状态可逆；③有多种成因的特性；④介于健康和需要照护之间的状态。

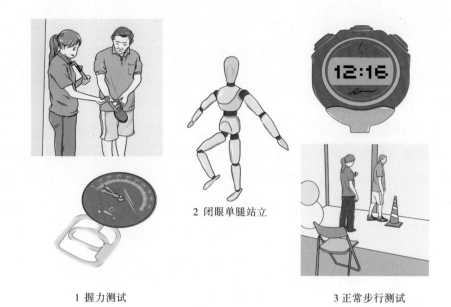

1 握力测试 2 闭眼单腿站立 3 正常步行测试

图 4-20 衰弱的测试

衰弱与包含肌少症在内的多种因素相互关联，相互影响，且会发生恶性循环（图4-21）。衰弱循环中的活动性低下既会波及生活闭锁和孤独导致认知障碍，活动性低下又会使发生跌倒骨折的风险增加而引起卧床不起。

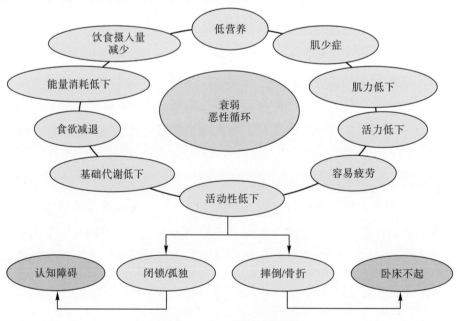

图 4-21 衰弱的恶性循环

另外，近年来由于口腔废用引起的健康风险也逐渐开始被人们重视（图4-22）。早期预防和介入高龄老人由于饮食引起的废用和衰弱的健康风险显得尤其重要。

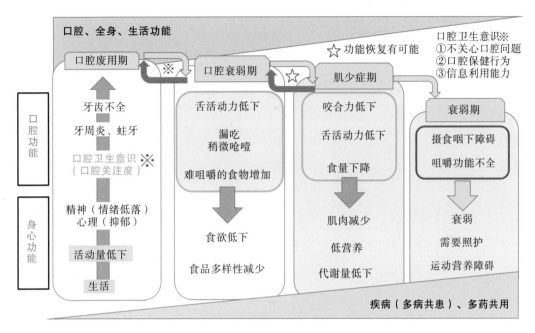

图 4-23　口腔废用引起的健康风险

2. 预防和介入

除了对年龄增加引起衰弱的重要因素进行干预外，对于其他因素进行适当的介入也很重要。有必要对肌少症的二次性病因，特别是废用性因素进行介入干预。但是，由于很难区分肌少症是年龄增大的原因还是废用性的原因，因此只能从生活习惯或病史等来进行判断。对于衰弱，要确认是否存在最重要的因素——肌少症，然后在必要场合进行干预介入。其次，还要应对引起衰弱循环的其他因素。例如，引起高龄老人的吸入性肺炎的原因包括：①由咽下反射或咳嗽反射低下引起的误吸；②免疫力低下；③口腔内细菌增殖。因废用性功能不全导致口腔内细菌增殖时，有必要做好口腔卫生，普及口腔护理（图 4-23）。

二、脑卒中偏瘫

1. 特征

对于脑卒中偏瘫患者，由于偏瘫和长期卧床而限制活动，从而会造成各种废用综合征。偏瘫类型（运动 / 感觉）和恢复状况，可因有无认知层面的问题等会有所不同。脑卒中偏瘫患者很容易发生挛缩和压疮，并且很难改善。如果有摄食和咽下功能不全的状况，发生低营养和肺炎的概率就会很高。另外，因限制活动引起的非偏瘫侧（特别是下肢）的肌力低下，会影响到日常生活活动，必须予以重视。

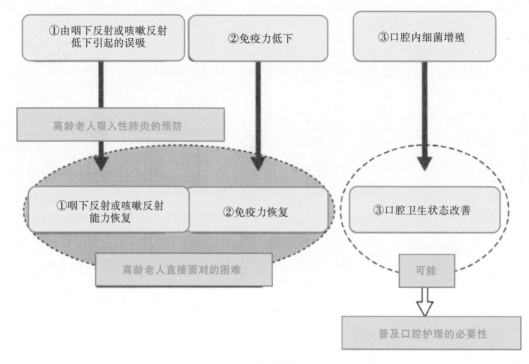

图 4-23 吸入性肺炎的原因和预防

2. 预防与介入

对于不同程度的偏瘫患者，早期的预防介入特别重要。对于挛缩、不活动，以及恢复阶段的肌肉紧张伴随活动性的联合反应等，有必要考虑及早进行介入。特别是轮椅使用者，除了挛缩和压疮外，还要注意患者已经形成的姿势。

轮椅的移动、如厕动作等会影响日常生活活动，应注意选择尺寸合适、可调整的坐垫，要避免压迫坐骨部等。维持和改善非偏瘫侧下肢的肌力很容易见效，对于改善基本动作和日常生活活动，有很多有效的案例可供参考。

三、人工关节置换术后

1. 特点

人工关节置换术（Total Hip Arthroplasty，THA）后的患者，手术前的慢性期产生的废用综合征有可能变成手术后的急性期废用综合征。特别是在变形性髋关节病的末期，有手术适应证的患者，因长年的髋关节疼痛导致基准体位异常，躯干、下肢关节可动域受限或肌力低下，限制了患者的基本动作、行走和上下阶梯等日常生活活动。THA术后，可见到患者的膝关节弯曲（膝关节未被侵袭），伸肌肌群的废用性肌力低下。抗重力肌股四头肌容易受到影响。腿部肌肉因影响较小而恢复得较早。但是，也会因前面所述的循环系统废用原因，可能产生手术后的 DVT 和直立性低血压。

2. 预防与介入

从手术后卧床开始，按照手术对应的康复注意事项进行介入，重视废用综合征的预防。要考虑到禁忌的肢位，有必要指导关节可动域以及日常生活活动（特别是脱鞋、剪脚趾甲、站立、上下阶梯等动作），进行增强肌力的运动。对于变形性髋关节病的特征性步态，髋关节外旋肌肌力的改善尤为重要。在评价代偿性模式的基础上，有必要考虑躯干肌肉及下肢肌肉（含非手术侧）的整体因素。

四、慢性腰痛

1. 特征

慢性腰痛患者的废用综合征主要是肌肉萎缩，这种反射性肌肉萎缩会比废用性肌肉萎缩在更短时间内发生，因机制不同因此识别较为困难。其临床特征包括以下几点：①慢性腰痛患者的多裂肌、竖脊肌、腰大肌、腰方肌等肌肉会发生萎缩。②多裂肌萎缩在有症状侧和无症状侧其萎缩程度不一致，对活动水平有不同的影响。③有研究报道表明，L5/S1 间的竖脊肌有萎缩现象。④虽然有报道腰大肌、腰方肌会发生萎缩，但没有多裂肌和竖脊肌那样明显。⑤还有研究报道表明，伴随肌肉萎缩，肌肉筋膜也会有变化，可能与胶原纤维增加和筋膜厚度增加有关。

2. 预防与介入

首先要评价腰椎关节可动域有无被限制，如有受限应实施介入。使用 MMT 等检查方法比较四肢骨骼肌肌力。躯干肌（特别是深部肌群）的评价比较难以实施，因此很难判断躯干肌有无萎缩、程度如何和萎缩部位。因此，有必要在临床上考虑对日常生活中使用的全部肌群进行锻炼。另外，姿势的指导也很重要。还应考虑从腰椎的前曲、后弯产生的肌肉萎缩与肌力低下方面实施介入。

五、 心脏疾病

1. 特征

心脏疾病患者的废用综合征，主要表现在骨骼肌的变化和运动耐受力降低。

（1）骨骼肌变化：重度心功能不全患者的骨骼肌除了肌萎缩外，肌肉的组织形态也发生了变化（表 4-6）。肌萎缩与前述的肌少症和恶病质有关，但难以识别。恶病质时的心脏肌肉和脂肪均会减少。心功能不全时炎性指标（TNF-α 或 IL-6）可上升。TNF-α 可直接作用于骨骼肌肉，使蛋白同化激素减少，从而影响疾病的预后。交感神经系统处于激活状态，促进了活性氧的产生，而活性氧又引起了细胞凋亡。其结果是改变了糖原合成和分解的平衡，造成了骨骼肌肉异化的状态。

表 4-6　重度心功能不全患者骨骼肌组织形态变化

	内容	变化
1	骨骼肌萎缩	↑↑
2	骨骼肌Ⅰ型纤维数	↓
3	骨骼肌Ⅰ型纤维直径	↓
4	骨骼肌Ⅱ型纤维数	↓
5	骨骼肌Ⅱ型纤维直径	↓↓
6	线粒体表面积和密度	↓
7	肌球蛋白重链	↓
8	肌球蛋白与肌动蛋白比值	↓
9	肌力	↓
10	肌疲劳出现速度	快
11	毛细血管密度	↓
12	骨骼肌中的 ATP 或氧化水平	↓

（2）运动耐受力低下：心脏疾病患者运动耐受力低下的原因，考虑是由于心功能低下造成心输出量减少所致，且与骨骼肌（摄氧能力）的运动耐受力有很强相关性。如果患者有心功能不全的特殊症状，如劳力性呼吸困难和容易疲劳，可考虑是由于身体活动受限，造成了肌萎缩和肌肉耐力低下等，使得运动耐受力下降。与废用综合征相关的因素中，主要是肌含量和肌力不足，限制了骨骼肌血流的增加，使线粒体数减少和氧化磷酸化酶活性低下。

（3）预防与介入：在对心脏疾病患者进行基本管理的基础上，更重要的是进行运动疗法。目前还没有特殊的预防方法，只能是基于患者病前相适应的量，对患者做必要的介入。按照废用性肌萎缩的特点，进行阶段性的介入（伸展、自主运动、负重、阻抗运动等），特别是要增加下肢的运动。起床时，要注意避免直立性低血压的发生。要制定详细的运动处方，在确保安全的前提下循序渐进地训练。一般的有氧运动，可基于不同场合实施间隔训练。近年来，阻抗运动的安全性验证得到了确认，因此得以作为一种运动疗法进行推广。但需要注意的是，阻抗运动训练时必须要有准备期。

六、摄食和吞咽障碍

1. 特征

人的进食是以人的意识和觉醒为必要条件的，觉醒程度低和意识低下是阻碍摄食吞咽的重要原因。同时，人的觉醒程度和意识又取决于人体循环和呼吸等功能的正常与否。摄食吞咽相关功能的废用是摄食吞咽很大的阻碍因素。

（1）循环系统功能低下：由于循环系统功能低下等原因，使得消化系统功能下降导致食欲低下。疲劳或呼吸功能低下成为脱离卧床的阻碍，并容易引起废用。另外，因直立性低血压或深静脉血栓形成也会使脱离卧床状态延迟，更容易造成废用。

（2）呼吸功能低下：摄食吞咽与呼吸需要相互配合，呼吸功能低下必然使得吞咽功能降低。

（3）关节挛缩和肌力低下：进食姿势和进食动作直接影响着进食效果。下颌关节的挛缩或颈部肌肉的挛缩，直接使吞咽功能下降。胸廓运动幅度的减小，使得呼吸功能随之降低，从而影响吞咽功能。

2. 照护不当性废用

高龄老人处在疾病急性期或损伤的状态，张口和舌头伸出程度逐渐下降，以及咀嚼功能低下导致的口腔废用等，都与经常进食的食物形态有较为密切的关系。软硬不一、形态各异的食物进入口腔后，会直接影响舌头的搅拌和牙齿的咀嚼功能，而咀嚼又会促使唾液等消化液的分泌。

（1）软饭和软菜：与一般食物相比，软饭和软菜使咀嚼次数少了很多。为使食物变得绵软，其中的水分会增多，这也影响了咀嚼次数；用舌头混合食物与唾液的工作量也会减少。

（2）颗粒状食物：与软饭、软菜相比，颗粒状食物的咀嚼次数会增多。虽然不需要嚼碎食物，但仍需要将唾液与食物混合等运动。

（3）粥：基本无须咀嚼。由于水分很多，也无须将唾液与食物混合，只需分次吞咽。

（4）糊状食物和搅碎的食物：只需极少的咀嚼次数，食物已经是碎粒状，由于加入了取代唾液的黏稠状成分，所以咀嚼运动只需将食物分成小份后吞咽下去。

（5）黏稠状食物：与颗粒状食物相同，进食黏稠状食物需使唾液与食物混合的运动变少。

从软饭、软菜到黏稠状食物的食物形态，使得进食过程所需的张口和舌头伸出程度以及咀嚼功能的水平越来越低，导致口腔功能的废用性后果。摄食的食物形态引起的咀嚼次数会影响舌运动和口腔的整体运动，因此绵软的食物和缺乏咀嚼的食物会导致口腔功能低下。缺乏咀嚼的饮食是口腔废用的真正原因。

3. 功能废用与摄食和吞咽障碍

不仅衰弱的高龄老人和脑卒中后遗症的患者会发生摄食和咽下障碍，安静卧床和长期不经口摄食的患者也会出现。废用综合征的肌肉系统表现为肌力低下和肌肉耐力低下。长时间绝对静养肌力会严重衰退；在绝对静养1周内，摄食咽下功能会下降10%~15%，3~5周内摄食咽下功能下降约50%。吞咽相关的面部、口腔和头颈部的肌力会降低，可能会导致吞咽障碍；进一步发展会因咳嗽反射或咽下反射功能下降，导致食物误入气管而发生吸入性肺炎。许多重症病例，并不都是由食物咽下反射引起的误吸，有时仅是唾液也会发生误吸。因此这种情况下，一开始就采取全部经口摄取营养的方法具有很高的风险。最好的选择是经口摄取营养开始之前，先做感觉刺激和强化肌力等间接吞咽训练，可以降低吸入性肺炎的发生率。

4. 预防与介入

（1）提升感觉和肌力：为了引起咽下反射，可以用糊状液体或果冻进行间接训练。有时候即使激发了咽下反射，但是也常有反射延迟和喉头上举不到位的情况发生。这时除了需要继续进行间接训练外，还需要通过颈部听诊或检测声音状态后，再谨慎地选择做直接训练。

（2）食物形态：在轻度摄食咽下障碍的情况下，会因肌力降低使得半固体食物或固体食物的咀嚼和吞咽发生障碍。在开展间接训练的同时，应考虑将食物形态从软到硬进行阶段性变化以适应训练。对于居家接受照护的患者，关于其食物形态和进食方式，有必要取得家属的理解和支持，对家属和患者本人也要开展教育和指导。

（3）康复开展时机：对于伴有功能废用的摄食吞咽障碍患者，摄食吞咽的康复介入越晚，康复恢复需要的时间越长，康复所涉及的不可控因素也越多。所以，无论是医生、患者还是家属，都应充分了解，康复介入越早效果越好。

七、废用综合征与老年综合征

1. 老年综合征

老年综合征不是仅仅依赖治疗就可以改善症状的，它是一种必须通过照护来改善症状的老年性疾病。老年综合征会伴随人年龄的增长发生变化，特别是老化对其的影响较大。老年综合征的临床特征是就诊频次较高，复合症状较多，需要多个临床科室协同会诊治疗。老年综合征根据症状可分为3种不同类型：急性疾病相关、慢性疾病相关和废用综合征相关（图4-24）。大量废用综合征相关的症状也是老年综合征的主要症状。

2. 慢性疾病与废用综合征

心血管系统、呼吸系统、泌尿系统、消化系统等系统疾病以及癌症等慢性疾病的患者，即使表面上没有身体运动功能的问题，但是由于疾病的状态、治疗和药物不良反应以及营养等不稳定的关联因素，也会使很多人容易发生疲劳和体力下降的情况而引起活动受限，以至发生废用综合征。此外，因为社会对有障碍者的偏见，如对胃造瘘患者等如厕的设施问题等，可能也会导致患者活动受限，减少了身体活动，进而发生废用综合征。

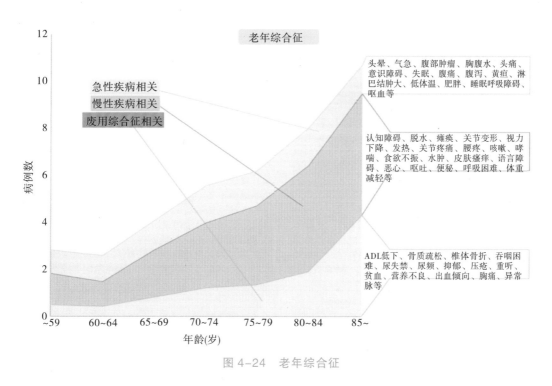

图 4-24　老年综合征

第四节　废用综合征的临床评估

一、功能独立性评定量表

1. 功能独立性评定量表

1984 年，美国康复医学相关的 11 个部门联合回顾性研究了 36 个已往的功能评定方法，选择了最能体现患者功能状态的关键指标，遵从通俗、简便、实用、能被临床医生、管理人员和研究人员广泛接受的原则，制定出了功能独立性评定（Function Independent Measure，FIM）的项目设计和评分标准，成了美国医学康复统一数据库的重要组成部分。经过多年广泛检验和临床应用，FIM 的信度和效度得以确定，成为目前国际上最常用的功能评定方法。

FIM 量表目前已经广泛应用于照护和康复领域，对照护对象和康复患者进行运动功能和认知功能的评估。FIM 量表包含了运动功能和认知功能两大部分，其中运动功能涉及日常生活的四部分（自理能力、括约肌控制、转移和行走），认知功能涉及交流和社会认知两部分（表 4-7）。

表 4-7　FIM 量表

功能独立性评定（FIM）量表										
功能	区分		项目	独立（7）	独立（6）	依赖（5）	依赖（4）	依赖（3）	依赖（2）	依赖（1）
运动功能	自理能力	A	进食							
		B	梳洗修饰							
		C	洗澡							
		D	穿裤子							
		E	穿上衣							
		F	上厕所							
	括约肌控制	G	膀胱管理							
		H	直肠管理							
	转移	I	床/椅/轮椅间							
		J	如厕							
		K	盆浴或淋浴							
	行走	J	步行/轮椅							
		M	上下楼梯							
运动功能评分：										
认知功能	交流	N	理解							
		O	表达							
	社会认知	P	社会交往							
		Q	解决问题							
		R	记忆							
认知功能评分：										
FIM 总分：										

2. 评估项目

FIM 量表的功能水平评分标准按独立两个维度（完全独立、有条件独立）和依赖 5 个维度（有条件依赖 3 个维度、完全依赖 2 个维度）共计 7 个维度来评估。

（1）独立：活动中无须他人帮助

①完全独立（7分）/独立（7）：构成活动的所有动作均能规范、完全地完成，

无须修改和辅助设备或用品，并在合理的时间内完成。

②有条件独立（6分）/独立（6）：具有下列一项或几项：活动中需要辅助设备，活动需要比正常长的时间，或需要考虑安全方面的问题。

（2）依赖：为了进行活动，患者需要另一个人监护或给予身体接触性的帮助，或者无法进行活动。

①有条件的依赖：患者付出50%或更多的努力，其所需的辅助水平如下：

A. 监护和准备（5分）/依赖（5）

患者所需的帮助只限于备用、提示或劝告，帮助者和患者之间没有身体接触，或帮助者仅需要帮助准备必需用品，或帮助患者戴上矫形器。

B. 少量身体接触性帮助（4分）/依赖（4）

患者所需的帮助只限于轻轻接触，自己能付出75%或以上的努力。

C. 中度身体接触性帮助（3分）/依赖（3）

患者需要中度的帮助，自己能付出50%~75%的努力。

②完全依赖：患者需要一半以上的帮助或完全依赖他人，否则活动就不能进行。

A. 大量身体接触性帮助（2分）/依赖（2）

患者付出的努力小于50%，但大于25%。

B. 完全依赖（1分）/依赖（1）

患者付出的努力小于25%。

3. 评估方式

FIM（运动功能评分91分，认知功能评分35分）最高分为126分，最低分为18分。126分 = 完全独立；108分~125分 = 基本独立；90~107分 = 有条件的独立或极轻度依赖；72~89分 = 轻度依赖；54~71分 = 中度依赖；36~53分 = 重度依赖；19~35分 = 极重度依赖；18分 = 完全依赖。

二、Barthel 日常生活能力评估量表

1. Barthel 日常生活能力评估量表

Barthel日常生活能力评估量表是由美国的 Florence Mahoney 和 Dorothy Barthel 于20世纪50年代中期开发的，用于对日常生活活动能力（ADL）评估的量表型评估工具。此量表被广泛地应用于临床治疗、康复和护理领域的临床评估；同时，伴随老龄化的到来，也越来越多地应用于居家照护和机构照护的照护评估。

近年来，Barthel日常生活能力评估量表在老年学及老年医学的诸多领域也得到了应用。废用综合征对患者ADL的影响也可以用Barthel日常生活能力评估量

表来进行评估；不仅可用于评估介入干预前患者的功能状态，还可以预测其干预效果。在医疗保险和长期照护保险领域，还可用其评估结果来计算保费支付和用于结果审核。

2.评估方法

Barthel 日常生活能力评估量表的可信度和灵敏度都很高，由进食、洗浴、整容等 10 个 ADL 关联项目构成（表 4-8），每个项目均可按照自理、半自理、较大依赖和完全依赖四个等级对应的分级进行评价和合计。评分越高表示被评估的对象能力越高，服务依赖性越低。反之，得分越低表示被评估对象能力越低，服务依赖性愈高。Barthel 日常生活能力评估量表的满分为 100 分。100 分为好：评估对象基本日常生活活动能力良好，不需要依赖他人；得分 > 60 分为良：评估对象虽然有轻度功能障碍，但日常生活基本能自理；得分 60~41 分为中度障碍：评估对象有中度功能障碍，日常生活需要一定帮助；得分 40~21 分为重度障碍：评估对象有重度功能障碍，日常生活明显需要依赖他人；得分 < 21 分为完全失能：日常生活完全需要依赖他人。

表 4-8　Barthel 日常生活能力评估量表

	ADL 项目	自理	半自理	较大依赖	完全依赖
1	进食	10	5	0	0
2	洗浴	5	0	0	0
3	整容（洗脸 / 刷牙 / 梳头 / 刮脸）	5	0	0	0
4	穿着更衣（系鞋带）	10	5	0	0
5	大便	10	5（偶尔失控）	0（失控）	0
6	小便	10	5（偶尔失控）	0（失控）	0
7	如厕（擦拭 / 整理衣服 / 冲洗）	10	5	0	0
8	床椅转移	15	10	0	0
9	平地行走（45m）	15	10	5（用轮椅）	0
10	上下楼梯	10	5	0	0

三、废用综合征照护评价表

1.废用综合征的照护

综合前文所述，废用综合征是由于机体不能活动的状态而产生的继发障碍，而造成机体不能活动的状态间接原因较多，如：① ADL 能力不足造成基本不活动或活动不足。②外伤或原发病导致运动障碍。③因严重的感觉障碍引起刺激减少而导致活动减少。④各种骨关节疾病使机体活动范围缩小。这些多样的因素，既是废用综合征的间接原因，也是废用综合征二次损害的结果。在照护领域，ADL 能力不足既是机体不动和少动的诱因，同时也是机体不动和少动造成 ADL 能力废用性损害，并使 ADL 能力进一步下降，成为增加照护依赖的重要因素。废用综合征的照护过程需要掌握各个环节中废用综合征症状的变化，离不开包含相关能力评估在内的废用综合征照护评估。

2. 废用综合征照护评估

废用综合征照护评估是日本康复和老年照护学界多年理论研究和临床实践经验总结的成果，已经被广泛地应用在康复和照护领域。废用综合征照护评估包含了 7 个维度的评价项目：造成废用的原因、卧床活动性低下期间、废用前 ADL、废用的内容、通过介入改善的可能性、要改善的可预期期间、上一次评估后的改善与变化。每个维度的项目都有相应的评价指标。其中，废用前 ADL 的评价指标用 FIM 量表和 Barthel 日常生活能力评估量表的评分来表示。通过介入改善的可能性和上一次评估后的改善与变化的指标，计算 FIM 量表和 Barthel 日常生活能力评估量表的合计数，并用恶化、维持和改善程度来表示（表 4-9）。

表 4-9　废用综合征照护评价表

	项目	评价
1	造成废用的原因	
2	卧床活动性低下期间	□ 2 周以内　　□ 2 周到 1 个月 □ 1~3 个月　　□ 3~6 个月 □ 6 个月以上
3	废用前 ADL	□ FIM 不到 70 分　　□ Barthel 不到 45 分 □ FIM 为 70~114 分　　□ Barthel 为 45~84 分 □ FIM 115 分以上　　□ Barthel 85 分以上
4	废用的内容	
5	通过介入改善的可能性	-1　　0　　1　　2　　3 恶化　维持　　　　　改善大 改善：FIM（　）分　Barthel（　）分
6	要改善的可预期期间	□ 2 周以内　　□ 2 周到 1 个月 □ 1~3 个月　　□ 3~6 个月 □ 6 个月以上
7	上一次评价后的改善与变化	-1　　0　　1　　2　　3 恶化　维持　　　　　改善大 改善：FIM（　）分　Barthel（　）分

第五章

生理需要与照护

第一节　生理需要与照护

一、基本需要层次理论

1. 马斯洛的基本需要层次理论

人的需要是人的大脑及躯体对生理与周边环境要求的反应。人类为了生存、生长和发展，必须要求必备的条件，这些要求反映在人的头脑中就形成了人的需要。人的需要具有诸多特征，如需要的对象性，即人的任何需要都是指向具体的对象；对象可以是物质的，也可以是情感的。需要也会发展，个体从出生、发育、成熟、老化一直到死亡，每个阶段都有不同的优势需要。同时，需要还有无限性、受制约性和独特性等特点。人作为一个经过生命诞生和不断进化的社会化生物体，为了维持其生命运行有最基本的需要，如水、食物、空气、睡眠等生理的需要。在这个基础上，为了种族的繁衍，也有性、情爱、友谊、自尊等的需要。同时，为了自身和族群的安全和发展，也会有求知的需要。

因此，人的基本需要可以归纳为人的个体为了维持身体心理与外界的平衡并求得生存、生长和发展，在生理和心理上最小限度的需要。在 1940 年代以后，世界各国的心理学家、社会学家、哲学家等从不同角度探讨了人的基本需要，形成了多种理论。其中，美国心理学家马斯洛的基本需要层次理论最为著名，被广泛应用于社会各个领域。

1943 年，马斯洛在他的《人类激励理论》一文中提出了基本需要层次理论。基本需要层次理论将人类需求从低到高按层次分为生理需要（Physiological Needs）、安全需要（Safety Needs）、爱和归属感（Love and Belonging）、尊重（Esteem）

和自我实现（Self-Actualization）五个层次。基本需要层次理论表明人的需要具有从低到高的明显的优先级。一个人如果同时缺乏食物、安全、爱和归属感，通常他对食物的需要是最强烈的，其他需要则显得不那么重要。此时人的意识几乎完全被饥饿所占据，所有能量都被用来获取食物。在这种极端情况下，人生的全部意义就是满足生理需要，其他什么都不重要。只有当人从生理需要的控制下解放出来时，才可能出现更高级的、社会化程度更高的需要，如安全的需要。

（1）生理需要：包括呼吸、水、食物、生理平衡和性等。如果这些需要（除性以外）中的任何一项得不到满足，人类个人的生理功能就无法正常运转。换言之，人类的生命就会因此受到威胁。从这个意义上说，生理需要是推动人们行动最首要的动力。马斯洛认为，只有这些最基本的需要得到维持生存所必需的程度后，其他的需要才能成为新的激励因素。而到了此时，这些已相对满足的需要也就不再是激励因素了。

（2）安全需要：包括人身安全、健康保障、资源所有、财产所有、道德保障、职位保障和家庭安全等。马斯洛认为，整个有机体有一个追求安全的机制，人的感受器官、效应器官、智能和其他能量主要是寻求安全的工具，甚至可以把科学和人生观都看成是满足安全需要的一部分。当然，当这种需要一旦相对满足后，也就不再成为激励因素了。

（3）爱和归属感：包括友情、爱情等。人人都希望得到关心和照顾。感情上的需要比生理上的需要更细致，它和一个人的生理特性、经历、教育、宗教信仰等有关系。

（4）尊重：包括自我尊重、信心、成就、对他人的尊重和被他人尊重等。人人都希望自己有稳定的社会地位，要求个人的能力和成就得到社会的承认。尊重的需要又可分为内部尊重和外部尊重。内部尊重是指一个人希望在各种不同情境中有实力、能胜任、充满信心、独立自主。总之，内部尊重就是人的自尊。外部尊重是指一个人希望有地位、有威信，受到别人的尊重、信赖和得到高度评价。马斯洛认为，尊重需要得到满足，能使人对自己充满信心，对社会满腔热情，体验到自己人生的价值。

（5）自我实现：包括道德、创造力、自觉性、问题解决能力、公正度和接受现实的能力等。自我实现的需要是最高层次的需要，是指实现个人理想、抱负，最大限度地发挥个人的能力。达到自我实现境界的人，接受自己也接受他人，解决问题的能力强，自觉性高，善于独立处事。马斯洛提出，为满足自我实现需要所采取的途径是因人而异的。自我实现的需要是在努力实现自己的潜力，使自己越来越成为自己所期望的人。

2.凯利希基本需要层次理论

在马斯洛提出人的基本需要层次理论数年以后，美国心理学家凯利希结合临床心理学研究实践，进一步完善和细化了马斯洛的理论。凯利希把生理需要层次细化为饮食、空气、水、温度、排泄、休息、免于疼痛七个项目，在生理需要和安全需要间增加了一个刺激需要的层次。刺激需要包括了性、活动、探险、操纵和好奇五个项目。刺激需要也可以看作是生理需要的延伸，如性和活动。所以，生理需要和刺激需要中的饮食、空气、水、温度、排泄、活动等，是进入照护期的老年人群最基本也是最重要的生理需要。

二、生理需要与照护

水、饮食、排泄、活动等是人的需要层次中最基本的生理需要，是维持生命的基本要素。但随着人的老化、衰弱和废用等，老人的这些基本生理需要得不到满足，就会导致各种日常生活功能和认知能力的衰退，增加了健康风险和照护负担（图5-1）。

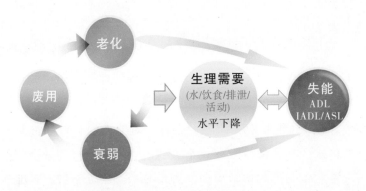

图 5-1　生理需要获取能力

ADL：Activities of Daily Living，日常生活活动 ;IADL:Instrumental ADL, 工具性日常生活活动 ;ASL:Activities of Social Living，社会参与活动

1.老化引起生理需要不足

由于老化，老人大脑调节水分、摄食、体温、时间等人体本能的功能会下降；其中，口渴中枢感受性下降，使得人体水分摄入调节能力降低，不易感到口渴，水分摄入减少，严重者可导致脱水。体温调节中枢的感受性下降，使得老年人群不能准确感知外部环境的温度变化，也不能主动改变着装或转换环境来应对温度变化，造成的中暑是危及老人健康的常见疾病。

老化会使老年人群获得水分、温度、饮食、排泄、活动等人体维持生命的生理需要的能力发生变化。伦敦医院对 2011 年 1 月到 2013 年 12 月初次住院的年龄大于 65 岁的 2 万余名老人进行了饮水情况的调查。调查报告指出，这些老年人血液中钠的浓度很高；其中，来自家中的住院老人血液中钠的浓度为 1%，而来自照护机构的住院老人血液中钠的浓度则高达 12%。同时期，英国的 Hooper 博士对 56 个照护机构的 188 名 65 岁以上老人进行了水分补给和血液检查的调查，并按照正常补水状态、潜在脱水状态和脱水状态对他们进行了分类。调查结果显示，长期照护机构内居住的高龄老人的脱水状态高达 20%，特别是有慢性肺疾病、关节炎、肾炎、认知障碍、糖尿病等的高龄老人的脱水风险更高。使用泻药和利尿剂、性别、尿失禁等均为脱水的关联因素。其中，女性高龄老人脱水的发生率要高于男性高龄老人。认知能力的恶化与脱水高度相关。

2. 身体性衰弱与生理需要

在老年人群中，有相当比例的老人会出现体重降低、肌力减弱、活力低下、行走缓慢、体动较少等身体性衰弱的症状；而且年龄越大，出现衰弱症状的比例越高。身体性衰弱的概念表明衰弱人群的显著特征是活动不足，同时肌力减弱和体重降低说明躯体含水量不足和摄入营养不足。活动不足、躯体含水量和摄入营养不足恰恰反映了人体生理需要的不足。因此，通过改善身体性衰弱可提高人体的生理需要水平。

3. 废用与生理需要

近些年来，废用或废用综合征成为引起老年综合征和老年性失能危及老年健康的重要因素，越来越被老年医学和老年照护学界重视。废用或废用综合征被定义为人体某脏器或系统由于某些原因而停用或很少使用，使得这些脏器或系统的功能处于衰退状态而产生健康风险。而由废用或废用综合征产生的健康风险往往累及人体功能而导致生活能力降低，如口腔废用综合征造成摄食障碍引起营养不良，长期卧床引起腿部肌肉萎缩影响行走能力，导致人体活动能力下降。因此，废用或废用综合征也是导致人体生理需要得不到满足的重要原因。

第二节　水　分

一、人体中的水分

1. 人体中的水分

一般成年人人体含水量占体重的 60%。体重为 50kg 的人，体内有的 30kg 的水分。如果这30kg的水蒸发掉，剩下就只有20kg的固体物质。若人体内没有充足的水分，人体就无法发挥正常功能。人体由于老化的原因使口渴中枢感受性下降，水摄入调节能力降低，导致不易感到口渴而引起水摄入减少。

老人的体内含水量约为50%。老化就是失去水分的过程。相反，幼儿或婴幼儿体内80%都是水分。老人体内含水量的标准为体重的50%，若老人体重为50kg，那么含水量应为25kg即25L；还可详细地分为细胞内水分为15L，细胞外水分为10L（表5-1）。

表5-1　人体中的水分

成人	体重的60%（其中40%为细胞内水分，20%为细胞外水分）
婴幼儿	80%
老人	50%（30%为细胞内水分，20%为细胞外水分）

2. 人体内水的运行

老人体内50%的水分不停地在体内循环，如血液从心脏流出到重新回到心脏，大约需要50秒。人体内的水分在全身运行，发挥着只有水分才能发挥的作用，如输送人体各种必需的物质，从几个方面保证人的生命体征（图5-2）：①外部营养物质进入人体进行消化吸收；②将废物通过排泄等方式排出体外；③为细胞提供合适的生存环境；④作为细胞功能的媒体。

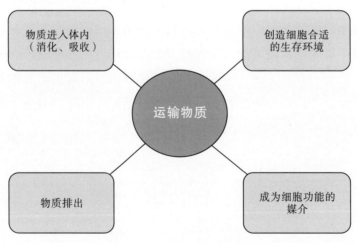

图5-2　人体内水分的运行

3. 人体水分的出入量

（1）排出人体的水：水在人体内流动的过程中，有部分的水必须排出体外。人们为补充排出体外的水，就必须摄入水。图5-3显示了进出人体的水量。图5-3

中"排出量"表示必须排出体外的水量。 "尿"具有将体内废物（代谢物）排出体外的作用。若无法排尿，就会导致尿毒症。人体每日排尿量最少为1500mL。"不感蒸发"是伴随人体热量散发而蒸发的水分。体内细胞在代谢过程中会产热。如果对这种细胞代谢热置之不理，热量将积蓄并不断升高，体温也不断变高；温度升高到一定程度就会导致死亡。因此必须重视散热，补充水分是非常必要的。

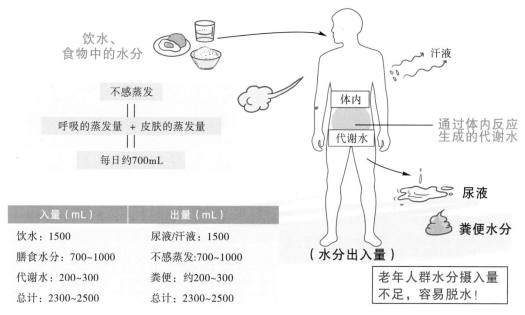

入量（mL）	出量（mL）
饮水：1500	尿液/汗液：1500
膳食水分：700~1000	不感蒸发：700~1000
代谢水：200~300	粪便：约200~300
总计：2300~2500	总计：2300~2500

图 5-3　人体水分的出入量

即使是静止的状态，水也会从皮肤表层变为蒸气蒸发，同时带走体内的热量，从而起到调节体温的作用。这种散热所必需的蒸发的水分就是"不感蒸发"。人体24h大约会蒸发700~1000mL的水分。粪便也是排出废物（代谢物）的一种手段。形成粪便大约需要200~300mL的水分。将这三种排出体外的水分加在一起就会得知，每天从人体内最少会排出2400mL、最多排出2800mL的水分。

（2）进入人体的水　如果人体只排出而不补给水分，生理就会出现问题。图5-3中的"入量"一栏表示了人体所需要的输入的水分量，包括通过饮食进入人体的水、人体代谢的水以及饮用水。细胞内的能量代谢也会产生水和二氧化碳。这种水被称为"代谢水"，在细胞内产生。在各种食物中也都含有水分。从食物中获得的水分为700~1000mL。但是，人体即便是吸收了食物中的水分与代谢水，水分还是不足。这就需要另外补充水分，即通常的"饮水"。为了使进出人体的水量保持平衡，每天人需要饮水大约1500mL。这就是为何老年人必须每天喝1500mL水的原因。

人体内的水还以唾液、胃液、胆汁等体液形态参与人体的饮食消化。在吸收营养的小肠中，混合于消化物的水分就有 7L 之多；在大肠的排泄物中也有 3L 水分，随粪便排出体外的水分有 100~300mL（图 5-4）。

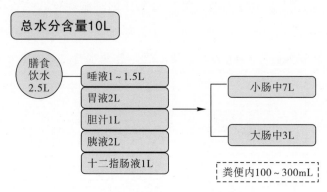

图 5-4　人体内的液体

二、水的作用机制

在马斯洛和凯利希基本需要层次理论中，水是人基本生理需要中最重要的物质。对于老年人群，由于老化等生理因素和生活习惯，以及照护机构内的护理因素等，相当比例的老年人饮水量达不到合理的水分摄入标准，严重危及老年人的健康。例如，在大部分的医疗、护理和照护机构中，医生与护士也并非完全都对水分的重要性有充分的认识。这与医学、护理相关院校对于水分在人体生理中的重要作用教育不完善有关。在临床上，大概也只有急诊科、麻醉科等少数科室进行输液计算的医生与护士会对水分有比较充分的认识。

水在人体内的生理作用是形成良好的体内环境，包括细胞正常工作的最合适环境、人体活化的代谢环境和活化的细胞环境。同时，活化的细胞又导致了身体的活动性上升和人意识 – 觉醒水平的上升（图 5-5）。

在理论和照护实践中有充分的证据证明，水分对老年人满足生理需要和照护非常重要。但是在老年人群中，能够正确认识到老年人每日需要合理的饮水量，体内水分减少会对健康产生危害的人，比例是很低的（图 5-6）。即使是照护机构的护理人员，由于缺乏对水的生理作用的理解，往往也会有"不需要这么多水"的想法，从而忽视了人体的水管理，给老年人带来风险。

1. 水对细胞活化的作用

水在提高或降低细胞活动性即细胞活化上发挥着重要的作用，包括以下两点：一是在细胞外为细胞生存创造舒适的环境；二是在细胞内增加新陈代谢的活化。因此，水会影响作为人类生命最小单位的细胞本身的状态，是影响细胞状态的关键因素。水是生命之源，也是细胞活化之源。有活化，细胞才有生命。细胞死亡，生命也会凋谢，而细胞的生命活动则由水来掌控。

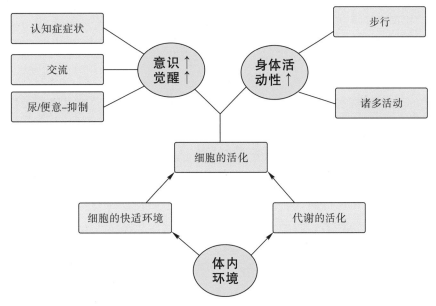

图 5-5 水通过细胞活化身体与意识

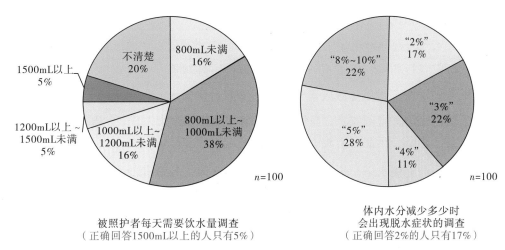

被照护者每天需要饮水量调查
（正确回答1500mL以上的人只有5%）

体内水分减少多少时
会出现脱水症状的调查
（正确回答2%的人只有17%）

图 5-6 老年人群对每日饮水量认识的调查

2. 水改善身体的活动性

水的重要性特别体现在夏天这个非常容易中暑的季节，如果不注意补充水分，就会发生一系列的健康问题。

据调查，能够适度进行水分管理的照护机构中，跌倒的发生率相对较低；水分摄入量越高，跌倒的发生率就越低。如果发现一些照护机构的老人跌倒的比较多，说明有可能是他们水分摄入量不足。同时有调查数据表明，照护机构内肺炎的发生率会随着水分摄入量增加而降低。照护机构或居家照护的老人发生跌倒，基本都与身体活动性（图5-5）有关。水分充足，身体活动性就高；反之，水分不足则身体活动性就低。

日本福冈县某一老人保健机构，为了实现老人能居家康复，着力恢复老人的自立能力，一直在照护中贯彻水分管理。结果发现，随着水分摄入量的逐渐上升，跌倒、骨折的发生率也明显降低。据报道，有一年因跌倒、骨折而入院的人数竟然为零。这样的结果说明水分能改善身体的活动性。相反，水分不足身体活动性就会显著下降。许多只需要轻度照顾就能行走的老人，一旦发生脱水后就变成需要完全照顾，这也是水分影响身体活动性的表现之一。

不论是老人保健机构，还是特殊养老院，各类照护机构都需要进行风险管理。大的风险包括跌倒和骨折事件。事件的发生原因在一般教科书和讲座中都有介绍，但其中一些原因，如鞋子、照明、服用精神安定剂、卒中等，并不是导致跌倒和骨折的根本原因。大量的病例证明，防止跌倒与骨折，水是至关重要的。

3. 水影响人的意识和觉醒水平

体内水分过多过少都会影响意识和觉醒水平。意识和觉醒水平低，人的意识就会模糊，无法顺利进行交流，这也是夜间认知障碍、精神错乱现象发生的诱因之一。

水分不足导致的意识和觉醒水平降低，会破坏中枢神经对尿意、便意的忍耐与抑制作用。要实现自行排尿，就必须本人知道并感觉到尿意。在感觉到尿意后，能够行走的人就可以自行如厕；而无法行动的人可以按下呼叫器在别人协助下去厕所如厕。为了能感觉到尿意，就需要摄入水分。如果不通过摄入水分提高觉醒水平，就算尿液积聚在膀胱也无法感觉到尿意，身体将会反射性地排尿（尿失禁）。由于意识不清醒，不仅是尿意，大脑发出的所有抑制或忍耐的指令都将无法顺利传递。由此可知，水分还会影响意识与觉醒水平。水分会对认知、日常交流、尿意和便意产生很大影响。

三、水缺乏的风险

水缺乏带来的风险是多重的（表5-2），如意识障碍、发热、影响循环功能等。

表 5-7 水缺乏引起的问题

水缺乏量	症状
1%~2%	意识障碍
2%~3%	发热，影响循环功能
5%	运动功能（特别是耐力）减弱
7%	出现幻觉
10%	死亡

1. 水缺乏与意识障碍

对于体重为50kg的老年人来说，缺乏人体含水量的1%~2%，约250~500mL，即一瓶水的量，就会引起意识障碍。老年人由于水分不足而引起意识障碍的可能性很大。如果有这方面的知识，遇到这种情况时就能很快地考虑到"水分不足"的问题。这就是知其然更知其所以然的基于科学知识的照护。

2. 水对人体发热和循环的影响

人体的水分若减少2%~3%（对于体重50kg的人来说，约为500~750mL），体温会升高（发热）。其发生机制如下。

（1）细胞产生能量的同时会产生热量，这种热量能使细胞内温度达到38℃，该温度也称为细胞的核心工作温度。

（2）如果人体不能有效地把体内不断产生的维持38℃以外的热量排到体外，那么人体体温将不断升高（蓄热）。体温达到42℃时细胞将停止活动（死亡征兆），到45℃时人将死亡。因此，是否能够散热对于人类来讲是事关生死的问题。

（3）水是散热的媒体。水分在人们毫无察觉的情况下蒸发，这种蒸发现象称为不感蒸发。水分不足将导致不感蒸发所需的水分不足，因此无法散热，会导致体温升高（可能为37.0℃的低热）（图5-7）。脱水的第一个征兆就是低热，并会对循环功能产生影响。健康的成年人正常体温平均为36.5℃，低热为37℃。但是由于老年人平时体温较低，所以体温超过36.5℃即可考虑为低热。特别是被照护的老人，当体温为36.5℃时，就意味着有脱水的可能。

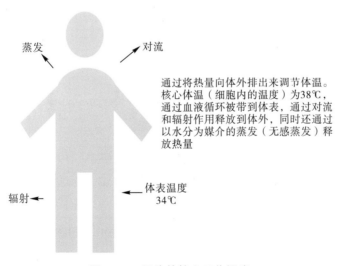

蒸发　　　　　对流

通过将热量向体外排出来调节体温。核心体温（细胞内的温度）为38℃，通过血液循环被带到体表，通过对流和辐射作用释放到体外，同时还通过以水分为媒介的蒸发（无感蒸发）释放热量

辐射　　　　　体表温度
　　　　　　　34℃

图5-7　细胞的核心工作温度

脱水还会影响循环功能，因水分不足而引起血液浓缩。血液浓缩（血液变得黏

稠），血液循环就无法顺畅地进行。在发生动脉硬化而变细的血管中，因血液黏稠度上升而容易形成血栓，就有可能引起脑梗死。

向体外散热是人体调节体温的机制。维持 38℃的核心温度（细胞内温度），多余的热量被血液运输到体表，除了通过对流和辐射作用散热，还通过以水分作为媒介的不感蒸发作用散热。对流和辐射作用可自然发生，但是不感蒸发不能缺少水分。

3. 运动功能低下

体内水分减少 5%（体重 50kg 的人约为 1250mL），就会导致人运动功能低下而软弱无力，没有耐力坚持行走一段距离。运动功能低下的一个显著特征是手脚无力。表现为走路摇晃、步伐不稳定，有跌倒的风险。因此在进行跌倒的风险管理时，不能忘记摄入充足的水分。

运动功能低下意味着人无法持续行走。ADL 自立性改善中，很多情况下行走能力被认为是关键因素。但是，在水分不足的情况下进行行走训练，对老人而言是非常危险的事情。耐力低下表现为容易疲劳，同时还会出现呼吸困难、心悸等表现。此时要警惕是否存在因水分不足引起循环功能降低的情况。

4. 产生幻觉

体内水分减少 7%（体重为 50kg 的人约为 1750mL），人就会产生幻觉。若本身就有幻觉的认知障碍患者发生了幻觉，就无法判断幻觉是因认知障碍引起的，还是由于脱水而引起的。水分对细胞代谢必不可少。水分减少，会使细胞内代谢异常。如大脑细胞代谢异常，大脑功能就无法正常运行，人就会看到虚幻的事物（幻视），听到虚幻的声音（幻听）。人们对幻觉的反应一般是伴随性兴奋，也称为精神错乱。有精神疾病或阿尔兹海默病等的患者经常会产生幻觉。但是必须明确，幻觉也可因水分缺乏而发生，这种情况可以通过补充水分来解决。

5. 死亡

体内水分减少 10% 人就会死亡。对与体重为 50kg 的老年人来说，缺乏 10% 也就是 2500mL 的水分就会死亡。盛夏天中暑死亡就是因为体内缺乏水分而造成的。若中暑，首先会引起意识障碍。如果在中暑时周围没人，因为意识障碍而无法呼叫求救，这时很容易导致中暑者死亡。生命体的生命是细胞的生命，能够生存就是因为细胞是活的。细胞是活的，意味着细胞内代谢正常。如果代谢停止，那么细胞将会死亡，最终将导致整个生命体的死亡。失去体内仅仅 10% 的含水量，就会导致死亡，这说明了水有无可比拟的重要性（图 5-8）。

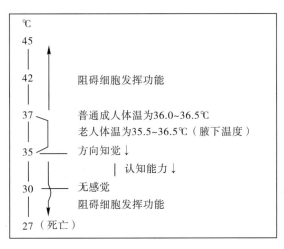

图 5-8　体温和细胞功能的关系

四、水与细胞

1. 水在细胞外的作用

（1）血液循环：血液是最典型的细胞外水分。血液的量约占体重的8%。对于体重为50kg的人来讲，体内时时刻刻有3.8L的血液在循环。从心脏流出的血液量（心排血量）为每分钟5L，在50~60s内循环人体一周后再重新进入心脏。物质传输是体液的作用之一，其主要载体就是血液。营养物质、废物（代谢产物）、氧气、二氧化碳和热量等都是通过快速流动的血液运输到全身组织的（图5-9）。

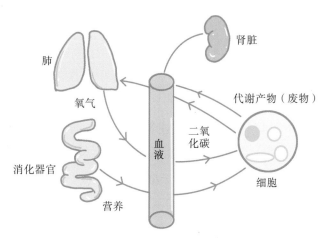

图 5-9　血液循环输送营养、废物、氧气和二氧化碳等

如果不能不断并且迅速地运输这些物质，人体就会产生各种问题。血液可以"溶解"和运输各类物质。含有废物（代谢产物）的静脉血液会呈现"水质污染"的状态，因此血液快速流动（循环）也是对血液自身起净化作用。

（2）调节酸碱度：细胞外流动着的水还有一项重要的作用就是调节人体酸碱度（图 5-10）。中性 pH 为 7.0，人体的体液 pH 为 7.4，为弱碱性。细胞外的水就是以 pH7.4 为中心，将体液 pH 调节在 7.36~7.44 这个小范围之内。

需要特别注意的是，若体液呈 pH6.8，酸性变强，细胞就会死去。而体液 pH 如达到 7.8，细胞也会因为碱性变强而死去。

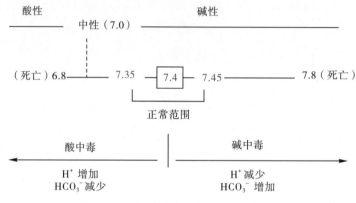

图 5-10　细胞外水分的酸碱调节作用

如同所有动物一样，人类在进行生命活动的过程当中体液容易呈酸性。细胞在代谢后会产生生存所必要的能量和有用物质，在代谢过程中就会产生 H^+。H^+ 不仅使细胞内液变为酸性，还会对细胞外（血液）等产生一定影响。影响体液酸碱平衡的物质主要有 H^+ 和 HCO_3^-。体液的酸碱度就是由这两种物质的平衡状态决定的。酸碱调节就是调节这两种物质的平衡。体液在调节酸碱度时有几种方式。一是主要调节血液中的 HCO_3^-；二是通过呼吸调节 CO_2；三是从肾脏排出 H^+。

（3）调节渗透压：为细胞提供良好环境的体液的第三个作用是调节渗透压。在 45 亿年前，地球的海水中诞生了最终成为人类生命体的细胞。那时的细胞里充满了海水，海水可自由进出细胞。现代人类的细胞也继承了这个功能。细胞膜虽然将细胞内外隔开，但由于其具有通透性，使得水分和物质在细胞内外移动成为可能。细胞内外溶解在水（体液）中的物质浓度不同时，水从浓度低的一侧向浓度高的一侧移动，最终使两侧浓度相同，这种由于浓度差产生的压力差称为渗透压。 细胞内盐分浓度高、细胞外浓度低时，水能够从浓度低的一侧移动到浓度高的一侧，会使细胞膨胀并且导致细胞破裂。相反，细胞外盐分浓度高、细胞内浓度低时，水由细胞内移到细胞外，使细胞缩小导致细胞死亡。为了防止这些情况发生，水一直在体内循环，使细胞内外的盐分浓度相同。

（4）调节体温：人体体温调节范围在 35~37℃这一很小的范围内。体温下降到 35℃时，人会失去方向感；若体温持续下降，会导致人的认知能力降低；体温降低到 30℃，人将失去知觉，感觉不到痛痒；当体温下降到 27℃，人就会死亡。在发生地震等灾害时，救援组织会呼吁公众"要小心低体温"，就是基于上述原因。冬天在山上遇难的人大部分都是因体温降低至 27℃（低体温）而死亡的。相反，体温超过 37℃时，人的意识状态同样会出现问题，导致行动异常。体温升高到 42℃时，细胞开始部分死亡；体温升高到 45℃时人将会死亡。为了防止体温过高，身体内的水可以进行散热。热量通过血液运输到全身，温暖身体。剩余的热量就会通过水在体表的发散作用（不感蒸发）被排出体外。

（5）热量平衡：人体会通过骨骼肌肉、肝脏和其他系统等产生热量。骨骼肌肉产生人体 60% 的热量，肝脏产生 20% 的热量，其他系统产生 20% 的热量。人体产生的热量通过人体表面的辐射、接触传导和对流以及出汗等形式分别散发45%、30% 和 25% 的热量，从而维持人体的热量平衡。在日常生活中，若人感到寒冷就会发抖，这是因为通过肌肉活动可以产生热量。通过肌肉收缩所产生的 75% 的能量都用在维持体温上。

2. 水在细胞内的作用

（1）细胞的构成与功能：人体细胞重量中水占 70%，因此，细胞没有水就无法存活。细胞结构大体分为细胞膜、细胞质和细胞核。细胞质包括细胞基质和细胞器。细胞器包括内质网、线粒体、高尔基体、核糖体、溶酶体、中心体等。线粒体的功能为制造能量。核糖体的功能为制造蛋白质，制造哪种蛋白质是由细胞核所拥有的 DNA 遗传信息所决定的。内质网负责运输蛋白质（图 5-11）。生命本身就是蛋白质。人的生命以细胞为单位，而细胞中的蛋白质则是支持生命的关键。

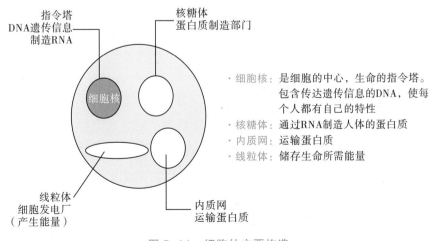

图 5-11　细胞的主要构造

（2）物质的分解和合成：人体摄入多种食物，转换为维持生命所需的物质。

比如人吃了牛排，肌肉不会变得像牛一样。也就是说，即使摄入了牛肉、猪肉、金枪鱼、豆腐等动植物蛋白质，根据DNA的指令，人体还是会制造出自己的蛋白质（图5-12）。 在消化吸收过程中，蛋白质在肠内被酶分解，最终变为氨基酸。牛肉的蛋白质被分解为氨基酸后被人体吸收运输到细胞中去，再重新合成人体蛋白质。分解蛋白质必须有水才可以进行，这一过程称为加水分解。相反，氨基酸在重新形成人体蛋白质时则需要脱水。若没有加水和脱水的过程就无法形成蛋白质。多糖与淀粉也是通过这一过程产生的。就算摄入土豆中的淀粉，在人体内形成的也是人体所需的淀粉。这是由于土豆的淀粉被分解为葡萄糖后会重新形成人体的多糖。脂肪也是如此。物质的分解和合成与水息息相关。

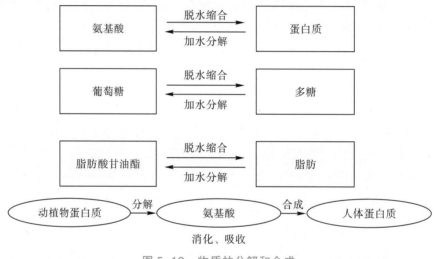

图 5-12　物质的分解和合成

（3）蛋白质形态和功能的维持：蛋白质的形状大体上为螺旋结构。若蛋白质这种螺旋结构被破坏，蛋白质就会失去其功能。比如受精的鸡蛋在一定温度下会孵化，而熟鸡蛋即使在37℃的温度下也绝不会孵化成雏鸡。因为蛋白质在100℃以上的沸水中就会变性。蛋白质在加热变性后就会失去其螺旋结构。螺旋结构被其周围的水所保护。如同柔软的豆腐在水中会一直保持其形状，可是捞出后放在桌子上就会松散开。蛋白质能够保持其螺旋结构是因为细胞内的水发挥着重要作用。

（4）蛋白质保护机制：在西伯利亚，即使在零下50℃的地方也会有森林，森林里有大片的杉树生长。一般认为低温状态下新芽中的蛋白质会变质，将失去其功能而无法发芽。可是一到夏天，这些杉树却顺利地发芽了。这是因为水对掌管生命的蛋白质具有三重保护作用。通过使用特殊温度监测装置人们发现，围绕在蛋白质最深层的水在零下80℃时也不会冻结成冰。其外层在温度降到-10℃时才会结冰。

最外层在温度降到 0℃时会结冰。人们普遍认为水在达到 0℃时就会结冰，其实并非完全如此。在零下 50℃的温度下，春天时西伯利亚的杉树也会依靠蛋白质的延续继续发芽。也就是说，水不仅帮助进行各类新陈代谢，还是至关重要的蛋白质的保护剂。没有水的蛋白质就如同生鸡蛋变成熟鸡蛋一样，会失去活力与生命。

五、体内水的循环

1. 循环系统中水的作用

人体的生命活动是将体外的食物、水、氧气等物质，通过分解和合成等吸收能量，将不需要的物质排出体外。另一方面，体内的水中也会积累无用的物质从而失去体液的正常组成。因此，人体的水分再循环系统就变得至关重要。水分再循环系统的作用是排出无用的物质，使体液发挥其正常作用。水分再循环系统的运行原则是在近端（上游）分泌和释放溶有物质的体液，在远端（下游）再吸收水与有用物质。

2. 肾脏的作用

肾脏在体液的再循环中起着极其重要的作用。血液通过肾脏再循环，血液被净化，重新获得其原本的特性，恢复其本来的功能。肾脏是"净化系统"，也被称作生命活动的再循环系统。肾单位是肾脏结构和功能的基本单位（图 5-13）。每个肾单位由肾小体和肾小管所构成。肾小体包括肾小球和肾小囊。肾小球的主要功能是滤过循环血液，经过肾脏的血液，通过肾小球滤过进入肾小管。肾小管的主要功能是重吸收功能，可以将滤过的原尿中的糖类、蛋白质、脂肪等重新吸收，并且能够对水分、酸碱度、电解质进行调节，保证体内的水、电解质平衡。

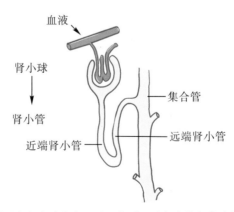

大量的原尿在肾小球内产生后，物质经过肾小管与集合管的分泌重吸收、水分的重吸收后最终形成1500mL尿液

图 5-13　肾单位的结构

3.肾血流量与原尿

每分钟经过肾脏的血液量（肾血流量）约有 1L。血液中的水分和各种物质（除血细胞与蛋白质等较大成分）在通过肾脏（肾小球）时由于血压的作用被挤出血管（肾小囊）之外，这些物质称为原尿，每天约生成 150~200L。大量的原尿在肾小管被重吸收，最终人体每天排出 1.5L 左右的尿液（图 5-14）。

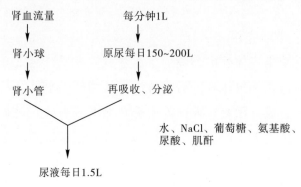

图 5-14 肾血流量、原尿和尿液之间的关系

4.消化液的循环

消化系统也是大量消耗与重吸收水分的系统。食物从口腔进入到在消化道内被分解和吸收，这一过程中有大量的消化液被分泌出来，水分也被重吸收（图 5-15）。

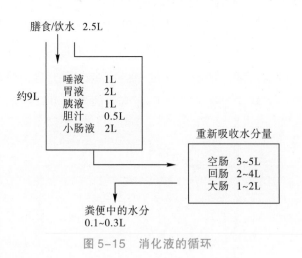

图 5-15 消化液的循环

六、水分的照护

1.水分摄取与睡眠

水分不足将使人白天觉醒水平下降和夜间失眠；相反，增加水分则会改善白天的觉醒水平，夜间则容易入睡。有研究调查了照护机构中的被照护者夜间起床的原

因、水分的摄入等情况。A、B 两个照护机构中，A 照护机构的被照护者不使用尿不湿并积极摄入水分；而 B 照护机构中的被照护者使用尿不湿，不特别注重摄入水分。研究人员观察并记录了 1 周内两个照护机构中被照护者的水分摄入量、夜间呼叫护士的次数与理由。调查结果显示，A 照护机构里，夜间呼叫护士的理由大部分为想上厕所而呼叫护士，护理人员也告知被照护者夜间想上厕所就呼叫护士，目的是想让被照护者排尿自理。B 照护机构里，呼叫护士的次数要比积极摄入水分的 A 照护机构更频繁，其中包括很多与想上厕所无关的呼叫理由。也就是说，B 照护机构中被照护者呼叫护士的目的，并不完全是由于排泄问题，还包括因失眠、意识不稳定等其他原因。研究者将此调查结果作为照护经验介绍到诸多照护机构后，出现了很多由于白天很好地摄入了水分，夜间被照护者和护士都能安然入睡的情况，进而使照护机构重视了水分照护。如果白天很好地摄入了水分，大部分被照护者夜间睡眠就会很好，这样就能减轻夜间护理人员的工作负担。

在其他照护机构中进行的为期 2~3 年的调查也得出了白天认真摄入水分，夜间尿失禁现象减少了的结果。这证明充分摄入水分不但提高了白天的觉醒水平，同时也提高了夜间的睡眠质量。

2. 水分摄取与尿失禁改善

摄入的水分少会引起诸多问题，摄入的水分多则会改善和解决问题。除了可改善意识外，还可以改善尿失禁的状况。

（1）行走与水分摄入：一般的社区照护机构都会开展失能或半失能老人的居家照护服务。有的照护机构该项居家照护业务可能占到其总业务量的 60%。居家照护服务的一大问题就是解决居家被照护者的夜间尿失禁。白天可以得到家人的照料，但是夜间会因为尿失禁弄湿睡衣和被子，大大增加了家人的照护负担。这种现象只要出现一次，就有可能造成家人"不能在家照料了，要送被照护者去照护机构"的想法。

要使老人能够居家接受照护，社区照护机构如日间照料中心等，首先应该解决夜间尿失禁问题，再让老人回到家里。为此应该增加老人的行走量与水分摄入量。这是改善夜间尿失禁现象的关键。许多社区照护机构在不断增加白天水分摄入量从而减少夜间尿失禁的问题上取得了很好的效果。这些社区照护机构将被照护者的水分摄入量定为 2000mL。这是一个持续改善的过程。可以先把水分摄入量定在 1500mL，等被照护者的夜间尿失禁状况有了改善，再将水分摄入量定为 1700mL；如尿失禁的状况又得到了改善，再增加到 1800mL；最终水分摄入量的目标达到 2000mL。对于水分摄入量为 2000mL 而尿失禁状况仍未改善的被照护者，可将其水分摄入量提升到 2200mL。这些都是从照护实例中得到的经验。这改变了人们对"喝太多的水，夜间排尿会变多"的传统想法。

（2）改善尿失禁：有尿失禁状况的老人，应将其每天的水分摄入量保持在 1500mL。但是有些照护者由于缺乏对相关知识的了解，通常会有"用不着这么多"的想法。但是，很多照护机构中的实例证实了"每天 1500mL"是有效果的。

除了增加水分摄入量，还有多活动、做日常的运动体操、外出活动、转换心情等措施，都能改善尿失禁的现象。

表 5-8 是被照护者 A 和 B 的两组数据。虽然两个人需要照护的程度与年龄相近，但排尿与尿失禁的状况差距非常大，水分摄入量、行走（移动）情况上的差距也很明显。A 的水分摄入量多，经常走动，几乎不存在尿失禁现象。而 B 的摄入水分不足（1200mL），尿失禁的改善效果就很差。

表 5-8 水分摄入量和多活动对尿失禁的影响

被照护者 A：94 岁女性	被照护者 B：96 岁女性
需照护等级 4	需照护等级 5
能够步行	轮椅（没有步行）
水分 1727mL	水分 1200mL
白天排尿 2~3 次	白天排尿 3 次
使用布内裤 + 尿垫	使用康复内裤
在卫生间排泄	在卫生间排泄
"时间诱导"失败次数几乎为零	进行"时间诱导"，失禁比例为 2∶3（3 次中有 2 次，也就是几乎都在失禁）

表 5-9 为 A 和 B 两位老人以及健康人在白天与夜间的排尿次数等数据。需要照护的 A 和 B 两位老人夜间排尿次数比白天要多，其原因可从尿液的形成机制中找到。人体尿的形成可简单描述为通过血液循环将无用的物质运送到肾脏，肾脏经过过滤、重吸收等形成尿。血液循环依靠心脏泵和肌肉收缩与舒张即肌肉泵来完成。老化会导致心功能和肌肉力量衰退。人们在白天坐着、站着、行走时容易受重力影响，重力会影响导致心脏泵和肌肉泵的功能，所以排尿量和排尿次数都会减少。

另一方面，夜间人们以平躺的姿势睡觉，不受重力的影响。这也有利于心脏泵与肌肉泵的功能。因此肾血流量会增加，尿量和排尿次数也随之增加。

（3）夜间肌肉活动减少使排尿次数增加：夜间排尿次数增加的原因还可能包括睡眠时大脑的觉醒水平低下，躺卧姿势不需要通过肌肉运动来调整姿势，所以肌肉活动对大脑觉醒中枢的刺激将变小，大脑的觉醒水平低下，无法抑制排尿，也会引起尿失禁。

表 5-9　需照护老人与健康人排尿次数对比

	白天排尿次数	夜间排尿次数	昼夜比
A 女性	2~3	2	0.66（以白天 3 次计算）**
B 女性	3	2	0.66
健康人 >*1	6	2	0.33

* 昼夜比 = 夜间排尿次数 / 白天排尿次数；白天 = 起床至就寝，一般是 6：00~21：00；夜间 = 就寝至第二天起床，一般为 21：00~6：00；** 大体为健康人（健康老人）排尿次数

3. 特殊疾病老人的水分照护

（1）糖尿病患者的水分摄取：一般成年人每天的水分摄入量应为 1500mL。但是，糖尿病患者的水分摄入量最好为 1800mL。糖尿病患者容易口渴，这是由于他们排尿频繁，容易缺乏水分。糖尿病患者排尿频繁的原因是血液中增加的糖分若想被排出体外，就应增加相应量的水分将其溶解后再排出体外，所以尿量会增加。因此，糖尿病患者每日摄入 1500mL 的水分是不够的。根据照护机构的经验，糖尿病患者每日的水分摄入量约为 1800mL。

（2）水分摄取与利尿剂的使用：有些患者为了排尿而服用利尿剂。但有研究表明，使用利尿剂有百害而无一利。这类药品的滥用也与刚加入照护行业的没有经验的新手有关。只要被照护者的脚出现水肿，照护者就会报告给医生，听到报告的医生通常会给被照护者服用利尿剂。其实老人腿脚水肿较为常见，这可能是老化的生理现象。就像长皱纹、脱发或长白发一样，下半身水肿也是一种生理现象。老化这种自然现象并不需要用药物进行治疗。

让老人服用利尿剂有引起脱水的风险。就像持续拧紧已经拧干了的毛巾一样，在已经缺少水分的基础上，继续服用利尿剂使他们丢失了更多的水分。这种情况应该与医生沟通，停止服用利尿剂。一般来说，已经实施的医嘱很难突然停止。因某种原因无法终止服用利尿剂的话，就应增加水分的摄入量。在用药期间，水分摄入量应增加到 1800mL。必须要防止已缺少水分的身体进一步丢失水分的情况。

4. 胃造瘘和经管营养的水分照护

在照护实践中发现，胃造瘘和经管营养也存在着较多问题。胃造瘘和经管营养除了会存在营养不足的问题，还会出现水分不足的情况。

胃造瘘与经管营养需要使用流食。除流食外，还需要另外补充水分（温水），水分总摄入量加起来应达到 2200~2500mL。

胃造瘘时流食与水分摄入量相加最理想的数值应为 2500mL，最低也应达到

2200mL。但是多项照护机构的调查发现，所有被调查的被照护者的水分摄入量都处于不足的状态。由于不能摄入足够的水分，所以被照护者经常出现脱水现象。本应是由于脱水现象而造成意识模糊，无法活动，结果却被错误认为是疾病严重导致无法活动，结果最终陷入恶性循环。

胃造瘘患者营养成分的摄入也会缺乏。常规的一瓶营养液（250mL）热量为250kcal，说明书里明确标注一天使用量应为 1500~2250mL（1500~2250kcal）。实际情况是大部分照护机构只提供1000kcal的营养量。长时间维持这种状态，人的体力就会减弱而导致无法活动。把这种症状单纯归结为"疾病严重"是片面的。

由于照护不周，胃造瘘患者容易引起营养障碍和脱水。加上其他原因，很容易发生吸入性肺炎。吸入性肺炎加上营养障碍，患者很快就会死亡。胃造瘘与管饲饮食患者与通过正常方式吸取营养的人相比，其寿命较短。为治疗吸入性肺炎而实行胃造瘘后，患者又可能因胃造瘘而再次患上吸入性肺炎，这种在照护中的矛盾现象至今尚未引起人们的足够重视。

5. 慢性心功能不全的水分照护

（1）对慢性心功能不全应限制水分摄入量的误解：如果在被照护者的记录上发现其患有心功能不全或慢性心功能不全，照护者就必须谨慎管理被照护者的水分摄入量。有调查研究显示，护理机构与照护机构中 10%~15% 的被照护者患有慢性心功能不全。但是几乎所有机构都不会因照护者是慢性心功能不全患者而对其进行差别化的照护。也有一些照护机构对慢性心功能不全患者的水分摄入量进行了非常严格的限制，将他们一天的水分摄入量限制在 800~1000mL。对于慢性心功能不全患者虽然不能"随意提供水分"，但"必须严格限制水分摄入量"也是不科学的。由日本循环系统学会等13个学会共同发布的《慢性心功能不全治疗指导手册》（2010修订版）中提及，对于轻度慢性心功能不全患者无须限制水分摄入量。这点在循环系统专家中已经达成了共识。有研究报道，限制慢性心功能不全患者的水分摄入量这一治疗方法虽然很普遍，但没有任何一项研究表明这一治疗方法使治疗效果得到了改善。研究者称，应从现在开始收集大量病例，判断限制心功能不全患者水分摄入量的正确性。即使这样，在实际情况中，还有许多医生只要听到患者有心功能不全，就会反应性地考虑限制其水分摄入量。

（2）慢性心功能不全的分级：作为照护行业的从业人员，应该知道何种状态是不需要限制水分摄入量的。可以参考纽约心脏病协会（New York Heart Association，NYHA）心功能分级。主要根据患者日常活动能力进行评估。具体分级标准如下：I级（轻度）：患者不受限制，可进行日常活动，但剧烈运动可能会出现疲劳、心悸或气短等不适。II级（中度）：患者在进行日常活动时出现轻微或中度限制，比如步行距离受限、上楼梯感到较为吃力。在安静状态下无不适症状。Ⅲ级（重度）：患者进行日常活动时受到重度限制，甚至在轻微活动（如穿衣、洗脸等）时出现气短、心悸等症状。在安静状态下也可能出现不适。Ⅳ级（极重度）：患者无法进行一般的日常活动，可能在安静状态下就出现气短、心悸等症状。

事实上，在照护机构内的几乎所有人都属于心功能Ⅰ级。对于这类人群不需要限制水分摄入量。Ⅱ级与Ⅲ级属于中度心功能不全。心功能Ⅳ级的患者，休息时也可能有症状，这种患者不应留在照护机构，应及时住院治疗。总之，对于轻度患者无须限制水分摄入量已是共识。而且，有循环系统专家认为只要不是重症患者，都不需要限制水分摄入量。一般照护机构里并不存在重症患者，因为重症患者早已住院治疗了。

（3）照护机构中的慢性心功能不全与盐分照护：对心功能不全患者最先限制的不应是水分，而应是盐分。这在 NYHA 心功能分级与日本慢性心功能不全照护的指南中也有提及。血液中盐分含量增加，由于渗透压的关系，细胞内的水分会向细胞外移动导致细胞缩水坏死。为避免人体内水分减少，人体会分泌抑制排尿的激素，降低血液中的盐分含量，导致人体内循环的血液量增加，增加心脏负担。所以对于慢性心功能不全的患者应当限制盐分的摄入量。

在 NYHA 心功能分级中介绍了心功能Ⅱ～Ⅲ级和Ⅳ级的患者盐分摄入量每日应在7g以下。日本大部分特殊照护机构已经限制心功能不全患者的盐分摄入量了，因此并不需要再限制水分的摄入量。若对疾病与疾病管理措施有正确的认识，那么首先就应该限制盐分，其次才是限制水分。

熟识老年人情况的专家与心血管医生认为限制老年人水分摄入量弊多利少。只考虑心脏问题而限制水分的摄入量，很可能出现脱水现象，在心功能不全的基础上还会引发肾功能不全。因此几乎所有的心血管医生都不会严格限制老年人的水分摄入量，会非常谨慎地进行控制。真正优秀的医生会认为脱水才更加可怕。

（4）慢性心功能不全与水分照护的风险管理：慢性心功能不全的症状除了活动时感到疲劳、心悸、气喘、心绞痛之外，还有水肿、食欲不振等。照护机构进行的风险管理就包括了上述症状。其中，最关键的是要知道疲劳、心悸、气喘和心绞痛这4个症状带来的风险。活动时若被照护者感到疲劳，要判断其是否有上述症状。判断被照护者是否存在上述情况，对照护服务行业进行医疗风险管理非常重要。

对于水肿，即使是专业护士有时也无法准确判断。即便能判断出现了水肿，但也很难与前一天的水肿程度进行很好的对比，也很难判断到底水肿是由于心脏功能异常还是由于其他原因造成的。能准确判断水肿程度的是测量体重。水肿是由于水分很难被排出体外而在体内积聚形成的。水分在体内积聚 1L，体重就会增加 1kg。如果患者每周体重增加超过 2kg，就需要密切观察。心功能不全的症状恶化时，很多情况下患者一天内体重就会增加 2kg。将每周增加 2kg 作为监测标准，从星期一开始，如果到星期日，体重增加 2kg 的话就要怀疑患者是否存在心功能不全。这种情况下就应该限制水分摄入量。急剧的体重增加表示体内水分积聚，水肿一般会自脚向上发展。膝关节以下水肿的情况无须过多担心，但是由于疾病而引发的水肿会扩散到整个身体，到最后脸也会出现水肿。

第三节　饮　食

一、饮食的功效

1.饮食文化

饮食所包含最大的、却一般很少被人意识到的含义是饮食文化。之所以很少被意识到，是因为日常中的饮食就是这个时代和社会的文化本身。虽然很少被人意识到，但并不意味着人们可以忽视饮食所包含的社会和文化含义。

社会和文化上的饮食，其实就是日常生活中的普通饮食。如果人们生活在社会里，就脱离不开这种饮食生活尽可能进行普通的饮食，这种想法和实践在照护上有着重要的意义（图 5-16）。

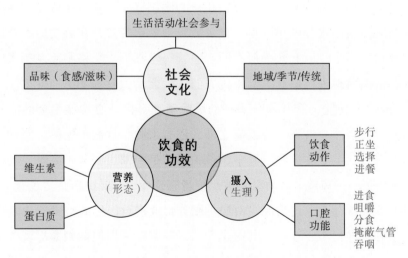

图 5-16　饮食的功效

对于需要在家照护的高龄人群，提供特殊的非普通食材意味着会产生新的照护负担。老人在离开照护机构时，如果护理人员向其家人交代可以和家人一起吃饭了，许多人脸上会浮现出高兴的表情。没有了制作特别食物的负担，家人围在桌前享受共同的饭菜，分享生活的快乐。

（1）饮食的要素：文化的饮食包括一些要素，如地区性、季节性、历史性等。前两项主要和食材相关，后一项关系到烹饪方法。

（2）饮食的味道：饮食关系到味觉，而口感（咀嚼感、舌感、喉感）和视觉、嗅觉等也参与其中。这些感觉综合在一起称为味道。饮食的味道因民族的不同而不同。印度菜辛香味很重，中国四川菜的麻辣味重，而日本的饮食味道清淡，等等。饮食的外观和器皿等所包含的视觉效果在各国的饮食文化中均有体现。

（3）生活活动和社会参与：饮食及与此相关的行为模式在社会文化中也反映了人的生活活动和社会参与程度。英国在 2018 年 1 月任命了"孤独大臣"，凸显出英国社会经常独自一个人进餐的孤独问题非常严重，必须发动国家力量来关照。并且，孤独的负面影响给英国间接带来 320 亿英镑的经济损失。孤独现在是许多国家的共同现象。在日本，独居或陷入孤独的人也很多。不仅是老年人，年轻人也存在这种情况，自己一个人吃饭的孤食现象非常多，几乎每 6 个人中有 1 个人每周一半以上的时间都是自己一个人吃饭。以孤食为代表的孤独现象会使人的生活活动和社会参与能力降低。

2. 营养

众所周知，饮食中最重要也是最本质的功能之一就是提供营养。目前，老年生活习惯相关疾病的危险因素中，BMI（体重指数）已经成为人们关注的焦点。过量的营养摄取与肥胖、代谢综合征等有直接关系。而低营养则是导致卧床不起的原因之一。WHO 推荐的每个人通过饮食摄入合理均衡的营养——地中海营养结构。地中海营养结构特别强调能提供均衡营养的各类食物的形态，如提供氨基酸的谷物等，提供蛋白质的肉类、鱼类和豆类等，提供各类维生素的水果，提供植物纤维的蔬菜等。

3. 摄入

（1）从摄食看饮食：在老人照护中，在考虑饮食和生活时必须关注摄食即食物摄入的环节。饮食都是通过摄食来实现的，会受到个人口腔功能的影响，尤其是老人，很容易存在口腔功能的问题。老化会引起牙齿功能丧失以及牙周病等问题，会导致唾液腺功能低下并引起唾液分泌量减少、咀嚼肌肌力下降和味觉变化等，对口腔功能和摄食行为产生负面影响。一般老人都会喜欢吃较松软的食物，这就削弱了作为口腔主要功能的咀嚼能力，从而更喜欢吃松软食物。从口腔功能而言，无疑是产生了废用性的恶性循环。口腔功能低下又容易引起误咽，增加发生吸入性肺炎的可能性。因此，从照护的立场并从摄食角度来看待饮食问题是十分重要的。在有照护需求老人的饮食照护中，饮食动作的自立即独立饮食，其重要性经常被人们忽视。

（2）饮食照护引发的问题：在照护机构中，为了不延长吃饭时间，即使一些需要花较长时间也可以独立饮食的老人，也经常受到喂食等照护帮助。实际上，这是以照护帮助之名来寻求缩短饮食时间从而提高照护效率的做法，其实无益于老人的健康。饮食的动作是在 ADL 中最容易维持自立的行为。在老年公寓、护理院等机构照护中，有很多情况不是被照护者失去了饮食动作的自立性，而是被照护人员剥夺了这一自立性。饮食动作的自立性会影响以下几个方面。

①作为自立个人的存在感：在儿童的发育过程中，会从对母亲的依赖到确立自身成为一个独立的个体存在，这一过程中会学会走路、吃饭、自主大小便等。正常发育成长的孩子，大概在 1~2 岁就能学会走路和吃饭。走路使其依照自身的意愿有了更广阔的行动空间，由此将积累不同的体验。吃饭使其依照自己的想法可以选择食物，从眼前的几个选项中选择其中之一，这就掌握了行为的本质。一般所说的"到 3 岁时会产生自我的萌芽"，这是因为已经能够独立支持自身的行为，对外界的依赖性降低，躯体独立必然延伸到人的自立。反之，过度照护有使其丧失自立性的危险。

②失去味道的饮食：一般在照护学习中都有帮助喂食的练习，这时的进食有不一样的体验。前面已经讲了关于饮食的"味道"，即味觉、口感、嗅觉等，是集合了各种感觉要素而形成的。因此，一些人认为吃饭是自己吃还是受到照护帮助吃都和味道没有关系，这种想法显然是不妥的。食物的味道很大程度上受到"主体性"的影响。依照自身意愿选择食物，依照自身意愿选择进食顺序，选择从吃一种食物到另一种食物的时机。如果剥夺了这种主体行为，那么食物的味道也就随之改变了。而受到照护帮助的喂食从食物的量、顺序到进食时机等则是按照照护者的主观意愿进行的，被照护者失去了人在进食中"品味"的自立性。

③容易引起误咽：误咽就是食物和唾液并未进入食管而进入气管或肺中的现象。一般情况下，气管中进入异物时会发生咳嗽反射而咳嗽不止，直至将异物喷出体外，这就是俗称的呛咳。毋庸置疑，呛咳是误咽的表现，但很多人不了解这种危险的呛咳往往是会因为饮食照护帮助的喂食而出现的。这一现象已经被许多研究机构所证实。

（3）摄食的照护：大量照护实践证明，照护帮助的喂食会使得进食下咽的时机变得难以掌控。误咽的原因在于喂食的时机。入口的食物由牙齿嚼碎后混合唾液，再分成容易下咽的小块送入咽喉。舌头的运动和食管内的食物的压力，是激发咽反射的因素，这一连串被顺畅控制的动作将混有唾液的食团顺利送进食管而不会发生误咽。因此，误咽是由脱离这种控制的食团和唾液引起的。

照护帮助喂食常常是无视了人体的这种自主控制机制。不同的食物咀嚼和食块形成所需的时间不同，需要一定的时间间隔之后才能将食物送入口中。有时前一口食物还没下咽，但照护人员却示意被照护者张开嘴吃下一口食物；随之照护人员的手已经将食物送到了被照护者的嘴边，很明显这种行为打乱了被照护者固有的进食节奏。被照护者如果是在用自己的手吃饭，会结合口中食物的状态来决定下一口食物送入口中的时机。安全的饮食是用自己的手来吃。饮食上的照护必须考虑文化、营养、摄食等诸多因素。

二、口腔与进食

1. 口腔功能和摄食咽下的结构

对于老年人群，口腔功能在生命维持和拥有健康生活上承担着重要作用。在考虑摄食问题时必须要关注口腔功能。食物从口进入到胃中需要经过口腔期、咽期和食管期 3 个过程（图 5-17）。

（1）口腔期：口腔期即食物从口中进入咽喉，对于摄食吞咽而言这是最重要的功能实现过程。这一过程包括用牙齿嚼碎食物、唾液混合、将食物分割成小的食物块以及将小的食物块送入喉中。需要关注的是，在这一连串的动作中咀嚼运动和舌头的运动一直在进行。

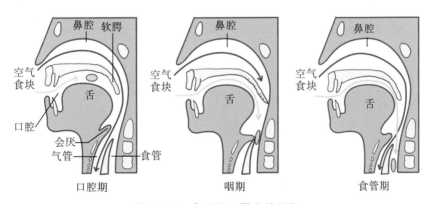

图 5-17　食物进入胃内的过程

实际上，在吃饭时舌头的运动有以下 3 种规律性运动：①拨动食物至臼齿间，让牙齿进行咀嚼破碎食物的运动。②从舌下汲取唾液并和食物混合的运动。③把食物分成适合吞咽的小块，并将其放在舌头上送入咽喉中的运动。需要注意的是，舌头的精妙运动经常与咀嚼运动相互联动。咀嚼运动和舌运动是一体化的运动，没有咀嚼运动，舌头也不能单独起作用。

（2）咽期：在咽期舌头也扮演着重要的角色。咽期时，咽反射发生以防止食物进入气管。咽反射之前，两侧脸颊肌肉收缩，舌根部抬高抵住上颚，使食物在相对密闭空间内送入喉中，发生吞咽运动。在此过程中一直发生的咀嚼运动会停止，而两侧脸颊和舌头的运动以及吞咽运动将食物送入食管。

（3）食管期：口腔结构是由适应咀嚼运动而形成的，一般人饮食（一日三餐）中究竟要进行多少次咀嚼运动呢？日本有研究对此进行了调查，统计结果表示，成年人一日三餐的饮食一共要进行约 2500 次的咀嚼运动。此外，调查还得到了另一项结果，与女性相比，男性的咀嚼次数少；BMI 小的人（偏瘦型）与肥胖的人相比，咀嚼次数多。这项研究得出的咀嚼次数和 BMI 的关系，也印证了之前健康管理界流行的"咀嚼节食"的说法。

2. 咀嚼和吞咽

从进食到吞咽，口腔会一直不停地咀嚼，咀嚼运动承担了摄食的主要功能。咀嚼是口腔的主要功能，食物可以由咀嚼而被嚼碎，之后越咀嚼唾液分泌越多。唾液的分泌是由咀嚼而被诱发的。有研究报道，使用使唾液分泌减少的阿托品类药物并未对食物块的形成产生影响，反而促进了咀嚼次数增加为平时的两倍以上。研究结果显示，对于食物块形成不可或缺的唾液分泌在被阿托品抑制后，刺激了咀嚼次数增加以使唾液分泌量回归正常，由此表明咀嚼会促进唾液分泌。

在进食过程中仔细观察口腔，会发现舌头的运动十分精妙。如果没有咀嚼运动，舌头一般不会单独运动。在口腔中什么食物都没有的时候，舌头可以随意运动。在吃东西时，咀嚼的瞬间舌头也开始运动，咀嚼引起了舌头的运动。舌头汲取唾液并将其混合进食物，形成食物块后送入喉中（图 5-18）。

口腔的咀嚼和吞咽功能体现了口腔摄入食物后，伴随食物由大到小的舌头运动和咀嚼运动的连贯配合（图 5-19）。

如此精妙的舌头功能还体现在其他方面，如舌头能感受到食物块的大小，将食物块按照大小排列好，还能感觉食物块的整体状态和表面的平滑程度，判断是将食物块继续咀嚼还是吞咽。这些信息是由口腔黏膜和舌头（为主）的感觉进行判断的。因此，咀嚼次数越多的饮食，舌头和口腔功能也会越好地运作。

通常，每日三餐时大概要咀嚼 2500 次。这么多次的咀嚼中，没有发生呛咳，也没有食物进入气管，进食顺利进行。若换成进食粥等基本不用咀嚼的食物，舌头也会将食物块分成更容易吞咽的量加以吞咽。糊状或搅碎的食物就是不需要咀嚼的食物，这些状态的食物比平时的食物需要咀嚼的次数更少，因此每餐分泌的唾液量也会减少。

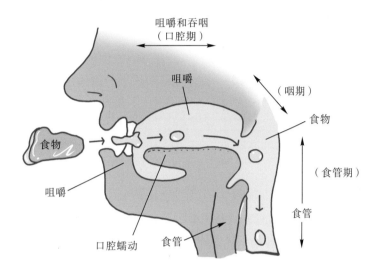

图 5-18　咀嚼和吞咽

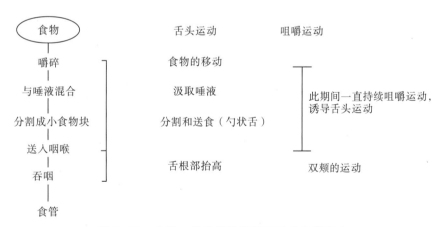

图 5-19　食物、舌头运动咀嚼运动的连贯配合

3. 缺少咀嚼的饮食

口腔通过咀嚼对食物进行机械性加工，将食物嚼碎。近年来，关于口腔功能的研究又有了许多新的发现，如咀嚼在口腔功能的照护中起着重要作用。从胃造瘘肠道外营养恢复到通常的经口饮食，口腔功能中的咀嚼是关键因素。但是，目前的资料中，对口腔功能的表述还没有包括上述这些内容。此外，有时由于患者有吞咽障碍，为了使食物安全地进入食管，照护者会让患者斜靠着，但是这种状态使得患者无法顺利进行咀嚼。有很多患脑血管病后有吞咽障碍的患者，其诊断并没有吞咽功

能障碍，但是不少患者却得不到正常需要咀嚼的食物。这不是患者自身的原因，而是外部强加给他的异常状态。平时食用不太需要咀嚼的丁状食物、糊状食物、搅碎类食物等，会使老人陷入口腔功能废用的异常状态。应停止这种缺乏咀嚼的饮食，给予老人通常的饮食，提高其咀嚼能力。

三、吞咽进食障碍

1. 咀嚼与口腔功能

经常进食普通食物的人，有时候会因为牙齿或者牙龈问题转而吃较软的食物，或者是因为上年纪后应该吃较软的食物的传统认知，从而开始改变饮食形态，这往往是口腔功能低下的开始。

如果每天的饮食基本不用咀嚼，咀嚼功能就会衰退，与咀嚼联动的舌头运动也会因此废用而退化，脸颊的肌肉也会衰弱，导致整个口腔功能陷入废用性功能低下的状态。这样便更加需要进食绵软的食物，从而形成恶性循环。食用绵软的食物后，以舌头为中心的动作也会相应减少。因为张口是否够大并不影响进食，口腔的活力也因此降低。这些将引起口不能完全张开的"张口不全"和失去运动性的舌头不能向前伸出的"舌伸出不全"等问题。

食用糊状食物和丁状食物的人，可以不假思索地就将食物放入口中，这就减弱了口腔测量食物大小和调节开口度（大小）的功能。研究表明，食用糊状食物和丁状食物人的张口度比一般人都要小。以日本竹内教授为代表的研究者经过长期研究发现，食用搅碎食物和糊状食物的人大致张口度（嘴张开时上唇下缘和下唇上缘的距离）在 30mm 以下，舌伸出度（舌头伸出口腔时唇尖到舌尖的距离）也在 30mm 以下。张口度小的原因在于废用综合征使嘴发生挛缩，应一起伸出的舌头实际上也没有伸出，这也是舌运动的废用性症状。因此，越是食用绵软的食物，越容易减弱口腔的功能。

在食用绵软的食物时，大脑会进行判断并做出相应的调节，口腔的运动幅度也会减小。这又会反馈回大脑而引发恶性循环，其结果是形成了只能食用糊状食物和丁状食物的行为模式。这不仅会减弱饮食能力，也会通过新的体感记忆代替原有的体感记忆，从而忘记原有的饮食方法。例如，对于长期胃造瘘患者的进食进行研究，在其口中放入布丁后，布丁只是停留在舌头上，舌头却不知如何动作，应该如何将布丁吃下去。这就是忘记了原有的饮食方法。胃造瘘的患者中，最让人担忧的就是忘记了原有的饮食方法。因此口腔功能的康复，唤起患者对于"饮食方法"的记忆是至关重要的。

2. 吞咽障碍与呛咳

照护现领域指的呛咳，是指一部分食物、唾液或水分进入气管后引起的咳嗽反射。呛咳的机制是唾液和食物纤维未进入食管而进入气管时，机体为了将其排出体外而发生的。咳嗽反射作为防御机制在任何人都会发生，食物或唾液进入气管中会增加吸入性肺炎的风险。

在照护时发生呛咳是由于多种因素造成的，主要因素有绵软的饮食、水分不足、他助饮食、不正确的姿势、不合适的义齿等。纠正这些因素就可以防止呛咳。由此可归纳出预防呛咳的五个原则，即通常化饮食、水分、独立进食、进食姿势和调整义齿。

3. 呛咳的预防

（1）通常化饮食最为安全：和通常化饮食相比，丁状食物、糊状食物、搅碎的食物等更容易发生呛咳。原因是这些食物无须咀嚼，而咀嚼次数越少对食物的控制也越小（不能成功地将所有食物送入食管）。因此，有些照护机构为了尽早结束用餐，将能吃通常化饮食的老人改为吃柔软食物，这样反而会增加呛咳的风险。有研究在一些老年保健机构中，将所有被照护人员的饮食全部换成了通常化饮食，原来的搅碎食物也都换成通常化食物；原本担心是否会发生呛咳频发，但结果却大相径庭。大部分老人并没有发生呛咳，也没有一人发生严重的呛咳。换成通常化饮食后开始有些老人还和以前一样发生了相同程度的呛咳，但是几天后呛咳便再未发生。这项研究证实了通常化饮食最为安全。 通常化饮食是最不容易引起呛咳和误吸的饮食方式。这是因为通常化饮食时咀嚼次数最多，咀嚼次数越多，食物越容易被控制。

（2）水分不足引起呛咳：水分不足也是容易引起呛咳的因素之一。水分不足引起呛咳是由于意识水平（清醒程度）低下的原因。而且，水分不足还会引起运动能力低下，因此口腔运动也会变得困难。同时，水分不足会引起唾液分泌量下降，必然会对口腔中食物的控制能力减弱，并出现呛咳。

（3）自主饮食：调查研究表明，和自主饮食相比，喂食等他助方式的饮食也会引起更多的呛咳。自主饮食的人和接受饮食照护的人其呛咳次数有很大差异（表5-10）。

用自己的手一次次地选择食物并自己进食，是本人的主体行为，也是保护其主体意识的行为。与之相对，他助会对本人的主体意识产生巨大的影响。照护会使被照护者成为照护的依存者。是否是主体行为还和进食者的味道体验相关。自主饮食对预防吞咽障碍极其重要。如前所述，发生呛咳是因为咀嚼和吞咽的一连串动作并未由进食者自主控制进行的，食物碎片和唾液"擅自"进入气管中就会引起呛咳。用自己的手将食物送入口中时，就会按食物处理步骤顺次进行。进食者会根据菜肴、主食和已经入口中的饭菜组合，或根据唾液分泌的量、义齿的状态等，决定下一口饭菜送入的时机。照护性喂食时，虽然照护人员大多能确定前一口饭菜的进食情况，但一般会按照一定的节奏（照护人员自己的判断）进行。这常常会和被照护者咀嚼吞咽的节奏相悖，其结果就会出现呛咳。

表 5-10　自主或他助饮食和呛咳

	饮食动作	
	自立	他助
呛咳	397人（11.1%）	951人（32.2%）
严重的呛咳	29人（0.9%）	123人（4.2%）

（4）防止呛咳的姿势：在床上饮食或坐在轮椅上饮食的人很容易出现呛咳。从轮椅换到普通的座椅上饮食，由于姿势不同呛咳会有明显的改善。进食姿势对人的咀嚼吞咽功能有重要影响。因此，对于担心发生呛咳和希望回归通常化饮食的被照护者来说，应该将其从轮椅上移动到普通椅子上进餐。进食姿势对安全饮食十分重要。脚底完全接触到地板，腰和大腿成直角状态，这些均能影响咀嚼功能。

（5）调整义齿：大部分老人都装有义齿。根据研究调查，呛咳发生最少的是使用合适义齿的人。与自己有牙齿没有必要镶牙的人相比，使用合适义齿的人出现呛咳的更少。也就是说，将义齿调整到合适的状态有利于饮食。如果老人患有牙周炎等牙齿疾病，合适的义齿能提高其咀嚼能力。牙齿是正常状态下嚼碎食物唯一的工具，且在咀嚼吞咽食物的过程中，牙齿起着防止食物外流的"墙壁"作用。没有牙齿，就会失去对食物的控制，诱发呛咳，增加误吸的风险。

综上所述，非通常化饮食，如丁状、糊状和搅碎的食物容易引发呛咳，进而引起吸入性肺炎。为了减少呛咳和吸入性肺炎的发生，食用正常食物、充分补充水分、自主饮食、保持正确姿势和调整好义齿等非常重要。

四、胃造瘘的照护

1. 胃造瘘的原因

近年来在照护机构中，已经出现照护需要评估为最高等级的重度照护者，其中有胃造瘘的老人逐年增加，成为包括照护管理者在内的照护人员新的照护负担。

（1）胃造瘘的类型：从医疗和照护两方面来看，胃造瘘的原因可分为以下四种。

①营养障碍：老年人因各种原因住院进行治疗但全身状态恢复不顺利时，为补充营养而采用中心静脉营养和鼻腔插管的经鼻营养法。长此以往，随后进行胃造瘘的情况很多。因为这个原因而进行胃造瘘的病例最常见。与传统的中心静脉营养和鼻腔插管相比，由胃造瘘进行营养补充是更加安全、问题出现更少的方法。这种胃造瘘的方法本身也很简单。

②吞咽障碍：此类型多在脑出血患者中出现，伴有吞咽反射消失和延髓性麻痹或假性延髓性麻痹。除了脑出血，其他原因还包括帕金森病、肌萎缩侧索硬化（Amyotrophic Lateral Sclerosis, ALS）、脊髓小脑变性等神经系统疾病等。在这些疾病的末期，由于涉及语言、吞咽等功能的相关肌肉失去了正常功能，因此有进行胃造瘘的必要。与其说是脑出血引发了吞咽功能丧失，不如称之为吞咽运动障碍更为贴切。

③安全管理：与上述两种原因相比，这种原因的名称有些奇特。现在有很多这样的病例，是由于认知症而基本不能正常饮食，因此家人咨询医生后决定进行胃造瘘。以往在老人院中，很多时候即使是能去厕所的老人也会给其使用尿布，这样没有摔倒的风险且易于管理。同样，与其冒着风险给老人们经口饮食，倒不如行胃造瘘更加安全省力。抱着以上想法的护理人员和管理者比比皆是。

④晚期护理型：胃造瘘是各种晚期患者延长生命的一种护理方法。胃造瘘的选择反映了其本人和家人的意愿。

（2）日本老年人胃造瘘患者的实际状态：在照护机构中存在着因各种原因行胃造瘘的老人。在对待胃造瘘患者时应考虑的是是否有必要继续行胃造瘘，即判断此类患者能否转为经口正常饮食。

①对于营养障碍：基本没有继续行胃造瘘的理由。原本此类型患者在出院时即应终止胃造瘘。如果没有尝试经口饮食的时间，可以在照护机构或居家照护时转变为经口饮食。

②对于吞咽障碍：吞咽障碍是唯一适用胃造瘘的原因。但在老人院特别是养护院和老年保健机构中基本没有此种老人。当老人已处于神经系统疾病的末期时，由于对呼吸管理的要求很高，这时只有住院或在家接受可靠的访问诊疗，也就是说，这种患者对医疗的依存度很高。

③对于安全管理：没有继续行胃造瘘的理由。在确定不能饮食的原因后即需要对其进行改善。从照护机构的经验来看，脱水症和照护不当的原因最多。

（3）因认知症而进行胃造瘘：因认知症而不能进食，在日本全国调查中此类原因所占百分比最高。这并非因为认知症本身不能进食，而是由于水分照护缺失而引起脱水。随着水分照护的改善，因认知症不能进食而行胃造瘘的情况也会减少。

在几家达到白天零尿布使用的老人特别养护院中的调查问卷结果显示，最近2~3年里在这些机构中已经没有因认知症而行胃造瘘的病例了。之所以可以达到白天零尿布使用，是因为这些老人特别养护院很好地进行了水分照护。

有些老人由于认知症而不能进食，没有其他解决办法而去医院行胃造瘘，其行胃造瘘的季节多在夏季，夏季脱水情况较多，这会使人质疑行胃造瘘的合理性。

（4）吸入性肺炎反复发作：因多次发生呛咳，并出现吸入性肺炎反复发作，这些病例约占50%。呛咳的发生多应归因于照护不当，这种情况下照护不当会成为导致行胃造瘘的帮凶。

在异常的事态发生时，应该探究其原因并将之去除。如果所有的照护人员都没有这样基本的分析意识，那么"被胃造瘘"的事件将很容易发生。

（5）其他原因的胃造瘘：2011年，日本的全国老人福利设施协会进行了胃造瘘的相关调查。胃造瘘基本都是在医院进行手术的，不管如何评价医生，实际上造成行胃造瘘的原因在于照护不当。行胃造瘘成了老人的一种常态，其中一个原因是照护人员随意地让老人吃绵软的食物。

照护机构以及医院提供绵软的食物，更多的是基于缩短用餐时间的考量。把容易咀嚼和吞咽的食物理解为好的食物，所以慢慢开始给老人吃绵软的食物。能让老人在短时间内吃完饭，也有显示照护人员能力方面的因素。几乎所有照护专业的学生在实习时一直被强调需要掌握的技能是尽快让被照护者完成用餐。

吃正常食物的老人因为用餐花费太多时间，因此照护者把主食从软饭变成粥，把副食变成糊状食物，这是照护中造成行胃造瘘的根本原因。这也是基于广泛的调查分析得出的结论。调查分析数据还显示，在进入照护机构前就有胃造瘘的老人约占20%，但更多的老人（约50%）是在照护机构居住期间行胃造瘘的。仔细分析老人在照护机构中的行为发现，大多数老人行胃造瘘是由于照护的方法而导致的。如前所述，最多的原因是食用绵软的食物。其根本原因在于为了减少老人的用餐时间，便于照护人员在填鸭式喂食后尽快进行饭后收拾。

由他人帮助将食物送进口中，自身吞咽的时机和他人喂食的时机必然会产生偏差，因此可能会发生呛咳。在照护机构中用餐的时间是根据全体人员的用餐时间来决定的。有很多老人都需要辅助进食。刚开始被放进口中的食物还能自己慢慢处理，但过几分钟后就有很多老人会发生呛咳。这是由于食物或唾液进入了气管，是因为喂食方和进食方的时机出现了偏差。为了尽早结束用餐，照护人员使用了辅助进食，这样随意的做法反而会增加老人的呛咳。因此，为了形成无呛咳安全的摄食吞咽行为，必须要禁止填鸭式喂食。

停止喂食让老人自行进食，需要花费较长时间，但是老人可以用筷子夹自己想吃的东西，也是一种自立和自尊的照护理念的体现。照护人员态度和思考方式的转变尤为重要。

2.胃造瘘的弊端

胃造瘘不仅增加了衰弱者，也增加了照护的负担。行胃造瘘后必然会引起脱水、营养缺乏、卧床不起、口腔不洁、便秘、皮肤等问题，且体力会渐渐衰退，吸入性肺炎频发，寿命会大大减短（图 5-20）。脱离胃造瘘回归正常化饮食老人的健康状况和胃造瘘时完全不同。行胃造瘘的老人陷于脱水的状态，有时神志不清，昏昏沉沉，面部表情恍惚；而脱离胃造瘘后老人的精神和健康状况均大为改善。

现有的医疗制度中，胃造瘘营养补充的主动权大多被护士掌握，患者基本处于缺乏营养或营养失调的状态。营养补充的量，以每天摄入 1500kcal 热量为标准。日本的全国调查结果显示，通常化饮食的老人大约可摄入 1500kcal；但随着膳食形态变为粥类、糊状食物、搅碎的食物等，摄入的热量也随之逐渐降低；在胃造瘘的情况下，可变成每天摄入不足 1000kcal。为保证生存需要和维持重要脏器的基础代谢等，每天必须提供最少 1000kcal 的热量。剩余不足的热量只能从肌肉中获取，行胃造瘘的人会慢慢消瘦下去。之后会卧床不起，体力低下。此外胃造瘘一定会造成口腔不洁。脱水会使人的意识水平下降，口腔功能衰退，唾液分泌减少。加之由于不从口腔进食，渐渐地就会对口腔护理失去重视，容易造成口腔各类细菌的滋生。另外，由于脱水可引起便秘，也会出现胃造瘘口周边的皮炎（皮肤问题）。

如上所述，行胃造瘘会造成脱水、体力低下、口腔不洁、吸入性肺炎等问题。

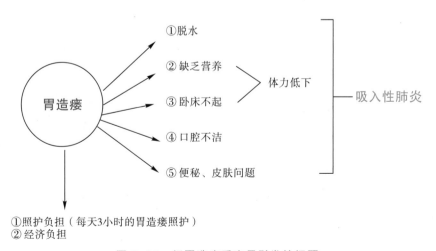

图 5-20　行胃造瘘后容易引发的问题

3.照护方的负担

胃造瘘给照护方也带来了巨大的照护负担。老人照护机构的照护人员，一天中仅就胃造瘘的照护就要花费约 3 小时。由于可能会出现反流、胃造瘘边缘泄漏等状况，照护人员不能较长时间离开老人。虽然不需要一直监视，但照护人员必须要频繁掀开被子查看造瘘口。

在日本，即使对于照护需求程度为 5 级的老人也没有单一照护需要花费总时间约 3 小时的情况。无论怎样频繁地更换尿布，在 24 小时中所需的照护总时间也不会超过 3 小时。由此可见，胃造瘘照护的时间资源需求是量大且刚性的。

五、饮食的自立照护

1.正常化饮食的理论基础

失去口腔功能的过程也是个人机体学习渐进适应的过程，符合学习理论。所以口腔功能的恢复也可以通过学习理论的实践使其成为可能，这也是恢复正常化饮食的理论基础。

对于数月乃至一年以上的胃造瘘患者，可以试着在其口中放入布丁。开始患者只是将其放在舌头上试着动动舌头然后咀嚼，之后看起来好像很困惑：如何吃下去？这是因为食物放进口中后，咀嚼 – 口腔蠕动 – 送入喉中这一连串的动作不能进行的原因。如果长时间不经口吃饭，将会引起口腔功能的废用性功能低下。

2.摄食废用性的本质

废用性综合征的主要表现是肌肉力量低下和关节可动域变小（挛缩），这些可以想象是人体"末梢"出现了变化，如走路或手的随意动作（如弹钢琴）等整体动作层面上的运动性变差或基本不能进行。人的每一个动作都作为"按钮"储存在大脑中。平时在做这些动作（例如在钢琴上弹奏乐曲）时，触发那个"按钮"后相关的神经系统便开始活动，以此为基础肌肉运动并进行一连串的动作。这些被储存的动作"按钮"通过每天的实践和练习而形成；如果不经常做这些动作（比如演奏钢琴），会造成"按钮"的麻痹，动作会变得笨拙而不能进行。像这样通过实践和练习形成的运动模式并不断得到完善，而不常实践和练习的运动模式会出现不顺畅和动作生疏的现象，可称为运动的学习，其理论称为学习理论。

人们普遍认为，人到了某一年龄（1~2 岁左右）会自然而然地学会走路。实际上，用双脚站立并行走必须通过学习（练习），最终使双脚行走模式在大脑中形成"按钮"。"吃"这个动作也是如此。

图 5-21 是大脑皮质运动区域示意图。在头部描绘的人体图中显示了被支配的部

位，可以看出手和脸的部分非常大，舌的部分也相对很大。在图中所占区域较大的部分，说明其运动更加精细，此部分如果不实践和练习也更容易使运动模式消失。

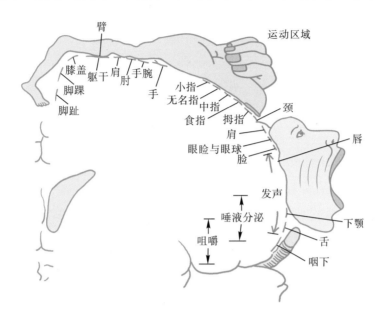

图 5-21　大脑皮质运动区域示意图

也有人分析图中脸的部分很大，与其说是因为有丰富的表情，不如说是展示了咀嚼和口腔运动相关肌肉的精细运动。口腔功能（咀嚼吞咽运动）是精细而连续的运动。此运动的主要功能或诱导功能是咀嚼运动，舌头的精细运动与其联动。如果没有咀嚼运动，全部的口腔运动便会消失。绵软的食物、粥等所谓面向老人的食物均不利于咀嚼运动，吞咽运动也会随之退化。精细的控制被破坏时会引起呛咳，也就是会出现咀嚼吞咽运动控制不完全的症状。

3. 正常化饮食的原则

通过学习理论达到动作进步（恢复改善）的练习中有三个原则。

（1）原则一：使用想要恢复改善的运动（目的导向），即如果想要恢复正常化饮食，则需每天进行正常饮食。为了恢复口腔功能，一定要以目的为导向，以实现目的的动作为学习对象，即要找回可以吃正常化饮食的口腔功能。如果每天不是正常化饮食，那么也就不会触发进食方法的再学习。

（2）原则二：一天中反复进行训练。一周一次或一天一次的做法是没有效果的。三餐都必须是正常化饮食。

（3）原则三：大量练习，一直坚持到功能改善恢复为止。

4. 恢复正常化饮食的思考

护理和照护不当会引发老人口腔废用性功能障碍，因此导致行胃造瘘的情况占日本特别老人养护院中行胃造瘘总人数的一半，因此需要重新审视对日常饮食的照护。

（1）首先是不能将通常的食物变成绵软的食物，必须始终坚持正常化饮食。

（2）其次是不进行辅助性喂食。谨记辅助性喂食是造成呛咳的危险因素，让食用糊状食物和搅碎食物的人回归正常化饮食很重要。由于各种各样的原因，对于行胃造瘘这一事实没有引起人们更多的争论。但是已经行胃造瘘的患者在照护机构中去除胃造瘘，也已经成为常态。如果老人行胃造瘘的时间不长，就应该抓住机会，好好补充水分，使其尽快回归正常化饮食。

（3）随着现代照护理念的普及，传统的医疗和照护将会发生很大转变。在照护机构中有能力使老人一步步摆脱胃造瘘。正常化饮食是最安全的，这也是得到证实的。

（4）注意用餐节奏。必须要注意到，对于以往采用填鸭式喂食的患者，在全部改为正常化饮食后，需要避免正常化饮食引起的呛噎。重要的是要将食物分成小块，而不是让老人张开嘴一下子全部吃下去。或者照护人员坐在老人旁边提醒其慢点用餐，以使老人增加咀嚼次数。

第四节　排　泄

一、排泄的生理机制

1. 人体排泄

排泄是人体将代谢活动产生的废弃物排出体外的过程。人体的排泄除了包含通过肾脏排出的尿和大肠排出的粪便，还包括通过皮肤蒸发的水分和排出的汗液，同时呼吸也会排出二氧化碳和水分（图5-22）。

（1）排便

①粪便的构成：粪便是由食物经消化吸收后的残渣（大部分为纤维）、肠黏膜脱落的上皮、肠内细菌的残骸和水分等构成的。人的肠道长约为7~8米，而东亚人种的肠道更长。肠黏膜最上端部分由于一直进行的新陈代谢，老化的细胞会脱落，然后再长出新的细胞，就像皮肤的污垢一样，脱落的部分就是肠道各个部分的污垢。肠道内大约存在着数十万亿个细菌。细菌会在短时间内死亡，其残骸也成了粪便的组成部分。肠道内污垢和细菌的残骸约占粪便重量的50%~60%。

②排便量与便秘：由于粪便不达到一定的量就无法刺激直肠排便，因此粪便量的多少很重要。少食的人即平常饮食摄入量很少的人，粪便量也很少，很容易得便

秘。这种便秘被称作饮食性便秘。便秘还容易发生在有偏食习惯、不吃蔬菜、只摄取少量食物纤维的人身上。多摄取食物纤维会使大量无法被人体消化吸收的物质留在粪便里，因此粪便的量就会增加。另外，大量水分也能使粪便量增加，所以水也被称作便秘的特效药。

③粪便的形态：食物中的总水分包括食物自身所含有的水分和饮用的水分。摄入的水分 70% 会随着小肠吸收营养时在肠内被吸收，剩余的 30% 则被大肠吸收。如果被大肠吸收的量多了，留在粪便的水分就会变少，就会排硬便；如果被大肠吸收的量少了，则将排软便。

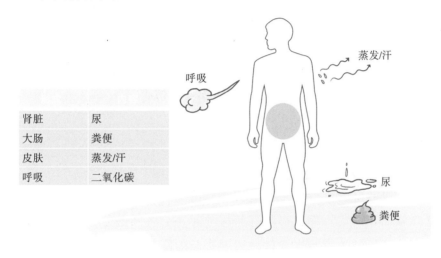

肾脏	尿
大肠	粪便
皮肤	蒸发/汗
呼吸	二氧化碳

图 5-22　人体排泄

（2）排尿：人体的尿是随全身循环血液中的水分经肾脏过滤后排出的废液，除了含有水分外，还含有钠等有机物质。老年人群的尿呈淡黄色或黄褐色；每天排尿次数白天是 6~8 次，晚上是 1~2 次（表 5-11）。在老年照护中，每天的排尿指标反映了老年人的摄入水分和尿频、多尿、少尿等健康状况。

表 5-11　老人排尿指标

尿色	淡黄色 / 黄褐色
排尿次数	白天 6~8 次，晚上 1~2 次
尿频	排尿每日 10 次或以上
多尿	尿量每日 2000~3000mL 以上，持续数日
少尿	尿量每日 300~500mL
无尿	尿量每日 100mL 以下
比重	1.010~1.025（试纸法）

2. 排便的生理机制

自然排便是指粪便顺畅地在肠内移动最后到达直肠，直肠产生的刺激到达脑干中枢后，在额叶会产生便意，驱动排便。

（1）大肠功能：食物进入口腔，经过消化道的消化吸收，最终成为粪便通过大肠排出到体外。这一排泄过程中最重要的场所是大肠。小肠的作用是消化食物吸收营养（消化吸收）。大肠上接小肠，可分为盲肠、结肠（升结肠、横结肠、降结肠和乙状结肠）和直肠，作用是形成粪便并排便。

（2）粪便在大肠中的移动：食物通过小肠的吸收，与 8~10L 的消化液混合在一起，在到达大肠始端的盲肠时为黏稠的流体。这种流体在大肠内向着肛门移动时，按水分被吸收的程度依次呈现为：半流体→粥状→半粥状→半固体状→固体状。图 5-23 中的数字表明到达各部位的时间。食物约在 18 小时到达乙状结肠，此时为固体状。直肠除了在排便的时候，其内部通常无任何物质。

（3）向直肠移动：图 5-24 为粪便在直肠中的状态。直肠内部在通常状态下无任何物质。即使有时想协助老人取便，有些情况下也会因粪便没有到达直肠而无法取出。大肠每天会进行几次快速蠕动，这时粪便会从乙状结肠到达直肠。

直肠无法每时都处于如图中所示的膨胀的状态。若直肠内部无任何物质，直肠的两壁会紧贴在一起。粪便在向直肠移动时，会将两壁分开。这一现象会形成一种刺激，使粪便到达直肠这一信号通过直肠的膨胀反射传到脊髓，并传到大脑形成便意。

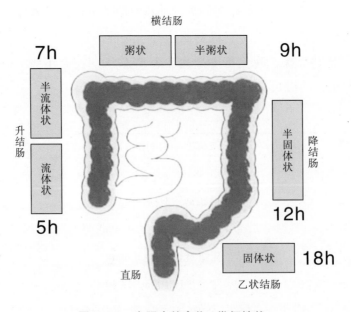

图 5-23　大肠内的食物／粪便性状

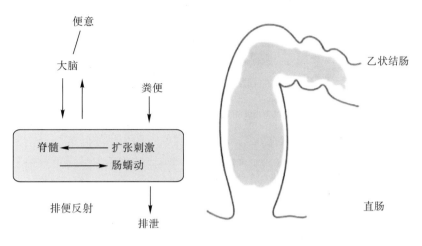

图 5-24　粪便在直肠中的状态

3. 排便的原理

　　人体本身具有促进排便的起立反射，这是一种在人体从躺卧的姿势起身直立时产生的反射。这种反射可促进大肠快速蠕动，使粪便移动顺畅。平时多起立与行走可引起起立反射。其次还有胃结肠反射，可通过吸收食物与水分刺激胃部，使大肠运动活跃。第三种反射是排便反射（图 5-25）。

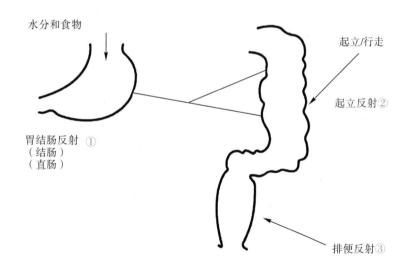

图 5-25　粪便的移动和三种反射

　　图 5-25 的右图为大肠。标有"起立、行走"和"起立反射"的箭头处是降结肠。标有"排便反射"的部分是直肠。连接两处部位的是乙状直肠。大肠中乙状结肠尤为重要。粪便在大肠边吸收水分边向下移动，最终被储存在乙状结肠里。

　　规律的排便和通畅的大肠与直肠是排便的重要生理要素，利用好人体排便三大反射机制是关键。

（1）粪便在大肠内的移动——起立反射：在日常生活中，为了使在厕所间排便成为可能，粪便必须在大肠中移动顺畅，即粪便的蠕动式常态移动。经常性站立坐下，活动身体就会引起人体起立反射，会使大肠运动活跃。

（2）从大肠（乙状结肠）移动到直肠——胃结肠反射

①胃结肠反射：摄取食物、饮水与排便有关联，是因为有胃结肠反射的存在。水分和食物进入胃后，越是空腹就越会促进引发大肠运动，即胃结肠反射。大肠的运动活跃，作为它的一部分的乙状结肠运动也活跃，就意味着其中的粪便移动变得顺畅。胃结肠反射会使粪便从乙状结肠到达直肠，引起直肠的排便反射。起床后喝冰水和冰牛奶对肠胃有刺激性。但是温茶也会引发胃结肠反射。这一反射将形成排便准备状态，早餐会更加促进这种状态的形成。

②大肠（乙状结肠）到直肠的移动：大肠每天发生2~3次大蠕动，激发粪便在肠内移动。伴随着大蠕动，聚集在一起的粪便会从乙状结肠到达直肠。食物在小肠与消化液混合在一起后，食物中的淀粉被分解成葡萄糖，食物中的蛋白质被分解成氨基酸，食物中的脂质被分解成脂肪酸。被人体消化的食物到达大肠，被大肠吸收掉营养成分与水分后，继续向下移动。乙状结肠在大肠的末端，与直肠相连。在这里，水分被大量吸收后的消化残渣物质固体化，便形成了粪便的形态。乙状结肠就是粪便的"待机"场所。

实际上稳定的排便周期，就是稳定的粪便从乙状结肠到达直肠的时间。到达直肠的粪便会将直肠壁分开，通过提高肠内压使直肠感知粪便的存在。同时这一信号传达到脊髓与大脑，产生排便反射，最后再将粪便排出体外。简单来说，直肠就是将从上端（乙状结肠）输送下来的粪便即刻排出体外的器官。把握排便节奏就是把握粪便从乙状结肠到直肠的移动。也就是说，可以通过控制这一时机，使老人摆脱使用尿布。

③肠胃手术后"一屁值千金"：肠胃道在接受手术后，会由于暂时麻痹而无法活动。在这种状态下，食物由口腔进入会导致麻痹性肠梗阻。若这一阶段持续时间长，会导致营养不良而使康复速度变慢。因此，"屁"可以作为术后肠道恢复活动的标志。实际上，对于胃肠道手术后1~2天还未排气即肠道还未恢复运动的患者，医生均会提出"下床走一走"的建议。行走可以促进肠道恢复运动，一旦肠道开始排气，患者就可以从口腔摄入饮食了。

（3）从直肠排出（排泄）——排便反射：在直肠中的粪便通过排便反射、直肠倾斜角度与腹压等机制从直肠排出。

①排便反射：从乙状结肠移动来的粪便会对直肠壁施压，刺激经周围神经传递到脊髓—脑干—额叶；额叶感知到便意，同时进行情景判断（认知），向人体下达到厕所并脱裤子的指令；在如厕准备工作结束之前抑制（忍耐）排便，等准备工作完成后下达排便指令（排出去）。这一系列指令从脑干经过脊髓被传达到直肠，执行直肠收缩、肛门括约肌扩张这两项活动。同时，坐姿排便的腹压和为提高腹压的憋气用力，以及坐姿排便时较大的直肠角共同发挥作用，加上粪便本身的重量，最后完成排便。这里的排便指令是额叶通过情景认知即"这里是厕所间""脱下裤子""坐在马桶上"等一系列认知确认后下达的。所以，照护也可以向着"诱发排便指令"的方向进行，即将被照护者带到厕所，就是能促进排便的最好的且是最合理、最符合生理的办法。

②坐姿与直肠倾斜角度：排便一般都是坐着或者蹲着的，没有人会在站着或睡觉的情况下排便。这是因为坐姿是排便时最符合生理状态的姿势。原因包括：A. 坐姿使直肠呈较通畅的状态(向着垂直方向)(图 5-26)。B. 可以利用粪便本身的重力。C. 容易施加腹压。坐姿会使肝脏等腹部脏器（在压力的影响下）下移，形成自然的负压。"憋气"会使腹压更加升高。

③形成腹压：进入厕所完成准备工作后，额叶会下达排泄指令，并促进直肠蠕动，同时引起腹肌收缩从而施加腹压。腹压在直肠和乙状结肠外开始进行"挤压"活动，配合直肠的蠕动成为主要的排便力量（图 5-27）。

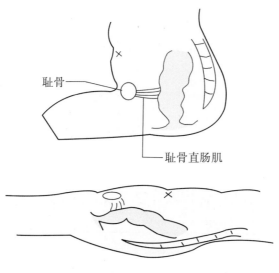

图 5-26　姿势与直肠倾斜角度示意图

（4）对排便的控制（图 5-28）：粪便到达直肠后，会对直肠产生膨胀刺激。这一刺激通过脊髓传达到脑干排泄中枢，再从中枢传达到额叶，刺激到达额叶后人体才能感知到便意。膨胀刺激仅仅表示"直肠中有粪便"的信号，在刺激进入额叶后才会形成人体能够感知到的便意。便意经常会被误认为是通过直肠感知的，实际上便意是通过额叶感知到的。

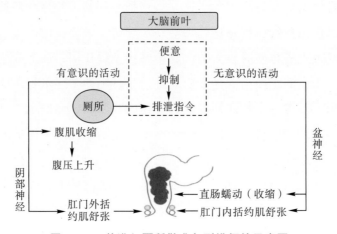

图 5-27　从进入厕所做准备到排便的示意图

注：直肠蠕动、肛门外括约肌舒张和肛门内括约肌舒张组成排便反射

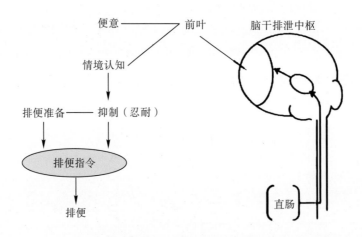

图 5-28　控制排便与排便

对于脊髓受损的人，传达刺激的脊髓被切断而无法感知到便意。刺激无法从下方的直肠传递到上方的脑干排泄中枢，因此便无法意识到需要排泄的粪便已经积累的够多了。便意作为信号可促进人们的情境认知。也就是说，便意是为了判断"这里是否是厕所"和"在这里是否可以排便"而产生的。使用尿布后，人们就不需要判断"这里是否是厕所"和"在这里是否可以排便"，因此便意就没有了存在的理由。若大脑不需要感知便意，那么便意就会消失。同样，人的体能与感知能力中，如果有一部分被认为是不需要的，就会废用性的消失。

当人们处在需要认知情境时，就会重新恢复对便意的感知。人们在远离尿布后会出现这种现象。也就是说，没有使用尿布就要去厕所排便。在被迫要判断"这里是否是厕所""有没有脱下裤子""在这里是否可以排便"时，便意也就随之而来了。

人体在感受便意时，大部分情况下都不会刚好身在厕所里。因此在走到厕所之前会一直忍耐，这被称为"抑制"，这也是大脑非常重要的功能之一。到厕所后脱下裤子坐在马桶上，所有准备工作完成后大脑会发出排泄指令，让粪便"出来"。需要注意的是，所有准备工作都完成后大脑才会发出"排便"这一指令。

4. 排尿的原理

排尿的原理与前面叙述的排便的原理基本相同。膀胱里积满尿液所产生的刺激会被传递到脑干排泄中枢（图 5-29）。脑干包含了许多人体生存所需的功能，但没有进行判断的功能。刺激传递到脑干后到达额叶，在这里产生尿意。在认知情境后会进行"这里不是厕所"或"这里不是能够排尿的场所"或"有其他情况"等判断，从而抑制尿意。

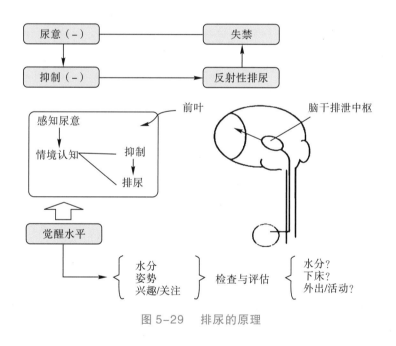

图 5-29　排尿的原理

二、排泄的照护

1. 排泄与 ADL

在成熟的医疗卫生和社会福祉体系下，"生病去医院，照护去照护机构"已经成为社会常识。社会保险也会按类别支付服务费用。因此，服务机构的定位非常重要。这一定位的基础就是照护评估被照护者的自立能力。在日本，一般照护自立能力等级定为 5 级的老人进入照护机构后如照护得当，有可能在短时间内脱离尿布、实现依靠走廊扶手行走。这种照护的核心是排泄。不使用尿布、没有失禁现象老人的 ADL 能力会提高生活质量，也会进一步自立起来。这种照护必须从排泄照护开始，老年照护的基础就在于排泄。

日本的全国老人福利设施协会在提升照护能力培训中提倡"零尿布"，是以老年人"排便不使用尿布"为目标。由于大部分老人是在白天排便，所以也称为"白天零尿布"。但这并不包括使用吸尿垫和康复短裤等尿处理类用品。

照护的第一步就是要将排泄分成排便与排尿，照护老人使他们不再使用尿布排便。若想要照护等级为 4~5 的老人不再使用尿布，他们在移动到厕所的过程中就需要照护人员提供帮助。这种帮助会产生一个问题，即照护人员应当在什么时候帮助老人去厕所。这就需要老人进行有规律的排泄诱导，即不能让老人的排便时间不可预测，而应当有稳定的排便周期。排尿则与排便不一样，不可能一天只排泄一回。所以很难将把握排便周期的方法应用在排尿上。排尿并不仅仅是次数的问题，与当天老人的状态也有很大关系，是很不规律的。为了使老人排尿自立，最关键的是如何使老人重新感知尿意。若能感知到尿意，就算是次数很多，也只需将他们带到厕所即可自主排尿。

2. 使用尿布的负面影响

（1）尿布性皮炎：导致尿布性皮炎的原因，并不是按其字面理解的是由于尿布引起的。尿布性皮炎是由于黏附在皮肤上的粪便与尿液中的氨发生化学反应产生强碱性物质，这些物质损伤皮肤进而引起皮肤的炎症。有关尿布性皮炎的机制研究发现，除了尿液与粪便对皮肤的刺激外，还有一种物理性刺激使皮肤更容易受损——摩擦。皮肤在摩擦的刺激下很容易受损。例如鞋磨破脚，卧床不起的人所患的褥疮等都是由于摩擦而使皮肤受损的。尿便混合所产生的强碱性物质与结束排泄后用纸摩擦的动作，是使皮肤受损的两大原因（图 5-30）。

尿布性皮炎的应对措施是用温水洗净皮肤后，再用毛巾轻拍吸干水分。在照护机构向照护人员调研"是否注意尿布使用者的臀部情况"时，得到的答案基本上是在更换尿布时虽然会检查是否擦拭干净，但并不会注意是否患有皮炎。大多数情况下，尿布使用者向照护者诉说臀部发痒或通过抓挠导致皮肤受伤的情况下，照护者才会对其进行检查。对于皮炎也只是涂一层软膏，而不会停止使用尿布。因此，要从根本上解决尿布性皮炎，就是在厕所排便。在厕所或者在便携式厕所排便，是不会弄脏臀部皮肤的。

在厕所排便是排泄自立的第一步。能在厕所排便，就意味着可以脱离尿布。接下来就是排尿问题了。应对排尿可以使用吸尿垫和康复短裤。

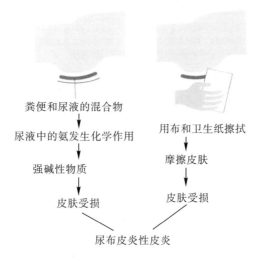

图 5-30　尿布性皮炎的发生机制

（2）直肠敏感性降低：大肠内粪便的移动到排泄的过程，与排便反射机制相关。使用尿布会使直肠的敏感性降低。粪便从上端的乙状结肠移动到无内容物的直肠时，会在直肠内部产生膨胀作用（压力）。压力被直肠壁所感知，信号（刺激）经过脊髓与脑干的排泄中枢到达大脑额叶，使粪便向下移动。如果缺乏作为信号发射源的直肠敏感性，那么信号也就无法产生或变得非常微弱。

直肠内一直存在粪便，粪便本身不再对直肠壁产生刺激作用。经常忍耐便意而不排便的人，其直肠内已有粪便移动下来，但是由于抑制作用，无法被排出体外而一直堆积在直肠内部。粪便的刺激作用是粪便在向直肠移动时，向外膨胀无内容物的直肠壁时产生的，而不是存在于直肠内部才产生的。这就是引起老年人便秘的主要原因之一（直肠性便秘）。

有时对于排便量过小的老人进行取便时发现，其直肠内部堆积着大量的粪便。粪便已到达直肠，但却无法从肛门向体外排泄。导致这种现象的原因之一就是前面所说的忍耐便意。老人由于神经敏感性减弱，大肠整体运动迟缓，将乙状结肠里形成的粪便推到直肠的大蠕动的作用也会减弱，因此导致粪便的刺激作用减弱。

②粪便量少，刺激作用弱：粪便对直肠的刺激作用与乙状结肠中的粪便量成正比；如果粪便量少，移动到直肠时的刺激作用就会减弱。

观察饮水量少的人（有脱水倾向的人）的粪便就会发现，其形状并不像正常人的粪便那样像香蕉一样完整，而是又小又硬、像驴粪蛋一样的形状。这种少量的粪便就缺少对直肠的刺激，就会导致便秘。

有些老人的饮食量非常少，导致粪便量变少。为了使直肠恢复其敏感性，促使排便顺畅，需要大量的粪便以合适的软硬度，通过大肠的蠕动使其一次性下降到直肠。

3. 停止服用泻药

便秘是老人排泄照护的最大问题，也是脱离尿布时面临的巨大障碍。由于泻药是导致便秘的因素之一，所以必须停止服用泻药。在实际情况中，老人服用泻药后会出现以下几种情况。吃泻药会排便，但不吃泻药就会便秘（习惯性便秘）。即使每天服用泻药，排便频率也是几天一次。有时泻药完全没有效果，有时又会突然出现大便失禁的现象（特别是需要照护的老人）。如果出现这样的情况，根据经验可以确定泻药是导致便秘的因素之一。对于造成这一现象的原因尚不十分明确，但可能原因如下。吸附水分后体积变大的粪便经常堆积在大肠内，会降低大肠的感知能力。停止服用泻药后粪便体积缩小，大肠可能出现反应迟钝的现象。这可能是停止服用泻药引起便秘的原因。泻药会促进粪便从乙状结肠到直肠的移动，所以服用泻药会使直肠内一直存留有粪便。这种情况会使直肠壁的感知能力减弱，导致直肠性便秘的发生。膨胀型泻药中有一种硫酸镁类的泻药，水分可吸附在镁的表面。在食物到达胃肠后，镁不断吸附食物中的水分。这样粪便会膨胀，体积逐渐增加。体积增加的粪便会刺激肠道，在肠道内移动顺畅，最后被排出体外。这就是膨胀型泻药的作用机制。为应对便秘每天服用这类药物，最后反而会导致便秘。

4. 水分照护

如图 5-31 所示，水分是所有照护的基础。水分可提升意识层次与觉醒水平，可以通过增加水分促进便意的产生。如上文所述，水分能增加身体的活动性，提高行走能力。水分的这种作用，对行走练习的顺利进行和自立排便起促进作用。而且行走能力的提高会使起立反射发挥作用，即站立或行走会对大肠产生刺激。还有，在水分与排便的关系中很重要的是胃结肠反射，即当空腹进食水分、牛奶等食物时，胃受到刺激后会反射性的刺激大肠运动。

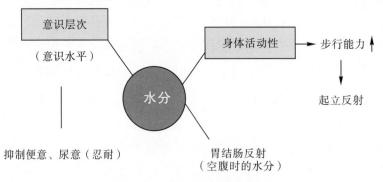

图 5-31 水在排泄中的作用

很多零尿布特殊养老院都会采用以上措施对老人进行照护。老人早晨起床后会收到牛奶和水。刚起床的老人喝掉牛奶和水后，肠道蠕动明显加快。在这种情况下吃完早餐，就会很容易排便。水分会间接或直接对排便产生影响。

在排便过程中，流体状的粪便从小肠移动到大肠后，其水分被吸收，故形态由半固体变成固体。消化液在胃部与小肠被大量分泌后，在大肠会进行水分的回收。

水分的吸收量（回收量）必须优先保证人体所需的水分量。若人体处于脱水状态，为使身体保持良好的状态，对大肠内容物的水分吸收量会增加，结果粪便会呈又硬又小的状态。为了不出现这种情况，要使人体包含充足的水分，不出现水分缺乏（脱水）的现象。粪便中也应含有适量的水分，使粪便体积能达到可以移动的程度，对直肠壁的刺激也会增加，粪便的移动就会变得更加顺畅。

5. 合理饮食

排泄顺畅的另一个主要原因是合理饮食。食物残渣（食物被消化吸收后的残渣）约占粪便固体成分（除水分外）的40%，其余约60%是从肠黏膜脱落的上皮组织（类似肠的污垢）与大肠杆菌等肠内细菌。大部分食物残渣为无法分解的食物纤维，这一物质越多粪便体积就越大，对直肠的刺激就越有效，使粪便移动更顺畅。日常饮食中各种食物含有的食物纤维不同。如一碗米饭与一碗粥所含的米粒数量不一样，其所含的食物纤维量自然也不同。日常饮食中增加食物纤维的方法是准备富含食物纤维的副食或增加人工食物纤维。薯类（根菜类）、海藻类等食物中含有大量的食物纤维。

6. 行走练习

行走练习可刺激起立反射。这可提高能移动到厕所的老人的意识层次，使他们更容易感知与抑制尿意和便意（图5-32）。

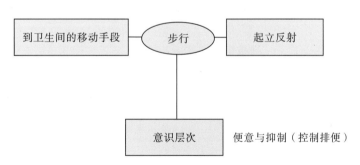

图 5-32　行走练习和起立反射

7. 厕所的排泄

厕所，就是排泄的场所，听到这个词语就能促使人排便。人们在厕所坐一会就可激发排便，但坐在椅子上的人们就不会有排便的想法。二者的区别就在于"厕所"这一环境（情境）。排泄自立以使用厕所为标准，排泄自立即在厕所自立。到目前为止的所有叙述都可以说明"厕所"这一情境本身是可导致排便的诱因。在厕所坐着的情境，也可以促使大肠中的粪便向下移动。

一般情况下，人坐在马桶上不久就会排便，但有时也要经过20~30分钟才会排便。坐在厕所的这一情境不仅会推动大肠中的粪便向下移动，还会促使直肠内的粪便排出体外。坐在马桶上等待粪便排出来的时间，就是等待粪便从大肠向下移动的时间。

三、老年人群排泄照护

1. 老年人群排泄的生理特征

老年人群由于身体各部分老化和废用等原因，排便的生理机制不同于未老人群（图5-33），排便能力也大大降低。

直肠括约肌松弛导致粪便的排出不易被控制，脑部控制水分、温度、时间和空间等中枢的老化，使得感知体内外信息的能力下降，饮水的不足导致人的觉醒程度下降，老年人群饮食量的减少使得粪便量减少等，这些都是影响顺利排便的因素。

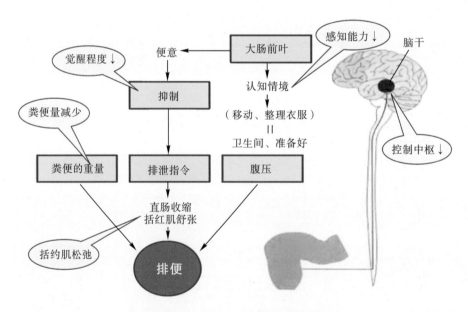

图 5-33　老年人群排泄的生理特征

2. 老年性便秘

若粪便移动不顺畅，停留在大肠内就会造成便秘。老人便秘不是因为肠道本身出现了问题，而是肠道功能衰退并出现异常导致了功能性便秘。功能性便秘可分为直肠性便秘和弛缓性便秘。

（1）直肠性便秘：直肠性便秘是直肠本身敏感性降低导致的。敏感性降低的原因主要是人体的老化，也就是感知粪便到达直肠的能力因老化并变得迟钝。因此即使直肠里有粪便堆积，却无法感知和正常排便。

敏感性降低也有可能是由于滥用泻药与灌肠引起的。持续服用泻药，像水一样的粪便就会推着大肠中的粪便自然而然的移动。这种粪便并没有在直肠内移动，因此也不会产生对直肠壁的内压，使人感知不到便意。由于无法感知到便意，粪便慢慢在直肠内堆积，从而造成便秘。

（2）弛缓性便秘：还有一种老年性便秘被称为弛缓性便秘。虚弱或需要照护的老人大肠紧张度与肠道运动迟缓，使大肠中的粪便无法顺畅地在肠道内移动。在大肠内停滞的时间越长，粪便中的水分就被吸收得越多，干硬的粪便失去了移动的节奏。加之腹肌肌力低下使腹压降低，更加妨碍了粪便的移动。应对这种便秘的照护方法有两种。一是通过行走，利用起立反射使大肠内的粪便移动顺畅。二是在老人的饮食中添加足够的水分与食物纤维以增加粪便体积。

老人便秘包括直肠性便秘与弛缓性便秘（图5-34）。有学者指出迟缓性便秘是由于滥用泻药引起的，且有时便秘与腹泻的症状很相似。由于肠道内堆积着大量干硬的宿便，含有较多水分的粪便由于压力被从肠道缝隙中以水的形状排出来，这时就会把便秘误认为是腹泻。

3. 泻药与便秘

（1）泻药的分类：泻药大体上可分成两类。一类是物理性泻药，包括使粪便吸收水分并膨胀的膨胀性泻药、将水分渗透进干硬的粪便中使其变软的渗透性泻药和增加肠内水分的盐类泻药。另一类是刺激性泻药，可刺激大肠内膜和小肠内膜，加快肠道蠕动。

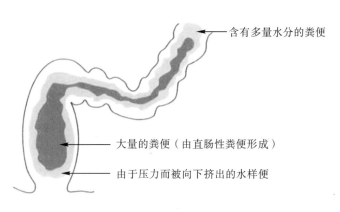

含有多量水分的粪便

大量的粪便（由直肠性粪便形成）

由于压力而被向下挤出的水样便

图 5-34　弛缓性便秘

常用的硫酸镁属于盐类泻药。镁可以阻止大肠吸收水分从而增加肠内水分，使水分附着在粪便上。这样可增加粪便量，刺激肠道蠕动。因此这类泻药也称为膨胀性泻药。刺激性泻药中含有可刺激大肠的成分。以前人们在不得不排便的情况下还使用过蓖麻子油，也属于刺激性泻药。这类泻药会很快清空肠道。番泻叶也是刺激性泻药。现在市面上还有番泻叶茶，是将番泻叶稀释几十倍后制成的茶。

（2）泻药的副作用：连续服用泻药会使直肠性便秘恶化（图5-35）。即每次都有量很少的粪便移动到直肠，使直肠无法感知到粪便。所以粪便会慢慢堆积在直肠，导致直肠性便秘。肾功能不良的人若连续服用硫酸镁，会引发高镁血症，变得虚脱无力。

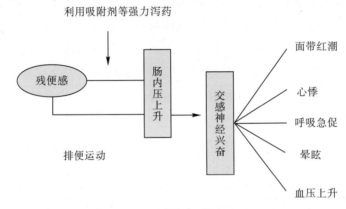

图 5-35　刺激性泻药的副作用

刺激性泻药的使用，可能会引起肠穿孔。特别是患有肠炎或肠癌的患者风险更高。肠穿孔会导致腹膜炎，最后也有可能致死。虽然目前尚没有完整的研究证明，但在使用刺激性泻药时应将以上情况考虑在内。其实最重要的是，不能使便秘严重到不得不使用刺激性泻药的程度。

（3）需要照护老人的泻药使用：对需要照护的老人使用泻药是导致排便不规律的主要原因。若是以排便自立为目标，那么就应当把泻药的使用当作禁忌。在之后的章节将会介绍7种不使用泻药的情况下进行照护的方式。若是不得已使用泻药，必须记住要在睡觉前与大量水一同服用。

老人有时会出现由于长期便秘脸变得通红，呼吸急促。这种现象在患有直肠性便秘的老人中比较常见。粪便大量堆积在肠道内时，使用强力泻药，肠道的内压上升，引起交感神经系统兴奋。由于血压过度升高，还有可能引发脑出血。

4. 消除老年性便秘

在不使用泻药的前提下治疗便秘，需要7种照护，即规律的生活、日常饮食、食物纤维、水分、运动、定时排便和坐姿排便。

（1）水是便秘的特效药：如果了解硫酸镁的作用，就会知道就算不借助镁，只要增加饮水量就能解决便秘的问题。实际上水就是便秘的特效药。镁的作用是使水这一特效药吸附在粪便上。医生会对患者说吃泻药后一定要喝水。在睡前服用泻药，喝充足的水，第二天就能排便了。这是泻药正常的作用。但是，没有受过水分照护教育的照护者会在被照护者睡前服用泻药时让他们少喝水。因为摄入大量水的人夜间会去厕所，有可能会弄湿尿布。照护者与被照护者都会担心这一点，所以被照护者不会主动喝水，照护者也不会劝被照护者多喝水。若没有水，就算镁进入了肠道，也不会使粪便变软、体积增加。也就是说，第二天早上同样不能排便。镁会残留在粪便里，无法获得充足的水分。但是，早起后喝水或喝汤可以使肠道内的镁对水产生反应。所以会突然产生便意，在意想不到的情况下排出稀便。很多时候人们不明白这种稀便产生的原因，想到的只会是大便失禁。为防止以后发生同样的情况，就更加不愿意脱离尿布了。

综上所述，泻药是便秘的原因，也是使排便规律紊乱的罪魁祸首。水才是治疗便秘的特效药，不用泻药多补充水分的做法才是正确的。

（2）停止用泻药治疗便秘的照护方式：下面总结了可以从根本上治疗便秘的7种照护方式。

①规律的生活：为了晚上有高质量的睡眠，提高白天的精气神，就需要摄入水分。水分不足就会使白天的觉醒水平下降，夜间引起失眠。

②日常饮食：例如，粥和米饭的米粒数量差距很大。米粒数量不同就意味着纤维量的不同。假设粥的米粒数大约为30粒，而米饭则有100粒，那么从粥里摄入的纤维量就仅有米饭的30%。所以为了排便最好食用日常饮食。

③食物纤维：薯类和根菜类富含食物纤维。谷物、海藻类和青菜类也含有较多食物纤维。近年来，食物纤维已被人工制作后进行销售，购买和食用都非常方便。在水分补给的同时还可吃寒天果冻。比如服用100g寒天（琼脂），由于水含量很高，所以在胃里溶解后作为水分被体内吸收，100g的寒天就变为100mL的水分。剩下的几乎全部是纤维，这些纤维会混杂在粪便中。对于不想喝水的人，可以让他吃寒天果冻。

④水分：在起床时喝水或牛奶，天冷的时候喝温热的比较好。

⑤运动（行走、做体操、外出散步）：如前所述，运动可促进起立反射。

⑥定时排便：有些人随着年龄的增长，便意的感知能力会变弱。所以要让他们养成定时排便的习惯。大多数老人的排便时间也基本上是固定的，老人应该培养这种习惯。

⑦坐姿排便：坐姿排便是避免便秘必不可少的因素。在带着尿布的状态下，应

停止躺在床上排便的行为。在脱离尿布之前的阶段，应通过照护者的帮助移动到厕所里排便。在躺着的状态下排便是由于肠道的内压，粪便自动被排出的，这与坐姿排便有天壤之别。

（3）便秘的照护策略：便秘在医学上的定义为3天不排便时称为便秘。但在消化系统疾病的相关叙述为：虽然便秘是指3天不排便的情况，但是便秘在老人身上发生比较频繁，所以就算老人3天不排便，只要身体不出现异常，一周不治疗也没有关系。也就是说，对老人而言，即使3天没有排便，也不应该使用泻药。

照护人员时常被持续便秘就会导致肠梗阻的说法所误导。便秘不能导致真正的肠梗阻。真正的肠梗阻是导致血液无法循环或者由于肠扭转部分血液循环被切断的状态。因此无论是多硬的粪便都会溶解于水，所以便秘不可能引发真正的肠梗阻。但是在实际生活中，观察一周可能会使人们不安。因此只要老人5天没有排便，那么就应当使用泻药让被照护者在第6天排便。在平时很注重水分摄入的照护机构中，很少会发生这种现象。

五、改善尿失禁的照护

老年人的尿失禁可以通过照护使他们恢复尿意。恢复尿意的方法有水分照护和增加活动量。

1. 排尿诱导

治疗和改善尿失禁的两大照护方法是喝充足的水和练习行走。对于在照护机构的重度需要照护的人来讲，负担最重的运动就是行走。

所有照护机构都会进行排尿时间诱导和适时诱导。但是，这种方法大多以失败告终。目前还没有报道通过诱导可以达到排尿自理的案例。

这些诱导的方法都属于住院阶段的护理方法。例如，由于肺炎住院，因需处于安静的状态而一直使用尿布排泄的患者，因病情好转可以去厕所时，护士所提供的时间诱导和适时诱导与照护的关键点不同，即住院阶段的患者有尿意时进行诱导。也就是说，这是对有尿意的人所进行的诱导排尿的护理方法，将其使用在无尿意的人身上，是肯定没有效果的。尿失禁操有可能对产后妇女或中年人有效，但对于机构中的尿失禁者可能完全不起作用。

因此，与其在排尿时间诱导上浪费精力，还不如从根本上在水分照护、增加老人活动量和强化尿意上下功夫。

2. 认知水平与排尿（觉醒水平与水分、姿势、兴趣或关注点）

体重约50kg的老人体内总含水量约为25L（25000mL）。水分持续进出时，每缺少 1%（250mL）的水分，意识层次就会有所下降。这种状态下的感知与抑制尿意能力会下降，也就无法顺利地进行排尿等活动。

（1）水分：如前所述，一天的水分摄取量最少应为 1500mL。但有时候即使补充了这些水分也无法使大脑感知到尿意。这时就应将运动与水分摄取结合起来，直到老人感知到尿意；同时增加水分摄入量与行走量，这样才能达到强化尿意的目标。

（2）人体的姿势：虽然没有人站着睡觉，但是有些人在坐着时或刚躺下就能睡着。这一原因就是在站立时人体肌肉为保持站立姿势是活动着的。活动着的肌肉会传递电信号，脑干收到信号表明现在身体处于运动状态，这样就能提高脑干觉醒中枢的活动水平。

坐下来的时候只有腰部的肌肉活动，腰以上部位的肌肉没有电信号传递到脑干。这样比站立时的电信号刺激量少，因此人们坐着会更容易犯困。若躺平，全身都将处于放松的状态而无法刺激脑干。

（3）兴趣和关注点：兴趣和关注点能提高觉醒水平。让没弄湿尿布的老人坐上轮椅，把他们推到开满樱花的公园里让其欣赏樱花时就不会排尿。但一回到照护机构后没过多久，他们就会在厕所里排出大量的尿液。

治疗尿失禁提高觉醒水平至关重要。要点第一是水，其次是姿势，再次是让老年人做有兴趣或关注的事情。

3. 夜间尿频现象

在日本老人福利设施协会开展的调研中，调查了各照护机构中被照护者一天的排尿次数，结果显示了需要照护的老人在白天和夜间的排尿特点。白天是指从早 6 点开始到晚上 9 点入睡时这一时间段，夜间是指从就寝也就是晚上 9 点到第二天早上 6 点这一时间段。通过统计，得出老人排尿白天每 3.75 小时一次，夜间每 2.25 小时一次。由此可知，被照护老人夜间排尿的频率要高于白天。夜间的排尿次数越多，失禁的可能性就越大。夜间尿失禁在居家照护中是个大问题。所以日间照护机构中以居家照护老人为主，应当通过白天的排尿照护，将夜间排尿次数降为零。

一般老人弄湿了尿布后会有护理人员来处理，但是也有可能出现使用湿了的尿布度过一整晚的情况。所以夜间排尿次数为零有百利而无一害。而且，患有认知障碍的老人在身体不适时可能出现不能判断尿湿的认知状况，所以尽量将夜间排尿次数降为零是有必要的。

消除夜间排尿可分为两个阶段。第一阶段是尽可能增加白天的排尿次数，减少夜间排尿的次数。第二阶段是增强排尿的尿意。这就是应对老人排尿照护的策略。同样，水和运动（行走）必不可少。

4. 老人夜间尿频的原因

图 5-36 分别是站立和躺卧着的人。

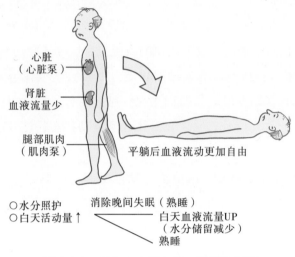

图 5-36　老年人夜间多尿、尿频的原因

人的血液循环是靠心脏泵血的功能进行的，同时肌肉的收缩与舒张也起泵的作用。肌肉收缩时毛细血管中的血液会被挤压出来。相反，肌肉舒张时血液就会流回血管里。这一作用在生理学中被称为肌肉泵作用。

随着老化，心脏的肌肉力量会减弱，肌肉泵的力量也会减弱，肾脏的血流量会减少。老人的脚容易水肿就是由于肌肉泵的作用降低而引起的。肌肉泵的作用力降低会使血液循环变缓，特别是在如图所示的站立状态下，血液需要克服重力在体内循环，会变得越来越淤滞，从而引起脚部水肿。

越是上了年纪的老人，夜间使用厕所的频率就越高。原因是白天血液循环在重力的影响下会淤滞，但是夜间平卧后血液会在无重力的状态下循环顺畅，肾脏血流量增加，导致尿量增加。

5. 水分照护与夜间尿频

通过水分照护和增加活动量可以改善或治疗夜间多尿、尿频。运动使白天血液循环顺畅，排尿次数增加。

仔细观察老年人夜间使用厕所间的现象，会发现有不知是出现尿意才醒来还是醒来后出现尿意的不确定的现象。夜间老人在不确定的时间醒来，然后在翻来覆去的过程中突然产生尿意。相反，熟睡时很可能不会出现夜间排尿的现象。

水分充足就会提高白天的觉醒水平，同时可以提高夜间睡眠质量。

第五节 行走与 ADL 照护

一、行走的意义

康复和照护都重视人的行走能力。但是从照护的角度而言，所有的 ADL/IADL（日常生活活动 / 工具性日常生活活动）均以行走为媒介构建。这体现了照护理念的独自理论之———照护中的 ADL 论。自立支援照护的概念就是根据身体照护领域的移动行走的自立理论而提出的，行走的自立就利用了学习理论。

1. 行走与 ADL

行走是 ADL 的基础。人们的日常生活几乎全部都与行走有联系。行走是 ADL 和 IADL 的基础。照护中的 ADL、IADL 与行走的关系，不同于急性期护理和康复中的行走。行走能力在照护中非常重要。康复和护理中的 ADL 如图 5-37 上部所示，饮食、排泄、入浴、更衣、整容、行走 / 移动是并列关系。但在照护中，如图 5-37 下部所示，为 ADL 各部分提供支撑的是行走和移动。

下面以饮食为例做解释。例如康复和护理中的作业治疗师或护理员希望的自立是患者对于面前的餐食可以自己用筷子吃。然而在照护中，照护者希望被照护者能完成从自己睡觉的地方（寝室）走到食堂，坐到椅子上自己用餐这一系列的动作过程，这才能称作自立。对于不能独自行走的人，没有人照看是不行的，这就产生了照护需求。因此行走和移动是照护的核心。

换言之，照护是将包括移动在内的所有动作和每个 ADL 和 IADL 结合在一起考虑，或者说必须这样去考虑。

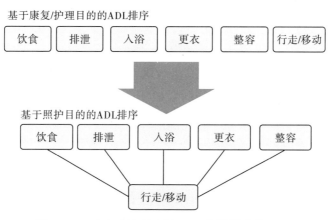

图 5-37　康复 / 护理中的 ADL 和照护中的 ADL

2. 基于移动的生活能力

人的各种生活能力基本都包含了移动（行走）和固有动作这两个要素。从照护来看，排泄自立包含了这两个要素。一是到厕所的移动，二是衣服操作、臀部擦拭、冲水等一连串的在厕所的动作。如果不能移动就有照护的需求，不能完成在厕所的动作也需要照护。入浴的过程是由到浴室的移动和浴室内的移动以及清洗身体组成的，其中任何一步不能自行完成，都需要照护的帮助。洗脸、仪态纠正、更衣等过程同样如此，IADL方面的扫除、洗涤、做饭、外出购物等也都是同样的。

总之，ADL和IADL中各项行为都是由移动（行走）和固有动作两个要素构成的。在护理和康复中实现了固有动作就可以视为自立，而在照护中两项都实现了才能称为自立。因此，照护的核心工作其基本的目标都是能移动行走。相反，如果照护的工作不以移动行走为目标，被照护者的自立就不能实现。因此自立支援照护是根据身体照护领域的移动行走的自立而成立的。也就是说，自立支援照护就是移动行走的自立。

由此，与康复和护理中的ADL理论不同，存在着照护的ADL理论。

3. 行走与自立支持照护

行走在自立支援照护中是极其重要的。这里所说的行走不只是走到目的地的移动手段，在生理学方面还有各种各样的效果。

（1）日常生活中行走的意义：以前人们常说"人老，老两条腿，如果不能走路也就快要完了"。人如果能行走，也就不需要尿布，这说明了行走的重要性。行走作为去厕所的移动手段的同时，也可以刺激起立反射。此外，行走还能改善意识水平，对尿意、便意或排泄的抑制以及其他的身心活动都有巨大的影响。行走常用作失禁的改善手段。如图5-37所示，以行走为起点来描述排泄、饮食、入浴、洗脸等是照护的特点。要成为专业的照护人员必须了解这些，没有受过照护理论培训的医生、护士以及治疗师也应该了解这些内容。

（2）行走与排泄：行走本身也会改善排泄功能。前文所述水分的相关知识，如水和生命现象相关、能创造细胞外的舒适环境、参与细胞的代谢等，已经成为照护独自的知识体系。掌握了这些知识才能成为合格的专业照护人员。

为了能不用尿布排便，掌握排便的节奏很重要。在调整排便节奏的过程中，如图5-38所示，行走的动作能促进起立反射；在练习行走的过程中，形成一定的节奏会获得改善效果。行走作为去厕所的手段，同时也使大肠中粪便的运动更加顺畅，可起到双重效果。

在机构和社区照护中，造成回归居家照护非常困难的理由，无疑是夜间尿失禁。

解决夜间尿失禁的照护除了应充分饮水外，另一个则是由行走练习焕发精神和觉醒意识。在增加白天的活动量后，夜间尿失禁也会得到解决。

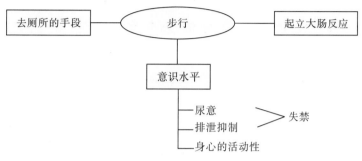

图 5-38　自立支援照护中行走的重要性

二、运动的大脑生理机制

人体的各种运动不仅涉及身体的运动也涉及大脑的生理机制。

1. 发起运动的直接中枢——初级运动皮质

在现实生活中，学会某项动作或熟练某项运动，实质上是熟练的调节运动，涉及的是运动是如何发起以及被调节的这一生理系统。最初引起运动的直接中枢为初级运动皮质，或简称为运动皮质（图 5-39）。

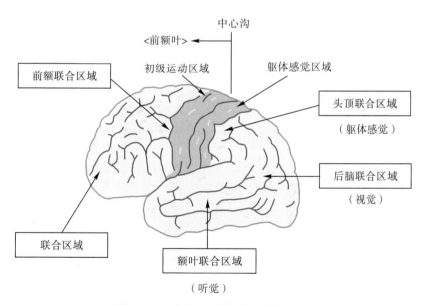

图 5-39　初级运动皮质和感觉区域

如果用汽车做比喻说明机制，初级运动皮质就相当于汽车的发动机。一般而言，发动机转动汽车就会行驶。但初级运动皮质和汽车发动机的不同点在于，初级运动皮质内有多个功能部位，功能部位不同，驱动的身体部位也不相同。在图5.3-18中，描述了驱动身体各部位而对应的初级运动皮质，在区域中的人好像倒立一般。从上到下按下肢、上肢、手、面部的顺序排列，特点是手和面部等细小但动作多样化的部位占了大部分面积。和汽车发动机的不同之处在于人的大脑有多个驱动身体的"发动机"，"发动机"不同，所驱动的部位也不同。

简单来说，初级运动皮质中的神经细胞发出信号后，这一刺激就会传递到目标身体部位，继而产生运动。

2. 运动的调节

大脑对于运动的调节，是以初级运动皮质为主要角色，按其"有目的""非无效""巧妙"的方式来调节的。这一调节功能的机制较为复杂。

位于初级运动皮质和中心沟后方的是"躯体感觉区域"。正如其字面表示的意思，是分布于皮肤的各种感受器和机体深部本体感受器接受刺激后，产生的不同类型刺激最后到达的部位。从躯体感觉区域到初级运动皮质之间有众多联系，在躯体感觉区域对来自初级运动皮质发出的运动指令进行调节。

以自动挡汽车为例，汽车在达到一定速度后会自动变挡，发动机的输出功率也会发生变化。此时，对汽车速度的探知可以理解为前面所述的躯体感觉区域的作用。相当于汽车发动机的"初级运动皮质"所进行的只是"肌肉组合"与"力量大小"的匹配（图5-40）。这与汽车的发动机只是转动并据此变化输出功率十分相似。前进后退、左右转向等均由其他系统控制。与初级运动皮质的工作相对应，如图5-40所示，运动的选择和运动的顺序以及预期的活动都由大脑中各自对应的区域被刺激而发生，并控制初级运动皮质的活动。

例如，做伸出手臂去取桌子上的茶杯等动作时，会按伸出手臂、在茶杯前张开手指等的顺序进行动作，并在手臂伸出之前发生张开手指的预期的活动。这些动作依次在初级运动皮质发生，决定了发生动作的肌肉组合和力量的大小。在此重要的调节是根据感觉输入进行的。在为了喝茶而去取桌子上放置的茶杯这一过程中，手臂和手指的动作无须很快的速度，可以很从容地做这个运动。这时手臂的伸出和伸出的速度是从肘关节和肘关节周围肌肉的运动感觉中监测出来的。这种感觉输入起到了监测的作用，从而控制手腕和手指的运动。这就是运动和对其调节的感觉的相互关系。

汽车有发动机、变速杆、方向盘，如果再有感知速度和方向的系统就能发挥其自动行驶功能，但事实并非如此。驾驶（把握方向盘）汽车的人（驾驶员）根据目的地和目标进行驾驶，汽车才能发挥其作用。因此驾驶员是汽车这种机械系统的头脑。这些功能由大脑中的其他部分控制调节。

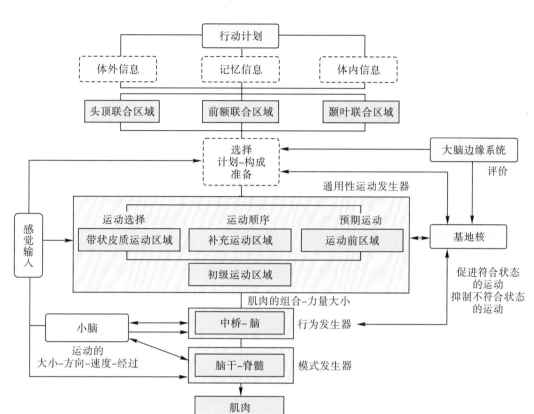

图 5-40　大脑的运动调节机制

　　以上班为目的驾车出行的场面为例。设定场景为每天早晨七点从家里出发。"七点出发"是由经常性的习惯而产生的，是一种记忆信息。"七点了"这种认识是从钟表指示的"时刻"这一外界信息中得出。在出发时，已经吃完早餐并整理好了衣服这一认识中的"体内信息"也参与其中。这些体内和体外以及记忆信息等综合后形成"行动计划"，也就是开车去上班。最终决定行动计划的是前额联合区。"七点了要开车去上班了"这一行动计划必须要和实际中的到车库汽车旁、上车、发动汽车、操控方向盘上路、向前行驶等实际操作（运动）相联系。这一系列的过程，由实际行动的选择、制订动作的计划和一连串动作等构成，进行的是必要的准备。

　　图 5-40 中的"顶 - 颞 - 枕联合区"是赋予从体内外传来的感觉以识别真正意思的区域。例如，根据发动机传来的震动就可判断发动机状态的好坏，根据其他表现判定汽车的状况，顶 - 颞 - 枕联合区是赋予感觉以实际意义的区域。

　　边缘联合区是感知声音意义的区域，是理解传来一连串声音中语言的意义，如同通过发动机声音而感知发动机状态的好坏一样。

由此,以"七点开车去上班"这一动作为目标,动员了前额叶、颞叶、顶叶以及和听觉相关的后叶。

初级运动皮质接受各联合区的指示,控制带状皮质运动区域、辅助运动区、运动前区的各自功能(运动的选择、顺序、预期活动)进行活动。运动是由大脑边缘系统所控制,促进合乎情理的运动,控制不合乎情理的运动。如出车库面对弯路转弯时防止转弯过大,必须控制在一定范围内。

3. 整体行为自动化的机制

可以发现,人们对于七点开车去公司上班这一行动是在自然而然无意识中进行的。设定这样一个场景:换工作后在新的地点、新的住处、新买的汽车、借用的停车场以及周围狭窄的道路。在这种情况下,也是需要一个动作接着一个动作地考虑,小心谨慎地从停车场开出,专心驾驶。这种情况在经年累月不断重复后就不会再注意细小之处,会发现自己基本上无意识中也会到达公司。换言之,即七点开车去公司上班这一整体行动变得"自动化"了。这是一种怎样的机制呢?可以用图 5-40 中的通用性运动发生器和行动发生器和模式发生器三种行为控制模式来解释。

假定已经强制静养多周,长时间没有走路的老人,今天第一次练习行走去厕所。这位老人一开始会慢慢抓住某物体站立起来,会留意自己的身体摇晃和脚底的感觉,然后迈出一步并保持平衡;在确定身体平衡后迈出第二步,即边走边感觉的迈脚走路。这时发挥巨大效用的是感觉输入。这位老人注意感知自己的身体,在感知身体的同时移动脚步。如感到危险时会停住脚步,等待恢复平衡,或者缩小步幅。这些过程在如图 5-40 所示的 "选择、计划、构成、准备"等模式中相互转变,促成这种变化的是感觉输入。老人并不是一直这样小心翼翼地走路。这种走路方式会消耗很大精力,使人筋疲力尽。随着走路越来越熟练,高层次大脑功能的参与会减少,而被称为行动发生器的中脑和脑桥的功能会发挥更多作用。在大脑中有一个被称为行走中枢的部位,它的功能是可以自动地实施行走和停止,不用像刚开始时小心翼翼地行走。但是依据"行动发生器"也不是盲目地行走,是通过大脑基底核的检查,以及通过小脑来检查行走的大小、方向、速度和经过等。

对于行走这种运动,如果外界条件(坡路或台阶等)不发生变化,就会按一定的节奏重复动作。按照这个确定的模式进行就会到达目的地。这样一来,中脑和脑桥的行动发生器也不必在行走时从始至终一直连续活动,形成模式化的行走运动一直重复就可以了。这种情况很常见,可以说占据了日常生活中行走的绝大部分。

在图 5-40 中,还有一个被称作模式发生器的调节功能,与行走模式容易混淆。例如,站立时如果身体倾斜,另一侧的肌肉就会收缩使身体回到原来的位置;或人体在触碰烫的东西时，手会缩回来等，即行使这些动作反射运动的功能。在此情况下不用一一思考后谋求上级神经的指令，就可自动进行动作。在模式发生器中小脑和感觉输入扮演着十分重要的角色。

4. 动作学习

正如上文所述，动作学习存在着通用性运动发生器水平和行动发生器水平以及模式发生器水平三种模式。其中通用性运动发生器中的运动是通过运动的反复而获得并将其自动化的。但是，运动是从其行动计划开始就运用了全部的大脑。人们使用大脑的全部来运作、实施动作执行行动。日常的行动（动作、运动）基本上都是在无意识的情况下进行的，在出现问题等情况下才会思考、探究状况、想方设法地研究，才明显地使用了高层次的功能。

以初级运动皮质为中心的通用性运动发生器模式中，对于某一种目的动作，准备了几种运动预案，是通过与各自下属脑干和脊髓之间的关系（神经学的连接）而形成的。这一关系原本并不存在，是在反复运动过程中发展而形成的。也就是说，某种动作的重复能创造出某种神经的连接，由此运动自身的进行变得合理和顺利。这时这种运动的熟练，被称为学习了某种运动。钢琴家弹钢琴变得熟练，是因为通用性运动发生器与其他领域的神经连接（神经回路）变得发达而导致的。通过反复练习、反复运动使大脑中神经回路变得发达这一事实，是可以通过功能性神经影像学得到证实的。

5. 动作的学习

依据学习理论，人的动作或运动都经历了三个阶段。

（1）学习初期：通过反复尝试发现正确动作的过程。表现为有动作僵硬、犹豫不决和缓慢的特点。这个阶段重要的条件是建立正确的运动指令（行走的指令）和与其关联的感觉（如脚的负重感觉）之间的关系。学习者需要注意这种感觉，并在学习的时候一步一步地做动作，一点点确认控制动作，实践每个动作。

（2）学习中期：加快运动速度的同时，运动的灵巧性和自然性也会增加。在这第二个阶段，进一步学习熟悉感觉和运动的关系，但是不应只注意单个动作（如行走中的一步、感受脚的负重感等），而应注意进行完整动作时的感觉。

（3）学习后期：可进行快速、自动、精巧的动作。随着这一阶段的到来，即使不刻意感受感觉信息，在动作进行过程中也会自动地选择正确的动作。

6. 动作学习中大脑和脊髓的参与机制

人在学习行走的过程中，大脑的相关部分也会参与其中，接收信息，发出指令。不能行走的人为了能够恢复行走进行锻炼，刚开始时速度很慢而且容易跌倒，但逐渐会变得稳定，速度也可以自由的变化。这一连串的变化不仅仅是行走学习的成果，也是一个行走运动控制变熟练的过程；也就是参与行走学习的大脑和脊髓控制行走的部分区域也在运行。

在实施行走运动时大脑和脊髓必须要进行以下活动。

（1）为应对"行走"这一动作课题，向从颈部到脚尖全身的肌肉发出运动指令，发出指令的最高中枢是被称作运动区的大脑皮质。

（2）这一指令与中脑和丘脑的行走区、大脑基底核、小脑等行走相关区域等构成复合联络网，开始行走。

（3）与此相对，全身的感觉系统也被调动，实施行走运动的监控，必要时进行动作修正。

例如，在结冰的道路上行走，步幅会变得很小，会从正上方稳稳地踩下脚。这一现象引发了肌肉内部和关节的感受器抓住脚底的湿滑程度及其引起的瞬间丧失平衡的感觉信息，并通过改变肌肉活动而快速变换行走方式。动作控制就是通过感觉和运动这两个系统产生紧密的协调。由此可见，感觉系统的重要性在某种运动开始时发挥着巨大作用。

三、行走的生理机制

1. 站立是行走的基础

在早期的康复理论中，把人不能行走归结为腿部没有肌肉或肌肉力量不够。所以在恢复行走的康复训练中，把更多的精力放在患者的肌肉或肌肉力量的恢复上。但是近些年来，随着照护理论在老年行走恢复训练中的应用与获得的成果表明，零肌肉力量也可以恢复行走能力，认为肌肉力量低下而判定行走障碍的传统观点是错误的。

要正确认识不能行走的原因。如果不能正确认知原因也就不会有改善方法。

目前，急性脊髓灰质炎（小儿麻痹症）这种病在大部分国家和地区已经消失（预防疫苗现在仍在使用）。患这种病的患者，大多是单侧下肢或两侧下肢麻痹，肌肉力量缺失。这种情况几乎是零肌肉力量。但是并不因为肌肉力量为零就不能走路。如图5-41所示，双膝反向弯曲，充分利用韧带的支撑防止膝盖弯曲，虽然行走方式很慢很特别，但是也可以行走。

2. 行走需要模式记忆

老人不会走路，往往是因为忘记了走路的方法。因肺炎等原因静养了2~3周后的老人，站起来后会有膝盖弯曲摔倒在地的现象。这种情况人们一般都会认为老人支撑膝盖的肌肉力量变弱了。实际上，这不只是肌肉力量变弱，还因为站起后体重下压的瞬间固定膝盖的肌肉没有及时收缩，即时机延迟造成的。把这个老人扶起帮助其站立，前面一两次膝盖还会出现一下子弯曲而摔倒，但经过数次动作后，他最终会自己站起来。这是因为固定膝盖的肌肉掌握好了活动的时机。如果仅仅是肌肉力量弱的话，一两次的尝试后仍然是不可能站立的，因为在那么短的时间内肌肉力量是不可能增强的。因此不仅仅是肌肉力量，没有掌握好肌肉收缩的时机也会使膝盖弯曲。观察站立困难的人可以发现，他们手抓着一些物体来保持上肢平衡，努力支撑膝盖使其不弯曲，因此而保持前倾（前屈）的姿势；也就是为了防止膝盖弯曲而不能控制全身的姿势。发出这些控制命令的是大脑。

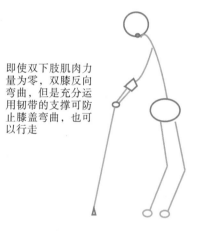

即使双下肢肌肉力量为零，双膝反向弯曲，但是充分运用韧带的支撑可防止膝盖弯曲，也可以行走

图 5-41　双下肢零肌肉力量也能行走

大脑在人站立和行走时，也在驱动着实施这些动作的运动记忆回路工作。人们虽然意识到走路这件事（实际是要行走的决定），脚的一步步的动作、手的摆动、全身的平衡动作这些系列动作，并不是逐一接到指示进行的。这些都是在意识到要走路后启动了运动记忆回路，并按其指示进行的。所谓运动记忆回路是指驱动走路所需的肌肉（涉及全身的众多肌肉）的神经活动模型。也就是说，人们在要走路时（一瞬间）会首先启动神经活动模型。之后通过加入活动状态的神经运动，由神经运动驱动每块肌肉被合理协调运转，从而实施行走的动作。此时，大脑必须要监控走路的方式是否和预想（速度以及平地或坡道的行走方式）相一致，是否保持平衡等。

这种监控是通过获取足底的感觉、脚踝和膝盖的弯曲、身体的倾斜等固有感受器和深部感觉系统的信息，并且随时将信息通过脊髓传递到大脑中来实施的（图5-42）。

有一段时间没有走路的人，会变得不会走路或走路僵硬，这是由于某种精密的站立、行走的运动记忆回路不能被迅速启动的原因。虽然监控系统将信息传递到了大脑，大脑也在瞬间将信息传递到了运动神经，但却很难敏捷地改变动作。这一变化的表现可以参照一段时间没有进行练习的钢琴家。首先，初学者通过积累练习钢琴变得很熟练，是因为大脑中建立起了相应的运动记忆回路。练习钢琴通过一支曲子接着一支曲子地熟练，从而在大脑中建立了各自的运动记忆回路，同时也建立了对其他曲子的适应能力。即使已经十分熟练了，但一段时间不演奏后也就不能很好地演奏了；就是说钢琴家忘记了弹奏的方法。实际上，钢琴家是因为曾经创建的运动记忆回路不能像从前那样顺利地运作了。

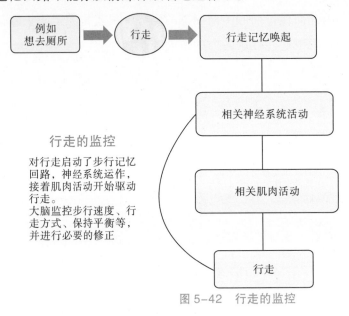

图 5-42　行走的监控

3. 通过学习获得行走能力

（1）学习理论：通过练习变得熟练、不练习变得生疏，这种理论适用于人体的全部功能，这也是学习理论的重要内容。在照护机构的老人中有很多人不能走路。在问到为什么这个人不能走路时，照护人员给出的回答基本上都是因为这个人的下肢力量太弱而不能走路。在询问物理治疗师时也经常得到同样的回答。但这种观点是没有询证依据的。

原先会走路，由于某些原因不能走了的原因，是忘记了行走的方法。既然忘记了如何行走，那么就再学一次。这就是恢复行走练习。人类通过学习可以掌握很多东西，不过一段时间后又会忘记，这是必然的。作为理论化学问体系的学习理论，是依据神经科学的研究领域而建立发展起来的。竹内教授关于通过学习理论来改善行走功能的理论和实践，是在其他领域里未曾有过的。神经科学家的研究证明，随着大脑神经回路的改变，大脑自身的容量也在增加。人们的大脑虽然会萎缩，但通过各种练习容量也会增加。例如学习弹奏钢琴的人，熟练之后大脑的容量就增加了。

基于学习理论的生理机制并不难理解。例如走路、弹钢琴、骑自行车等被称为动作的课题，想要实行这些动作时，大脑中的记忆回路就会自动开启。弹奏钢琴时记忆回路被启动，相应地也会启动使手指快速运动的神经系统，随之手指的肌肉开始运动弹奏钢琴。边弹奏边感受弹的是否动听、是否饱含情感，并伺机改变弹奏方式。这就是学习理论的内容（图 5-43）。

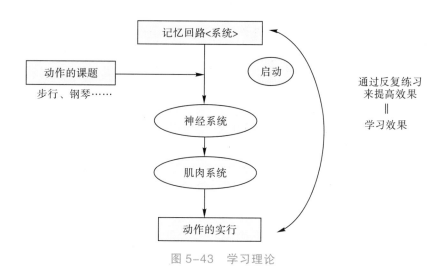

图 5-43　学习理论

人类用双脚行走并不是遗传的，而是后天学习的。人类在幼儿时期学习用双脚行走，大概是在 1 岁左右开始，到了 4~5 岁时就学会了跑步。

有一个代表性的故事，20 世纪初在法国的阿韦龙森林中发现了一名由狼抚养长大的男孩。这个男孩在行走时不是用双脚行走，而是像狼一样使用双肘和双膝像狼一样爬行。也就是说，男孩在狼的社会中被抚养长大时掌握了狼的移动方式。由此可见，人们用双脚行走并非是遗传的。

（2）基于学习理论的训练：由上所述可知，人的行走功能是由学习而来的，即使一时丧失也可以通过再学习重新获得。无论是谁，行走都是由全身的平衡、手臂摆动、姿势、下肢的动作等全身动作构成。那些认为不能走路是单纯肌肉力量低下所致，从而只进行下肢肌肉力量强化训练的观点是错误的。在竹内教授指导的多个照护机构的照护工作中积累的经验也说明了这点。在一些照护机构中经常可以看到，为了下肢肌肉力量强化练习，在脚踝上绑 2~3kg 的重量，膝盖伸直的同时向上抬，或坐下进行膝盖的屈伸。实际上这种训练是无效的，原因在于有效的训练必须使肌肉（比如膝盖屈伸的肌肉）承担最大肌肉力量的 60% 以上的负荷量才有意义。所以，为改善行走能力而强化肌肉是没有实际意义的。

四、重新获得行走能力

1. 以学习理论为基础的行走训练

与传统康复专业有所不同，照护正在通过基于照护理念的全新理论实现恢复某些失能人员的行走能力。这对于专业化照护是十分有意义的。应该以实现恢复行走能力为目的、以学习理论为基础来进行练习（训练）。照护领域涉及的不只是脑出血、帕金森病、骨折和肺炎等急性期静养治疗后的出院患者，也有原因不明确的老化的人群，都不得不面对行走障碍的康复问题。

在传统康复领域，对于脑出血和帕金森病的康复方法（训练方法）完全不同。对于各种原因住院静养后有行走障碍（一般称为废用综合征）患者的方法也各不相同。也就是说，在康复领域中方法是根据疾病不同或障碍不同而进行区分的。这样的应对方法有其合理之处。但是如果能将各自的方法统合起来，从而达到更好的效果，并且有利于模式化复制推广，那么这就是最好的方法或理论。

2. 曾经会行走就可以恢复行走

曾经会行走的老人由于各种原因不能行走，如要实现 ADL、IADL 自立就必须重新获得行走能力。利用学习理论的练习以改善行走功能，但要明确以行走为目的的照护是什么。

如果可以行走，ADL、IADL 就能够自立。以目前的照护评估标准，照护需求 4 级的人全部均能够行走。照护需求 5 级的人是否可以行走，是由机构的照护能力决定的。在日本，能够行走的标准是一天内能在室外行走 2 公里左右，这考虑到了许多有利因素。对于因脑出血后遗症而不能走路的人，会认为他们由于脑出血后的瘫痪不能走路的想法在照护实践中得不到支持。日本的特别老人养护院中，患有脑出血后瘫痪的人，基本上都能够行走。基本上都能够是指在脑出血患者中有很多人发病后不能站立和行走，但这样的人是不会入住日本特别老人养护院的。一般脑出血发病后首先是进入康复医院接受康复治疗，然后再回到特别老人养护院，这时基本上是依靠拐杖和短下肢支具走路来的。

对于有脑出血后瘫痪而不能走路的人，必须要调查他以往的行走历史。是否到现在一直可以走路？走路时是怎样的状态？最重要的一点是要确定他曾经有过的能够行走的时期。

3. 从轮椅到行走

绝大多数不能行走的老人都使用轮椅代步。所以，在恢复行走前轮椅的选择和使用重要。要根据使用对象目前的状态确定轮椅的等级及选择 A、B、C 组模式。

（1）A 组模式：有时在他助下行走，有时也乘坐轮椅。坐轮椅的人在行走时必然需要他助。称之为行走、轮椅并用组。

（2）B组模式：B组模式为虽然可以自立坐上轮椅，但轮椅上的移动需要有人在后面推着的轻度他助。称之为换乘自立、轻度他助的轮椅使用组。

（3）C组模式：C组模式为换乘轮椅、移动需要他人完全帮助。称之为全帮助轮椅使用组。

A、B组模式的人群属于换乘可以自立乃至可以行走数米的人，这种场合替换的使用助行器进行行走练习，助行器的使用是重点。康复室中的平行棒在特别老人养护院中是不使用的。

此外，C组模式换乘和操作均需要他助的人，和基本不使用轮椅而卧床不起的人，在全帮助下能够抓得住扶手站立，抓住后照护人员放开手。能抓住扶手站立5秒的人就能转移到助行器上练习。抓住不能站立5秒的人练习3~4天的站立，再使用平行杠练习。3~4天后转移到助行器上练习。

之所以选择助行器（图5-44），是因为其在所有的行走辅助工具中支持性最高。目前为止，不能行走的人选择的行走辅助工具中，带脚轮助行器最为合适。助行器还有一个优点是带脚轮助行器受到身体倚靠的重量，会将助行器向前推，拖拽的脚也就向前迈出，由此形成行走运动。

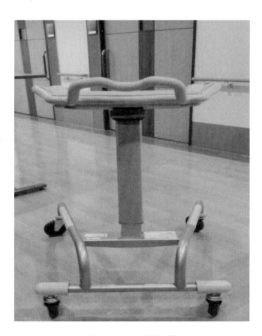

图 5-44 助行器

助行器练习熟练后，就可以在 ADL 中使用。可以用助行器行走到食堂用餐、去厕所如厕、去娱乐间娱乐，实用性非常高。在可以顺利使用助行器后，可以换成老人手推车。这样就可以到屋外行走了。

4. 有效性动作学习

人体各种动作的习得，不进行实际体验动作就不会进步；而且有效的习得动作是有必要条件的。

（1）课题指向性：课题指向性学习是最重要的条件，想要学习行走，就必须进行行走练习。虽然这一点被认为是理所当然的，但一般康复中为了可以行走，都是从姿势保持训练开始的。这是以发病不久的脑出血患者为对象进行以行走为目标的站立姿势的训练，顺利进行后可掌握站立姿势，可继续进行行走训练。但是，如果不能站立时，就要一直反复进行站立姿势训练。这时训练的目标是站立而非行走。

儿童在学习骑自行车时，先坐上静止的自行车进行平衡训练，使自己不摔倒；再架空后轮反复进行踩踏板练习，这样其实很难学会骑自行车。

以行走为目标，就应该实施行走训练，效果会更好。这是动作练习的首要条件。

（2）反复进行：在动作学习中，可以没有学习后期（快速、自动、精巧的动作）；但是习得行走等动作，在学习初期和中期每日、尽量多次的连续行走是必不可少的。每周练习 2~3 次，在物理治疗师的指导下实施行走训练。此外为规避跌倒的风险，平时利用轮椅移动，遵照此做法的老年照护机构和老年特别养护院非常多。如果想要真正恢复重新行走，那么这种方法的效果很差；原因就在于缺乏每天的重复练习，也就是反复训练。

（3）全身兼顾：这一条件可以理解为不是运用身体的某部分而是使用全身进行训练。如果人为地将全身性功能问题分解成局部，从而进行个别训练显然会效果不佳。例如，由于膝盖挛缩（可运动范围受限），在床上进行可移动范围训练，这种局部训练的效果并不理想，应该引以为戒。

（4）节奏：反复进行的动作需要节奏配合。动作在一定的节奏下进行，无论速度是快是慢，反复进行有节奏的动作，会使动作的控制系统运行起来，由此学习如何获得控制系统的能力。努力进行有节奏的动作，从而掌握动作的节奏。在现实世界中，无论是行走、骑车或是弹钢琴，几乎所有的动作都是在某种节奏下进行的。

（5）想象练习：所谓的想象练习，就是意象训练。一般在运动训练中，都会首先在大脑中做想象性的动作。这种方法近年来备受瞩目，在高尔夫运动、各类舞蹈等的训练中十分盛行。

（6）动作改善：随着课题指示型的训练量增加，可以改善练习课题的执行能力。众所周知，是否可以弹好钢琴并达到一定的水平，关键取决于练习量。无论在哪个领域，练习量都是实现运动进步的关键。每周两次的行走练习并不能使动作熟练。虽然属于反复练习的问题，但事实上既有练习量的问题，也有更重要的学习动作模型的问题。总而言之，不能走路的人应运用行走本身作为课题对象，并通过大量练习使之熟能生巧，恢复行走的能力。

5. 学习理论的应用原则

学习理论的应用有几条原则。第一是进行目标导向的练习。比如想练好钢琴就要去弹琴。在康复医院中被贴上不能行走标签的重症脑出血患者，只有一开始就使用助行器来进行练习，才有可能恢复行走。第二是反复练习。第三是一定的运动练习量。

目标导向、反复练习和增加运动练习量，根据学习理论的这三个原则反复进行行走练习，即使卧床数年后的老人，也有可能在练习半年后在走廊中行走数米。基于传统康复理论，在康复机构中进行的恢复行走康复的效果较差，原因在于将要恢复的整个动作分解为每个动作的练习，而没有达到全身整体上的行走动作，效果自然欠佳。

（1）集中练习：练习必须集中进行。一天中应多次尝试使用助行器行走。刚开始没有站立维持能力时，人的身体会向助行器倒下，而且脚不能向前迈出。因此刚开始的几天需要两人进行帮助。一个人支撑其腰部，另一个人将其脚向前推。这样练习几天后就会倚着助行器，助行器也就会被推着向前移动，脚也会随之向前迈出。作为行走的目的，ADL 中的移动是很重要的，也就是利用行走去食堂吃饭，去娱乐室娱乐等。可以鼓励患者，如果走不动，坐在椅子上歇一会等，以使其尽可能多地行走。最初的两周可以在上午和下午都设定行走练习时间。一日三餐去食堂和去娱乐室时都设置行走练习时间。开始走 5 分钟左右就会筋疲力尽，不会练习很长长时间。不要考虑一开始就设置 1~2 个小时练习。每次练习 5 分钟左右，坚持两周一直练习就会看到效果了。根据目前的经验，费尽全力才能抓住扶手站立 5 秒的人，基本上集中练习两星期左右，就能在他人抓住腰带的帮助下在走廊上行走。

（2）练习的禁忌：绝对禁止拉着手行走。这会对人的行走运动产生负面影响。到哪里都用手拉着行走，这样不会恢复原有的行走能力。原因在于走路是双脚必须能支撑自身体重，并通过移动双腿向前运动。但是拉着手行走，是通过照护者拉着两只手产生的向前行走的动力。老人形成这个习惯后，如果没人拉着将不能行走。再者，不能单纯进行床上的运动。翻身、坐起、关节可动域训练等对于行走均没有实质效果。如果在床上进行关节的运动练习，反而会加深肌肉挛缩。膝盖弯曲成 90°，脚跟不能接触地面的人也可以通过走路功能获得改善。人类越是顺应其生理自然状态，就越能改善治疗功能失调。在使用助行器时膝盖将会伸直。开始只能脚尖接触地面的人，在行走过程中慢慢脚后跟也会接触地面。这是对肌肉挛缩最好的训练。此外，平行杠练习只适用于抓住扶手站立不到5秒的人，进行站立练习以3~4天为佳。

五、医疗康复与照护康复

1. 行走的医疗康复和行走的照护康复

这里我们以容易引起行走障碍的脑出血为例，来对比行走的医疗康复和行走的照护康复。许多脑出血患者在康复医院接受康复治疗后，实现行走自立和ADL自立后回家疗养。如果家人还没有做好准备，患者就会被送入老年保健机构，为居家生活继续做准备。但是也有些人不能走这条路径。其中的一种情况是患者ADL不能自立，家人又不能照护，这时ADL问题的核心基本是排泄自立。而排泄不能自立最大的原因是行走、移动能力障碍。因为如果能去厕所，尿布和大部分的排泄照护是不需要的。因此可以得出结论，阻碍居家照护的最常见原因是排泄和行走，另一个原因是和家人的关系问题。

【案例】

A女士，78岁，患脑梗死，右侧肢体瘫痪，失语。

2010年3月20日发病住院。2010年4月19日入住康复医院。PT：重度单侧肢体瘫痪，坐不稳，起居全照护，站立全照护。

2010年5月1日开始站立重心移动训练。2010年5月5日开始在平行杠内进行行走训练，出现身体向左侧偏斜的现象（Pusher现象）。2010年5月27日Pusher现象减少，通过扶手可以保持站立。依靠T拐杖开始进行行走训练，跌倒风险大。

2010年9月16日入住老年照护机构。可保持站立稳定，使用拐杖行走时多会跌倒。躯干僵硬紧张，因此日常生活移动在轮椅上完成。

【目标】

行走：包含屋内、屋外依靠T拐杖自立，外出可自立。

其他ADL：全部自立，但残存交流障碍。

【现在状况】

行走：依靠T拐杖自立，可外出。

其他ADL：全部自立，但残存交流障碍。

饮食：从康复医院出院时吃粥或糊状食物，变为正常化饮食。

表 5-12　包含 A 女士的老年照护机构的恢复行走的成果（2006—2010 年）

进入机构的总人数	610 人
从康复医院转来的人数	35 人
依靠轮椅的人数	29 人
29 人中恢复可以行走的人数	12 人（41.3%）
29 人中与轮椅并用可以行走的人数	6 人（20.7%）
29 人中恢复可以行走的总人数	18 人（62.0%）

此老年照护机构所在地有 5 个康复医院，表 5-13 中 35 人就是从这些康复医院转来的。表 5-12 和表 5-13 统计了这些由此老年照护机构通过照护方式使老人恢复行走的数据。

表 5-13　35 名老人从康复医院出院时和进入老年照护机构时的状况

入住老年照护机构时状态（2006.4.1~2006.12.31）							康复医院出院时状态					
	性别	年龄	入住	主要疾病	障碍	认知	照护度	饮食形态	糊状	生活移动	康复内容	步行方法	备注
1	女	82	2006.4.12	脑梗死	B1	I	3			轮椅		不能步行	
2	女	65	2006.5.24	脑动脉瘤	B2	Ⅱa	4	全粥、超碎		轮椅		不能步行	
3	女	85	2006.11.1	腰椎压迫骨折	A2	Ⅱa	1	常食		独自步行	T拐杖、U字步行器		
4	女	83	2006.12.6	蛛网膜下腔出血	B1	Ⅱb	4	常食		轮椅	抓扶		受轮椅约束
5	女	81	2006.12.9	脑梗死	B2	I	4	粥、碎食		轮椅	站立训练	不能步行	装备（-）
6	女	88	2007.3.22	脑梗死	B1	Ⅱb	2			轮椅	站立训练	不能步行	
7	男	68	2007.3.27	脑梗死	B2	Ⅱb	4	常食、碎食		轮椅	四点拐杖	照护	
8	女	54	2007.3.28	脑出血后遗症	B2	Ⅳ	4	全粥、超碎	用	轮椅	离地	不能步行	
9	男	71	2007.4.17	脑出血	B1	Ⅱb	3	常食	用	轮椅	四点拐杖	照护	
10	男	67	2007.5.8	脑梗死后遗症	B1	I	2	常食		轮椅	T拐杖	轻度照护	
11	女	69	2007.12.19	脑梗死	B1	I	3	常食		轮椅	四点拐杖	看守	
12	男	56	2008.2.1	脑出血	B1	Ⅱa	3	常食		轮椅	四点拐杖	照护	
13	女	79	2008.5.24	脑梗死	A2	Ⅱa	2	常食		轮椅	T拐杖	看守	
14	女	76	2008.6.12	化脓性脊髓炎	C2	I	3	常食		轮椅	站立训练	不能步行	

续表

	性别	年龄	入住	主要疾病	障碍	认知	照护度	饮食形态	糊状	生活移动	康复内容	步行方法	备注
			入住老年照护机构时状态（2006.4.1~2006.12.31）							康复医院出院时状态			
15	男	80	2008.7.28	中心性脊髓损伤	B1	自立	3	常食、碎食		轮椅	Pick up	照护	
16	女	79	2008.8.4	变形性膝关节炎	B1	Ⅱa	2	常食		轮椅	U步行器	照护	
17	女	70	2008.8.8	股骨颈骨折	A2	自立	3	常食		轮椅	四点拐杖	看护	300米
18	男	70	2009.3.25	脑梗死、股骨颈骨折	B2	Ⅱb	4	粥、酱	用	轮椅	四点拐杖	照护	
19	女	92	2009.4.13	股骨颈骨折	B1	Ⅱb	3	粥、碎食		轮椅	抓扶	照护	
20	女	93	2009.5.7	糖尿病	C1	Ⅱb	4	常食		轮椅	站立训练	不能步行	
21	女	79	2009.10.13	脑梗死	A1	Ⅱb	2	常食、碎食		独自步行		不用抓扶	
22	男	86	2009.11.28	脑梗死	A1	Ⅰ	1	粥、一口大		独自步行	T拐杖	自立	
23	女	86	2010.3.3	骨盆骨折	B2	Ⅰ	4	粥、碎食		轮椅	U步行器	照护	
24	男	84	2010.3.20	脑梗死	B1	Ⅱb	4	常食		轮椅	四点拐杖	照护	
25	男	78	2010.4.16	脑梗死	B1	Ⅱa	2	常食		轮椅	T拐杖	照护	
26	女	81	2010.7.8	脑梗死	A2	Ⅱb	2	粥、碎食		独自步行		看守	
27	女	84	2010.7.28	脑出血	B2	Ⅱa	5	粥、碎食		轮椅	起居动作	不能步行	使用PEG
28	女	72	2010.8.4	脑梗死	B2	Ⅱa	4	粥、碎食		轮椅	站立训练	不能步行	装备（－）
29	女	76	2010.9.26	脑梗死	B1	Ⅰ	4	粥、一口大		轮椅	T拐杖	照护	
30	男	83	2010.9.18	脑干梗死	A2	Ⅱa	3	粥、一口大		T拐杖	T拐杖	看守	
31	女	77	2010.9.20	脑梗死	C1	Ⅲa	5	粥、碎食		轮椅	离地	不能步行	Balloon法
32	男	64	2010.11.1	脑梗死后遗症	B1	Ⅰ	3	常食		轮椅	抓扶	照护	
33	女	87	2010.11.12	脑梗死	B2	Ⅲa	4	粥、碎食		轮椅	平行棒	照护	
34	女	86	2010.11.16	髌骨骨折	B2	Ⅲb	4	粥、碎食		轮椅		不能步行	
35	女	75	2010.11.30	脑出血	A2	Ⅱb	2	常食		独自步行		自立	

这些老人入住申请上的评定结果均为不能行走或有很大的跌倒风险，以及不能进行实用行走等。其中有些预判为根本不能行走，所以连助行器都没有准备，来到老年照护机构后才开始置办。

正如表5-12所示成果，在室内和室外的生活情形中可以行走的老人超过四成，可以短距离行走同时利用轮椅的并用组（如许多情况下是在室内行走在室外使用轮椅）的老人占两成，总计超过六成的老人获得了行走能力。

2. 实施恢复行走的照护机构

能够实施行走等ADL康复的老年照护机构，在人员和业务上需要进行合理的配置。

（1）日本的老年照护机构也可以视为康复机构，物理治疗师和作业治疗师等按规定每100名入住人员配备1名，不能像康复医院那样每天连续提供各种训练指导。上述的这个老年照护机构配备了两名物理治疗师、1名作业治疗师（兼任日常护理）和1名兼职的言语治疗师。

（2）照护中心化。此类老年照护机构的最大特点是以照护中心的名义，用护理人员、物理治疗师、作业治疗师、言语治疗师和营养师等专业人员支持照护，提供各自的专业性服务，贯彻团队照护的理念。

（3）此类老年照护机构以行走自立和改善为重点。由此而生废除轮椅的理念，在机构内很少看到使用轮椅的情况。以改善行走能力为基础，实现其他ADL的自立。入住者以在室外行走2公里为最终目标，反复实施行走练习。虽然在ADL上室内行走已经足够，但仅仅满足于室内行走必然会导致自立性降低，由此离开照护机构后的老人又回到过去闭门不出的生活。

室外行走训练主要是在物理治疗师和作业治疗师的指导下完成的，可以认为是室内—照护模式、室外—PT/OT模式。因为室外道路凹凸、斜坡、缺乏修缮的路面等需要更加专业的指导，所以主要由PT和OT承担。

（4）以回归居家照护为中心是老年照护机构确定的照护业务方向，机构的全部业务功能都以让老人能回归居家照护为目标。例如，设定的室外能行走2公里，也是考虑到地区生活的范围。如表5-14所示，老年照护机构整体的回归居家照护的康复率超过50%。

3. 康复领域的行走康复路径

为了从整体上理解医疗康复和照护康复的区别，我们先详细看看在康复医院的物理治疗师常用的康复途径。以案例数量较多且容易引起行走障碍的脑卒中为例。

表 5-14　35 名老人恢复行走后离开老年照护机构时的自立状况

	离开时间	入住日数	退所后	饮食形态	糊状	生活移动	康复内容	行走方法	备注
1	2006.6.20	70	居家	常食、碎食		轮椅	U 步行器	帮助	
2	2006.7.1	39	医院			轮椅	站立训练	不能步行	
3	2007.3.31	151	居家	常食		独自步行	T 拐杖	自立	
4	2007.6.22	199	居家	常食		独自步行	T 拐杖	自立	
5	2007.7.14	208	居家	常食		轮椅	四点拐杖	帮助	
6	2007.6.6	77	医院	常食		轮椅	U 步行器	帮助	
7	2007.9.13	171	居家	常食		步行	T 拐杖	帮助	
8	2007.8.27	153	居家	常食		轮椅	站立训练	不能步行	
9	2007.10.23	190	居家	常食		轮椅	四点拐杖	帮助	
10	2007.10.31	177	居家	常食		独自步行	T 拐杖	帮助	
11	2008.4.25	129	医院	常食		轮椅	四点拐杖	帮助	
12	2008.3.15	44	医院	常食		轮椅	四点拐杖	自立	
13	2008.6.26	34	医院	常食		步行	T 拐杖	守望	
14	2008.11.21	163	居家	常食		轮椅	U 步行器	帮助	
15			继续	常食		陪伴步行	Pick up	帮助	
16	2008.11.23	112	医院	常食		独自步行	老人推车	自立	
17	2008.11.28	113	居家	常食		轮椅	四点拐杖	守望	
18	2008.3.31	372	居家	常食		照护步行	四点拐杖	帮助	
19	2009.12.3	235	居家	常食		照护步行	抓扶	帮助	
20	2009.6.9	34	居家	常食		轮椅	站立训练	不能步行	
21	2009.12.13	62	医院	常食				不能抓住	
22			继续	常食		独自步行	T 拐杖	自立	
23	2010.5.7	66	医院	常食		U 步行器	U 步行器	帮助	
24			继续	常食		四点拐杖	四点拐杖	帮助	
25	2010.12.28	257	居家	常食		轮椅	T 拐杖	帮助	
26	2010.10.19	104	医院	常食		独自步行		守望	
27			继续	常食		U 步行器	U 步行器	帮助	不使用 PEG
28	2010.11.28	117	医院	常食		轮椅	U 步行器	帮助	
29			继续	常食		T 拐杖	T 拐杖	自立	
30	2010.12.4	78	居家	常食		T 拐杖	T 拐杖	自立	
31			继续	常食		轮椅	站立训练	不能步行	Balloon 法
32			继续	常食		轮椅	四点拐杖	帮助	
33			继续	常食		轮椅	U 步行器	帮助	
34	2010.12.4	19	医院	常食		U 步行器	U 步行器	帮助	
35			继续	常食		独自步行		自立	

脑卒中患者出现不能行走的情况,在发生时期和机制上一般上会有两种情况(图5-45)。一种情况是脑卒中发病后在康复医院的住院期间,一般这一时期称为恢复期。这时患者希望获得行走能力, 但却因为身体的一些功能丧失而无果而终。例如因膝盖挛缩呈90° 不能改善等原因,使走路变成了不可能。另一种情况是脑出血后暂时可以走路的人,随着时间的流逝,行走能力变得低下而逐渐不能行走。这种情况的主要原因是由于老化和废用综合征引起的功能衰退。

患脑卒中后不久(6 个月到 1 年左右), 由于要素功能的原因而不能行走称为早期不能行走病例;暂时自立后几年中因老化和废用综合征而不能行走称为晚期不能行走病例。在医疗康复中涉及的多为早期不能行走病例,很少有晚期不能行走病例。与此对应,在照护中也有因早期不能行走即 ADL 不能完全自立而不能回归居家的病例。晚期不能行走的病例基本只有在照护工作中遇到。因此,照护会涉及脑卒中恢复期的早期和晚期两种不能行走的病例。

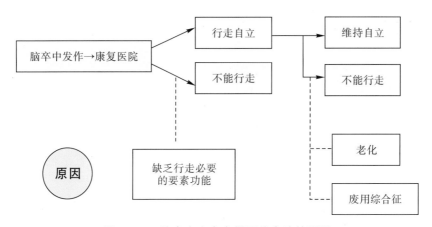

图 5-45　脑卒中患者变得不能走路的原因

4. 早期不能行走的要素

在康复医疗的脑卒中恢复期,早期不能行走的原因大概可归为姿势、支持性和动作性三方面(图 5-46)。

(1)姿势:在坐、站立、行走时的姿势不能稳定。

(2)支持性:下肢(特别是瘫痪的下肢)是否能支撑住身体(支持性)。

(3)动作性:脚在向前迈出时和各关节的协调性、手臂(上肢)的摆动以及躯干的转动等是否协调。

这三项要素相互关联,如果下肢有支持性问题姿势便会不稳定,大脑对姿势控制有问题也会影响动作的协调性。康复医院的物理治疗师在脑卒中恢复期中以改善患者的姿势、支持性、动作性为目标,这三要素达到一定水平后就会推进统合的行走功能。

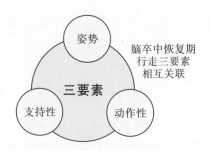

图 5-46　脑卒中恢复期行走的三要素

5. 行走康复（物理治疗）中的内容

（1）使站立姿势稳定。

（2）使双脚可在某种程度上很好地支持站立姿势。

（3）特别是使瘫痪的下肢可以做向前迈出的动作，实现后进入真正的行走练习。

（4）行走训练首先在平行杠中进行，之后使用 T 字拐杖和 4 点拐杖；在此情况下达到某种稳定安全的程度后，在平行杠外实施行走训练。

这是基于没有保持良好的姿势就不能行走的考量，粗略看来好像十分合理。事实上在康复现场的物理治疗师也是基于这种认识。因此物理治疗师专注于站立姿势训练。脑卒中患者使用轮椅的基本是有站立姿势障碍的人。

站立姿势障碍可能有以下三种原因。

（1）大脑中的姿势反应出现障碍，不能很好地调节姿势（中枢性姿势调节障碍）。

（2）由于弛缓性瘫痪，站立时双脚不能支持，不能摆正姿势（弛缓性姿势调节障碍）。

（3）由于瘫痪时痉挛僵直严重，站起后下肢僵直，上体会向反向一侧倾斜（称为痉挛型姿势调整障碍）。

6. 医疗康复和照护康复的区别

康复医院不能康复的障碍（行走障碍）经常会在照护机构中康复，之所以发生这种情况，是因为两者行走训练（行走练习）的方法不同。

竹内教授所提倡的基于学习理论进行行走训练和传统的康复中进行的行走训练，两种方法是不同的；但并非在任何照护机构中都会有效果。一般来说，坐轮椅入住照护机构的人会一直坐轮椅，也有行走入住照护机构的人也坐轮椅的现象，这会拉低整体的行走水平。

在一流的康复医院也不能行走的脑卒中患者，在照护机构中以照护为中心进行行走训练后能够走路，因此得出照护机构比康复医院好的结论也是片面的。

在照护机构中通过应用上述姿势优先的理论和方法论，使90%以上的脑卒中患者了实现行走自立和ADL的自立。这些案例都是属于在传统理论和方法指导下不能实现行走的脑卒中病例，因此重新审视传统理论和方法的合理性是有必要的。

7. 运动康复

根据运动医学原理实施康复治疗，是康复医学中重要的手段和方法。

（1）运动：运动是中枢神经系统运用现有及以往的信息将神经能转化为动能并使之完成有效的功能性活动。通俗而言，运动就是大脑里想出一个动作，然后通过小脑、脊髓等将神经冲动传递到肌肉，最终牵动骨骼发生这个想做的动作。其过程可概括为大脑皮质产生运动的愿望→运动皮质、脑干、小脑、脊髓从不同层面精确控制运动→周围的肌肉、关节、骨骼最终完成运动，以及各种感觉传入中枢神经系统反馈调节运动（图5-47）。

以羽毛球比赛为例。当A运动员看到B运动员跳起的一瞬间（先有视觉信息输入）和与B运动员多年的交手经历（既往的信息），能让A运动员知道B运动员这个球是劈杀还是轻吊，大脑皮质决定让他冲到网前（运动目的形成）。这个指令下达给运动皮质让身体向前跨步的同时（神经电活动向下传递），并没有大脑皮质直接发出的指令，而是运动皮质间的直接电信号活动（既往训练形成的条件反射），运动皮质的神经冲动继续经脑干、小脑、脊髓下传，在这个过程中相互传递和影响，协调各感觉传入和运动输出，最终下传到每一块相关肌肉，通过兴奋收缩偶联产生肌肉收缩（神经能转化为动能），牵动肢体轻轻地把B运动员吊到网前的球紧贴着球网吊回对面（完成功能性活动）。在这个过程中，从肌肉接到下传的神经冲动开始，这块肌肉中不同类型肌纤维参与收缩的比例和收缩强度都在不停地进行调整，调整的依据来自收缩本身对肌梭和肌腱内本体感受器的刺激（本体感觉反馈），以及视觉听觉等感觉传入带来的大脑皮质运动方案的调整（视觉、听觉等感觉反馈）。

（2）动作输出：除了从大脑皮质→运动皮质→小脑→脊髓→周围神经→肌肉→骨骼的神经信号传导外，还有影响运动输出的关节、韧带、软骨等结构，所有这些都包括在所定义的运动输出中。康复治疗中可能更关注的是运动输出。

对于脑损伤，会尽可能诱导脑功能重组，以期待可以有新的运动信号传出；对于脊髓损伤，会充分利用残存的传出通路试图影响更多的肌肉；对于肌肉损伤、骨折或关节活动障碍，会尽量争取完全恢复生理结构和以保证传出的运动信号可以产生更好的运动效果；对于心肺疾病，会想办法训练患者的一般耐力以使患者的运动持久度提高。可以说，康复治疗时绝大多数注意力都会放在恢复运动输出的相关因素上。

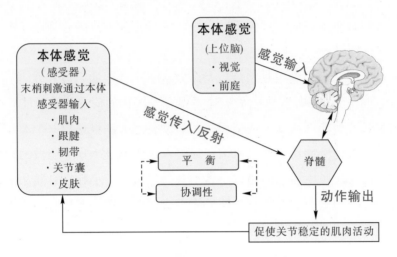

图 5-47　运动的动作输出和感觉传入

（3）感觉传入：和对动作输出的执行效果相反，感觉传入对运动的影响非常重要。

例如，脑卒中患者的坐位平衡差，坐着坐着就会向一侧歪倒。很多人把问题归咎于躯干稳定性差，认为患者是因为躯干部分肌肉因为丧失神经支配及长时间卧床等因素导致肌力下降，因此进行躯干肌力训练或者所谓的核心肌群训练，这是上面所说的动作输出问题。但是很多这种患者，只需要在其对面放一个姿势矫正镜，这个患者的坐位时间立刻就延长了，甚至不稳定性彻底消失了。这不可能是因为姿势矫正镜改善了肌力，很明显是患者通过视觉补偿了自己的本体感觉丧失，从而加强了坐位稳定性。其原理是脑损伤导致的错误感觉传入，使患者物理上处于平衡位置，但感觉上却不平衡；于是进行姿势调整想使自己感觉平衡，却在感觉自己平衡后丧失了物理的平衡中立位，最后歪倒。感觉传入还包括通过肌肉、跟腱、韧带、关节囊、皮肤等人体感受器的末梢刺激信息。

另外，感觉传入被频繁地使用在核心肌群肌力训练时。对于维持平衡，很多解释是因为核心肌群的局部肌肉肌力不足，所以在不使用全局肌肉的姿势维持中无法维持躯干稳定。实际上，那些比全局肌肉远远弱小的局部肌肉，因为紧靠脊柱而力臂很短，无法产生有效的稳定躯干的力矩。所以，核心肌群影响躯干稳定性的关键不是肌力而是本体感觉，局部肌肉富含肌梭这种本体感受器，通过本体感受器的输入帮助躯干维持在平衡位上，而物理的平衡位本身所需的力矩很小。康复训练也是训练这些肌肉的本体感受而不是肌肉力量。

（4）认知与外部环境：认知对运动的影响不仅仅是高级皮质形成运动方案，还受外部环境的影响。例如，同样是一杯冷水或一杯冒着热气的开水，人们对应的运动会明显不同。人们坐在酒吧的高脚凳上喝酒不会有任何肌张力增高；但如果这个高脚凳高达 10 米，人们的感受输入虽然没有区别，但有区别的是人们对环境的认知会不同。自己的恐惧感会导致肌张力的改变和运动的不协调。

脑卒中患者平时没有明显的肌张力增加，而在做某些训练时肌张力就开始增加了，这可能是护工或者家属施加给患者的不良认知影响。这就要求治疗师在康复治疗的过程中，多用正面性的语言和患者交流，而不应该始终一言不发。

第六节　自立支持照护

一、自立的概念

1. 自立

世界卫生组织将健康定义为健康不仅仅是消除疾病和衰弱，而是一种精神与社会适应的完好状态。这是基于人的健康是由身体、精神、社会三个要素构成的。所以，与自立有关的定义也是如此，可区分为身体的自立、精神的自立和社会的自立三个要素。更深层次的对于残障儿童、残障人士、高龄人群的这三个分类要素，各自面临的自立问题也将是各不相同的。这种自立也表达了与社会、与环境相适应的能力这一理念，在照护领域这种能力可以具体表现为 ADL 和 IADL 以及参与社会生产社交活动能力（Social Activities Level，SAL），并且可以用相应的评估量表评估。

2. 不同人群的自立

一般对于儿童来说，身体的自立、精神的自立和社会的自立等问题，这些可以归纳用"发育"一词来表达。由此，当表达残障儿童的自立支持时，不仅仅是指身体的自立，还有精神的自立和社会的自立的支持。

作为残障人士，会面临怎样的问题呢？从世界性的"残障人士自立生活运动"所追求的目标可知，他们最重要的自立是社会自立。能完成社会的自立，有助于残障人士表达自立决心的精神的自立。已经成人的残障人士，基本停滞在身体自立的水平上；由于身体的原因，身体自立不能列入需解决的问题，而精神的自立和社会的自立应该列入需要解决的问题。

对于高龄人群，岁月送走了长时间的自立人生，进入了失去身体自立的人生，因而给家属带来了照护方面的负担。由此，高龄人群除了继续追求精神自立和有限的社会自立外，要再一次回到维持 ADL 的自立，从而维持正常的生活。如果 ADL 能够自立，生活品质就会较高；如果 ADL 能够自立，IADL 的购物、调理等生活关联动作就也能够自立。

图 5-48 中的身体、精神、社会的 3 个圆圈相互重叠。只要实现身体的自立，就会影响精神的自立；只要实现身体的自立，就会使社会的自立更容易实现；由此达到精神的自立，也对社会的自立赋予了正面影响。由此，它们形成了相互影响的关系。

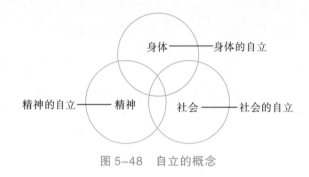

图 5-48 自立的概念

二、自立与能力

1. ADL

（1）ADL 自立的意义 ADL 是指人们为独立生活而每天必须反复进行的、最基本的、具有共性的身体动作群，即进行衣、食、住、行、个人卫生等的基本动作和技巧。

ADL 包括如下内容。

①进食：如使用筷子、勺子等进食用具夹（舀）取食物和水，送至口中的一组动作。

②排泄：如解系腰带、穿脱裤子、完成大小便及便后清洁、使用厕所（坐式、蹲式）或便器的一组动作。

③个人卫生：如洗漱（洗脸、刷牙、洗澡）、修饰（梳头、剃须、修剪指趾甲、女性化妆等）等一组动作。

④更衣：如穿脱内外衣裤和鞋袜、解系纽扣、使用拉链、系松衣带等一组动作。

⑤转移：如体位的移动、变换和保持，上下楼梯，使用轮椅、助行器、支具、假肢的转移和行走等。

对于一定年龄的人来说，ADL 是很容易完成的简单动作。但是对于伤、病、残造成的功能障碍者而言，ADL 则成为他们难以完成的复杂动作。他们丧失了随意完成 ADL 的能力，完全或部分依赖于他人帮助，使生活的范围受限，生活质量降低。他们迫切渴望能够提高适当的运动和生活自立能力。因此，通过康复训练及其照护的实施，使患者尽可能地获得ADL自立能力，对提高生活质量及实现回归社会具有重要的意义。

（2）ADL评定的内容　ADL评定的内容很多，依其发展来看，有不断增加且更具体全面的趋势。目前临床上常用的评定内容有以下几个方面。

①体位转移能力：A.床上体位及活动能力；　B.坐起及坐位平衡能力；C.站立及站位平衡能力。

②个人卫生自理能力：A.更衣，如自己穿脱不同样式的上衣、裤子、袜子和鞋；B.个人卫生，如洗脸、刷牙、修饰、洗澡、大小便及便后卫生；C.进餐，如准备食物和使用餐具等。

③行走及乘坐交通工具的能力：A.室内行走；B.室外行走；C.上下楼梯；D.上下汽车；E.使用轮椅。

④交流能力：A.阅读书报；B.书写；C.使用辅助交流用具，如交流板、图片、打字机、电脑等；D.与他人交流；E.理解能力。

⑤社会认知能力：①社会交往；②解决问题；③记忆能力。

（3）ADL能力评定方法

①直接观察法。在患者实际生活环境中或在ADL功能评定室，由检查者直接观察日常生活活动的完成情况。

②间接评定法。有些不便完成或不易按指令完成的动作，如大小便、洗澡等，可通过询问患者或家属来间接评定。此法虽较简单，但准确性不如直接观察法。

要正确了解患者实际的ADL能力，最好的方法是设立多项指标和实用的评定标准。一般评定标准有时间因子、独立程度、动作安全性、熟练度、疲劳度等。

（4）ADL评定常用量表

Barthel量表（表4-8）是最常用的ADL评定方法。此法简单、可信度高、灵敏度、高、使用广泛，还可以用于预后评估。临床研究表明，Barthel量表评分为40~60分的患者，康复治疗的效益最大。Barthel量表评分将ADL能力分为良、中、差3级：大于60分为良；41~60分为中，有功能障碍，稍依赖；小于40分为差，依赖较明显或完全依赖。

2. IADL

IADL是指人们在社区中独立生活所需的关键性的较高级的技能，如家务杂事、烹饪、采购、骑车或驾车、处理个人事务等，大多需借助工具进行。

IADL评定常用量表（表5-15）是WHO推荐用于判定老人的失能程度的量表。

该量表是美国人 Lawton 和 Brody 等于 1969 年制定的，评定内容为躯体自理和 IADL 等 共14项。前者包括上厕所、进食、穿衣、梳洗、行走和洗澡6项，后者包括打电话、购物、备餐、做家务、洗衣、使用交通工具、服药和处理自己的钱物 8 项。

表 5-15　IADL 评估量表

	IADL 项目	完全自理 1 分	有些困难 2 分	需要帮助 3 分	根本无法做 4 分
1	使用公共交通				
2	行走				
3	做饭				
4	做家务				
5	吃药				
6	吃饭				
7	穿衣				
8	梳头、刷牙等				
9	洗衣				
10	洗澡				
11	购物				
12	定时上厕所				
13	打电话				
14	处理自己的钱物				

判断标准：评分为 1~4 分。分级为 4 级：Ⅰ.自己完全可以做；Ⅱ.有些困难；Ⅲ.需要帮助；Ⅳ.根本没办法做。总分分值越大，说明功能障碍程度越重。总分 ≤ 20 分为完全正常，> 20 分为有不同程度功能障碍，> 30 分为轻度功能障碍，> 40 分为中度功能障碍，> 50 分为重度功能障碍

二、照护的基础

1. 进食

食物是人类生存和维持健康之根本。而食物摄入是供给机体营养的重要途径。许多伤、病、残者由于功能障碍，部分或完全影响到饮食摄入的完成和营养供给，对原有的伤、病、残造成的功能障碍会有不良影响。因此，应对患者进行良好的饮食照护，使患者以良好的状态参与康复训练。

（1）提供良好的进食环境：应创造整洁、安静、无不良视觉和气味影响的进食环境，尽量减少在进食过程中不急需的治疗和护理操作。去除干扰进食的不良因素，如疼痛、体位不舒适、心情不愉快等，以保证患者能够在最佳的身心状态下愉

快而放松地进食。

（2）选择适宜的饮食种类：要保障营养供给，食物的选择就应该因人而异。应根据患者的疾病、咀嚼和吞咽的能力以及每日康复运动强度等不同情况，调配各种各样、营养搭配合理、适合不同进食对象要求的食物，如高热能饮食、高蛋白饮食、糖尿病饮食、低盐饮食、低脂饮食、普通饮食、半流质饮食和流质饮食等。注意荤素搭配，新鲜卫生易消化，美味可口，以增加患者的食欲。同时应预防口腔废用综合征。

（3）必要的协助和使用进食自助器：对于摄取饮食能力减弱或丧失的患者，根据其上肢能力和口腔功能状态，应给予必要的协助。例如，调节餐桌的高度，食物和用具的位置应放在易拿取之处，碗、盘底部要垫以防滑垫或布类予以固定等。还可为患者选择合适的进食自助器，如加长加粗的叉、勺，C 形的杯子，带吸管的杯子，多功能 C 形夹和 ADL 套等。

2. 排泄

排泄是机体将新陈代谢的废物，如尿、便等通过排泄器官排出体外的生理过程，是维持生命的必要条件，也是临床上用以了解机体生理、病理状况的观察指标。由于伤、病、残等原因，导致患者丧失了正常排尿、排便的自控、自理能力，给患者身心带来极大的不便和痛苦。因此，通过康复护理的指导和协助，对改善患者的排泄功能和提高其生活质量具有重要意义。

（1）心理护理：排泄异常的患者常有烦恼、焦虑、窘迫等心理压力。因此，应及时给予心理疏导，解除患者的顾虑，避免不良情绪对排泄的影响，鼓励其树立信心，积极配合进行排泄功能的康复训练。

（2）提供有利条件：对于不能去厕所排泄的患者，为其提供利于排泄的条件，如提供便器、给予屏风遮挡，使患者能够在精神放松的状态下完成大小便。如果病情允许，尽可能协助患者采取其习惯的姿势进行排泄。

（3）皮肤护理：保持局部皮肤清洁干燥，每日在便后清洗会阴、肛门。

（4）保健指导：指导患者养成定时排尿、排便的良好习惯，建立规律的排尿、排便反射。如尿失禁的患者，指导其每日进行盆底肌锻炼；便秘的患者，指导其每日进行腹部按摩，促进肠道蠕动，帮助排便等。

（5）良好的环境：保持室内空气清新，定期开窗通风。

3. 行走训练

行走是人类日常生活中一项自然而又轻松的活动，也是一种复杂的协调运动。对于那些由于各种原因导致暂时或永久性行走功能障碍的患者来说，接受行走功能训练，恢复独立行走能力是他们最大的愿望。即使仅能在他人扶持下或者使用助行器完成行走活动，他们的 ADL 和社会活动也会方便和容易得多，生活质量会随之明显提高。

（1）当患者具备站位的三级平衡能力、重心转移能力、单腿支撑体重和单腿向前向后迈步能力时，应鼓励和协助患者积极参与行走训练。

（2）做好患者行走训练前的心理准备工作，解除其紧张、恐惧等不良心理。

（3）向患者交代有关注意事项，如训练前排空大小便，衣着宜宽松、柔软，鞋的大小要合适，不能穿皮鞋或拖鞋，以保证患者的安全。

（4）根据患者的行走能力选择训练方法，如室内、室外训练，平行杠内、杠外训练，平地、斜坡、上下台阶训练及使用助行器训练等，并给予一定协助。同时要把握训练强度，避免患者过度疲劳。

（5）配合治疗师监督、指导患者在平时行走中的步态和姿势，及时纠正其不正确的姿势。

4. 健康管理

健康与卫生是人的基本需求，清洁会使人感到清爽、舒适、愉快。由于伤、病、残导致功能障碍的患者，无法或失去了自我保持清洁的能力时，是很需要关心和帮助的。运用正确的清洁卫生技术，为功能障碍者提供个人卫生的帮助，不仅能够促进患者的身心健康，同时还可以增进医患关系，为了解病情创造良好条件。

（1）进行个人卫生的 ADL 训练前，要向患者解释目的和要求，争取理解与合作。

（2）按照每日康复训练计划，督促患者积极完成训练内容。对于不能独立清洁的患者，每日应按时给予清洁护理，保持其口腔、头发及皮肤的清洁、舒适。

（3）指导和督促患者将训练内容应用于 ADL 中，使患者达到熟练的目的。

（4）随时观察患者血压、脉搏、体温等全症状和病情变化，出现异常立即报告康复医师。

5. 更衣

穿脱衣物是 ADL 中的基本内容，也是一种需要一定技能才能完成的动作。对于不能穿脱衣物的患者来说，针对其残存功能给予康复指导和训练，不仅能够维护患者的尊严，增强其心理上的独立感，更重要的是能够使他们重新建立起生活的自信心。

（1）要完成穿脱衣物的动作，要求患者应具备一定的坐位平衡和控制能力，以保持身体的稳定而有利于训练。

（2）衣物的选择要宽松，大小、厚薄适宜，以便于穿脱衣物训练中穿脱方便、穿着舒适。

（3）衣物上的纽扣、拉链应尽可能地换为松紧带、尼龙搭扣等，以便于患者操作。

（4）训练时应从易到难、循序渐进。如先训练脱衣服，后训练穿衣服；先训练脱穿上衣，再训练脱穿裤子。偏瘫患者应先穿患肢侧，后穿健肢侧；先脱健肢侧，后脱患肢侧。

三、自立支持照护

自立支持照护是日本竹内教授创建的照护理论，以恢复被照护者的自立为目的，体现了保持自我决定权、持续原有生活模式和发挥残存身体功能（老年福祉三原则），以及独立、自主、参与、个人充实和人的尊严（长期照护）的照护理念。

竹内教授的自立支持照护理论首先在东京的一个特别养护老人院 做临床推广和验证，获得了很好的效果。之后相继被日本更多的照护机构引入，都获得了很好的照护效果。自立支持照护也理论也逐渐成为有效果照护的支撑性理论。自立支持照护的自立包含了自立排泄、自立饮食和自立行走等 ADL 能力的恢复（图 5-49）。其中通过水分管理改善尿失禁，通过独立进食训练恢复正常饮食，按照学习理论恢复行走能力等措施，都可以提高 ADL 的能力，从而使患者恢复生活自立。

1. 水分管理改善尿失禁

改善尿失禁实现自立排泄的核心是水和行走（运动），从而提高大脑的觉醒水平。

图 5-50 显示了一个 89 岁高龄老人，通过对其实施水和行走（运动）照护管理前后的尿失禁改善的结果。

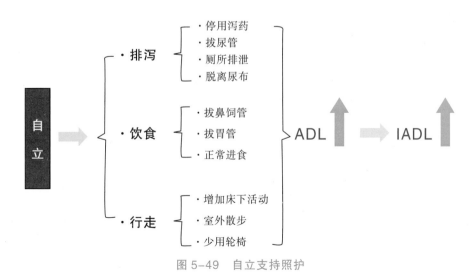

图 5-49　自立支持照护

89岁，女性，需照护等级3，自立度B1，认知度Ⅱb

2009.5.25（入所时）　　　　　　2009.6.22

水分1000mL　　　　　　　　　1500mL

屋内：步行器步行、轮椅并用　　自立老年助行车

　　　　　　　　　　　　　　　（走廊150m）

屋外：不移动　　　　　　　　　守护型老年助行车（550m）

图 5-50　尿失禁改善的老人

这个自立支持照护的案例，在进行为期 1 个多月的水和行走运动照护后，被照护老人 白天排尿的次数从平均 5.5 次增加到平均 6.9 次，夜间排尿的次数从平均 2.2 次减少到平均 1.5 次；且昼夜都没有出现尿失禁的情况（图 5-51），实现了老人排尿自立，同时提高了其生活自理能力和改善了其生活质量。

2009.5.25(摘录)

排泄	白天排尿 (5.5次)	场所	□卫生间	■床旁	□床上	□其他（　　　）
		用具	□布内裤	□尿垫	■康复内裤	□尿布
		频率	■8 次以下	□9 次以上	卫生间诱导	□不要	■必要
		失禁	□无	■部分失禁、漏尿	□几乎失禁
比 0.4	夜间排尿 (2.2次)	场所	□卫生间	■床旁	□床上	
		用具	□布内裤	□尿垫	□尿壶	□尿布	■其他（康复内裤）
		频率	□2 次以下	■3 次以上		
		失禁	□无	■部分失禁、漏尿	□几乎失禁	

2009.6.22(摘录)

排泄	白天排尿 (6.9次)	场所	■卫生间	□床旁	□床上	□其他（　　　）
		用具	■布内裤	□尿垫	□康复内裤	□尿布
		频率	■8 次以下	□9 次以上	卫生间诱导	■不要	□必要
		失禁	■无	□部分失禁、漏尿	□几乎失禁
比 0.21	夜间排尿 (1.9次)	场所	■卫生间	□床旁	□床上	
		用具	■布内裤	□尿垫	□尿壶	□尿布	□其他（康复内裤）
		频率	■2 次以下	□3 次以上		
		失禁	■无	□部分失禁、漏尿	□几乎失禁	

图 5-51　改善尿失禁的案例

2. 恢复自立进食的途径

竹内教授等研究者经过两年的研究分析后，得出了恢复自立饮食最安全的饮食形态的结论：从喂食过渡到正常化自立饮食，需要合理的照护计划和执行顺序（图5-52）。

首先是每日的饮水管理。一般老人每日饮水量为1500mL，有胃造瘘的老人则一定不能低于2200 mL。这是所提供液体的总量，包括温水和营养液在内的总量。

经口进食时应在普通的座椅上进行。患者在自己进食时，提供了好吃的食物就会自己夹取。有必要不定时的为患者准备一些他喜爱的食物。

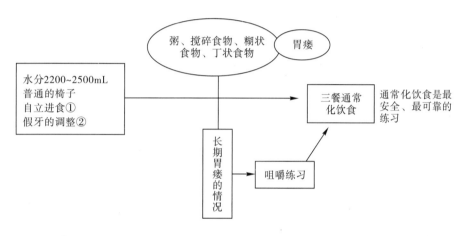

①开始自立饮食的契机以"外出用餐"和"节日餐"为佳。
②之前最好可以调整，应急时可用黏合剂粘接。
"为吃美味的食物而治好牙齿"的动机很重要

图5-52 恢复自立进食的顺序

一些经管（胃造瘘或胃管）营养的老人，牙齿有一段时间没有使用了，因此必须进行调整。必要的情况下，即使是暂时的也应去口腔科安装义齿。三餐都需要挑战正常饮食。但在长期胃造瘘的情况下不能这样去进食，患者中途会疲倦。如果只吃到一半的话就停止，患者的营养一定是不充分的。这时应该饮食中加入营养液，调整到每日能达到1500kcal的热量。此外是咀嚼练习。在这里推荐使用鱿鱼干，也有专家推荐口腔科使用的棒状饴糖。

图5-52中是开始自立饮食的契机的案例。有照护机构把老人带到外面的餐厅进餐。这样做的目的是为了激发一直接受他助饮食和吃粥的老人的食欲和意愿——用自己的手吃正常的食物。即使是不出到外面餐厅进餐，也可以利用丰富的餐食、变化进餐气氛等激发老人的食欲，这也是促进自立饮食学习的好办法。

应该尽可能在开始自立饮食训练之前调整好牙齿，或是临时使用黏合剂粘接镶牙。老人开始训练后会有"吃这么好吃的食物一定要把牙治好"的愿望，这对提升训练动力也是很有必要的。

3. 排泄自立

（1）排泄自立的步骤　排泄自立训练可按以下步骤进行。

①首先要使老人消除对尿布的依赖，去厕所排泄。

②减少白天尿失禁次数（尽量达到 0 次），从使用尿布转移到使用棉布短裤。

③尽量减少夜间尿失禁现象，睡觉前可进行一次他助排尿。

按以上步骤训练，可逐步达到完全的排泄自立。

首先解决的第一个问题，就是怎样使"厕所间排便"成为可能。

（2）有规律的排便　不依靠尿布排便，就要求被照护者习惯在规定时间段内排便，即每天在固定的时间段排便。但是，其中有两种不同的情况。其一是对于使用尿布的老人来讲，基本上是感觉不到便意的。其二是老人无法独立行走到厕所。照护实践证明，即使被照护者没有便意也能进行有规律的排便，可以完全不依赖尿布，随之尿布性皮炎也会消失。

（3）成功案例

【案例】 89 岁男性，需照护等级为 4 级。

1 年前此老人进入特殊养老院，当时依靠轮椅（自行操作）与轻度的帮助可以行走。进入养老院后，由于酷夏体力显著降低，逐渐失去行走能力，只能依靠轮椅生活。最后开始使用尿布。

为了使这个老人再次获得行走能力，对他开始进行每天一次的行走器行走训练。同时他还增加了水分的摄入量，在早饭后试着在一般厕所（移动帮助下）排便。起初时而成功排便，时而在尿布中排便。但在使用行走器行走训练超过两周后，这个老人几乎每两天就会在早饭后排便一次，也成功地脱离了尿布（这位老人的排便规律已稳定为两天一次）。

从这个案例可看出，行走可引发起立反射，促进肠道运动，使本案例老人粪便的日常移动正常化。而且增加水分和早饭后进行排便尝试的措施也起到了积极作用。行走是到厕所的移动手段，也引发了使排便正常化的反射，起到了一石二鸟的作用。

4. 恢复行走

（1）照护中的康复：恢复行走实现 ADL 的自立，是康复的一个重要目标。脑卒中后进行初期功能训练的目标，就是可以像以前那样自己的事情可以自己力所能及。实现这些目标需要依靠照护人员的努力。总之，与生活紧密相关的照护人员如何引导老人生活的方式，这些又左右着最终的结果。

在现实的照护体系中，老年人群的慢性期/生活期康复，基本也属于照护的日常工作。在恢复老人行走能力的康复训练中，最好的方式就是基于学习理论，尽可能地把行走纳入日常生活的需要，创造反复练习的机会，激发老人的行走愿望（图5-53）。

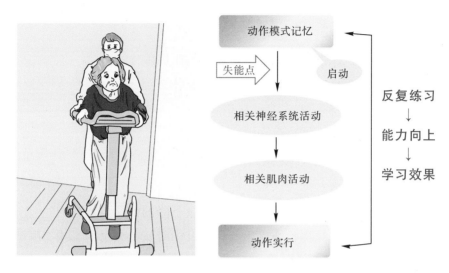

图 5-53　基于学习理论的行走康复训练

在照护机构中伴随老人们日常生活的是照护人员。在用餐时，劝老人像以往那样坐着轮椅去餐厅，还是即使中途会放弃但仍然劝老人走着过去吧。在照护过程中重视行走的程度不同，获得的照护结果也会有明显不同。脑卒中患者慢性期或因老化而变得虚弱的人，如以功能恢复为目的，那么在慢性期进行康复的人员就是照护人员。实际上，照护工作控制着老人的自立性，照护方法的不同也影响着老人的自立性。

（2）重度照护等级老人成功恢复行走的案例

①98岁，男性，需照护等级为5级，卧床5年，在照护人员5个月的努力下走下了病床，可以在走廊中行走数米。

②93岁，男性，需照护等级为5级，ADL为全照护并使用尿布，卧床两年。因为年纪大了食物也需要送到枕边，移动需要推车和担架、入浴也需要机械助浴。在练习两个月行走后，在帮助下可使用助行器，从床到走廊行走十几米。

③79岁，女性，需照护等级为5级，卧床1年。经过两周的行走练习后，在有人守护的情况下可以使用助行器行走去厕所。

④101岁，女性，需照护等级为5级，入住照护机构前靠轮椅移动，不能步行，1个月后能使用步行器行走。

复习题

1. 简述人的生命周期。

2. 简述老人由于视床下部功能衰退引起的健康风险 。

3. 导致慢性营养不良和肌少症的共同原因是什么？

4. 废用综合征的定义。

5. 马斯洛基本需要层次理论包括哪些内容？

6. 充足的水分对细胞和人体的影响有哪些？

7. 粪便的构成是什么？

8. 随着年龄增加，老人身体各部分肌肉含量下降的情况是怎样的？

9. 老年人群伴随老化味觉也会发生变化，其中对盐摄入量的影响有哪些？

10. 老年人群每天水分的出入量需要平衡，如何管理水分摄入？

11. 老人的衰弱前期与口腔功能相关，老人口腔卫生管理的重要性有哪些？

12. 由于长期卧床的原因，人体哪些部位的肌肉会选择性的萎缩？

13. 大便的形成与排便过程与哪三个反射有关？

14. 人的老化经历了哪五个阶段？

15. 为什么老人会发生老咽现象？

16. 衰弱的生理机制中对衰弱定义的五个要素是什么？

17. 口腔废用综合征的成因有哪些？

18. 如何用触摸法简单测试老人体内的含水量？

19. 自立支持照护的措施有哪些？

20. 预防照护主要针对的是哪些症状？

参考文献

[1] 基础护理基础 . 2 版 . 周春美 , 陈焕芬 . 北京：人民卫生出版社 ,2019.

[2] 介護の生理学 . 竹内孝仁 . 日本秀和系统 ,2018.

[3] 高齢者の解剖生理学 . 野沟明子 . 日本秀和系统 ,2018.

[4] 基本から学ぶ高齢者ケア . 3 版 . 生野繁子 . 株式会社金芳堂 ,2018.

[5] 新しい解剖生理学 .8 版 . 山本敏行 . 日本南江堂 ,2018.